全国高等卫生职业教育创新型人才培养"十三五"规划教材

供医学美容技术专业使用

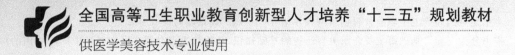

实用美容药物

主　编	张　何　高明春　姚苏宁
副主编	许代福　张戟风　戢丹菊
编　者	（以姓氏笔画为序）
牛　琳	郑州铁路职业技术学院
许代福	重庆三峡医药高等专科学校
张　何	辽宁医药职业学院
张培培	白城医学高等专科学校
张戟风	沧州医学高等专科学校
赵　超	沧州医学高等专科学校
姚苏宁	宁波卫生职业技术学院
高明春	白城医学高等专科学校
戢丹菊	鄂州职业大学

U0333888

华中科技大学出版社
http://www.hustp.com
中国·武汉

内容简介

本书是全国高等卫生职业教育创新型人才培养"十三五"规划教材。

本书分为三篇。基础篇主要介绍美容药物的基础知识,药物篇重点介绍在医学美容中广泛应用的护肤、养颜、抗衰老药物和损容性疾病的治疗药物,实验篇主要介绍美容药物实验须知、美容药物实验基本知识和美容药物实验。

本书主要供高职高专医学美容技术专业使用,也可作为从事医学美容的医师、护士,以及从事美容药物、护肤化妆品的研制、生产和销售工作者的参考书。

图书在版编目(CIP)数据

实用美容药物/张何,高明春,姚苏宁主编.—武汉:华中科技大学出版社,2016.8(2025.1重印)
全国高等卫生职业教育创新型人才培养"十三五"规划教材. 医学美容技术专业
ISBN 978-7-5680-2113-5

Ⅰ.①实… Ⅱ.①张… ②高… ③姚… Ⅲ.①美容-药物学-高等职业教育-教材 Ⅳ.①R986

中国版本图书馆 CIP 数据核字(2016)第 186580 号

实用美容药物   张 何 高明春 姚苏宁 主编
Shiyoug Meirong Yaowu

策划编辑:居 颖
责任编辑:孙基寿
封面设计:原色设计
责任校对:张 琳
责任监印:朱 玢
出版发行:华中科技大学出版社(中国·武汉)   电话:(027)81321913
　　　　　武汉市东湖新技术开发区华工科技园   邮编:430223
录　排:华中科技大学惠友文印中心
印　刷:武汉邮科印务有限公司
开　本:787mm×1092mm　1/16
印　张:16.25
字　数:411 千字
版　次:2025 年 1 月第 1 版第 8 次印刷
定　价:46.00 元

全国高等卫生职业教育创新型
人才培养"十三五"规划教材
（医学美容技术专业）

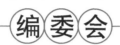

编委会

委 员（按姓氏笔画排序）

前言

QIANYAN

　　本书是全国高等卫生职业教育创新型人才培养"十三五"规划教材,主要供高职高专医学美容技术专业使用,也可作为从事医学美容的医师、护士,以及从事美容药物、护肤化妆品的研制、生产和销售工作者的参考书。

　　本书遵循"三基"(基本理论、基本知识、基本技能)、"五性"(思想性、科学性、先进性、启发性、适用性)、"三特定"(特定的对象、特定的学制和特定的学时限制)的原则,以医学美容技术专业高职高专教育为医学美容机构培养保健美容服务人员、医疗美容机构的医疗技术操作人员和医美咨询师的培养目标为依据,针对高职高专学生的特点,充分体现高职高专教育特色,在保持知识的系统性基础上,精心设计教材版面和编写内容,删繁就简,突出实用性、创新性。本书对教材内容的选择及排列进行了调整,力求符合教育教学规律和学生的认知规律,力求使教材成为教师好用、学生爱用、学了有用的好教材。本书重点介绍常用美容药物的作用、应用、不良反应以及制剂与用法。其特色在于每章设有学习目标和复习思考题,使学生能精准地学习、掌握每一章的教学内容。另外,将药理学的基本知识纳入教材中,以增加学生对药物的全面认识和理解。在教材中还增设了实验、实训内容,以提高学生对理论课教学的感性认识,加深和巩固对教学内容的理解和掌握,并以此培养学生的科学作风和实验技能。全书分三篇。基础篇包括第一章至第六章,是美容药物的基础知识部分,重点介绍皮肤的组织结构和生理功能,美容药物经皮给药的特殊方法,外用美容药物的透皮吸收和透皮促进剂,美容药物的药理学知识和药剂学知识。药物篇包括第六章至第二十五章,重点介绍在医学美容中广泛应用的护肤、养颜、抗衰老药物和损容性疾病的治疗药物,增加了麻醉药、镇痛药、止血药与抗凝血药以及抗微生物药的内容。实验、实训篇包括美容药物实验须知、美容药物实验基本知识和美容药物实验。其中:第一章至第四章、第二十三章以及实验五由张何编写,并负责全书的统稿、第二次审改以及定稿的校对工作;第五章、第十四章、第二十二章以及实验八由许代福编写;第六章由张培培编写;第七章、第八章、第十七章以及实验三由高明春编写;第九章、第十二章、第二十四章以及实验六由张戟风编写;第十章和美容药物实验须知、美容药物实验基本知识以及实验一由赵超编写;第十一章、第十八章、第二十五章以及实验二由姚苏宁编写;第十三章、第十五章、第十六章以及实验七由戴丹菊编写;第十九章至第二十一章以及实验四由牛琳编写。

　　本书编写得到了所有参编单位的大力支持,本书参阅了许多相关书籍及文献,在此一并表示诚挚的感谢。

　　由于时间短、编者水平有限,疏漏及不足之处在所难免,敬请各位专家、同仁和学生予以指正。

张何

目录

MULU

基 础 篇

药 物 篇

实验、实训篇

基础篇

第一章 绪 论

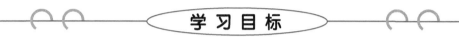

学习目标

1. 掌握药物、化妆品、美容药物的概念以及三者间的不同。
2. 熟悉美容药物学的任务。
3. 了解美容药物学的发展史。

第一节 美容药物概述

一、美容药物的概念及其与化妆品、外用药品的区别

药物(drug)是指能影响机体生理功能及(或)细胞代谢过程,用于预防、治疗、诊断疾病及计划生育的化学物质。研究药物与机体相互作用与作用规律的科学称为药理学(pharmacology)。美容药物(cosmeceutical)是指为达到美容目的或治疗某些损容性疾病而应用的药物。如皮肤增白药、防光药、减肥药、脱毛药等,主要用于渴望美、追求美的健康人和某些患有损容性疾病的患者。美容药物与化妆品是有区别的。化妆品(cosmetics)是指以涂擦、喷洒或其他类似方法施于人体表面任何部位(皮肤、毛发、指甲、口唇、口腔黏膜等)以达到清洁、消除不良气味、护肤、美容和修饰目的的产品,它不影响人体的结构和功能。而美容药物与一般的药物一样,要和机体发生相互作用,从而产生药剂学、药物代谢动力学、药物效应动力学和治疗学变化的四个过程。美容药物与外用药品也是有区别的,无论在应用的对象上,还是用药的目的上都有所不同,二者不能相提并论。美容药物主要用于健康者,外用药物的应用对象是患者。美容药物是以美容为目的,外用药物是以预防、治疗、诊断疾病为目的。另外,美容药物作用缓和,不允许有副作用存在,对其安全性的要求也比其他药物严格。

二、美容药物的研究对象和任务

随着经济的发展和人民生活水平的不断改善,人们对美的意识也在逐渐提高。现在人们对皮肤、毛发的日常护理和保养非常重视,越来越多的人通过使用各类化妆品或走进美容院、理发店进行美容美发。另外,在医院皮肤美容科,因患有痤疮、面部色素斑、脱发等影响个人形象的患者人数也在逐渐增多。美容药物的任务是:阐明美容药物的作用及作用机制,为临床合理应用美容药物提供科学的理论依据;正确指导临床应用美容药物,满足人们对美的追

求,避免由于不当使用美容药物引发皮肤美容损害,并防止医疗美容事故的发生;探索机体的生理功能、生化过程及疾病的病理过程,为美容药物的研究开发、美容药物制剂的研制提供实验资料。

第二节　美容药物发展简史

爱美是人类的天性,爱美之心人皆有之。中国是世界文明古国,有着传统的爱美习俗。早在古代,人们就有自觉的人体审美意识。最早的美容行为是洗脸,以后又流行面部敷粉,继之在春秋战国时期又出现了面脂、唇脂、发蜡等。我们的祖先不仅创造和积累了许多美容的方药和方法,并将这些经验记载于许多药物学著作中,为后人所用。

公元一世纪的《神农本草经》是我国最早的一部药物学著作,是药物和食膳美容的先驱之作。该书载药 365 种,涉及美容保健或美容治疗作用的药物 160 余种。其中有蜂子、白芷、白僵蚕等,如"蜂子,味甘平,久服令人光泽,好颜色",白芷"长肌肤润泽,可作面脂"等,并明确提出了"面脂"这种独特的美容剂型,目前这些药物也作为常用的美容药物为后世所用。

在战国时期,人们开始有身佩或口含香花、香草的习惯,以使身体散发香气,改变人体不良气味。秦汉三国时期这种习惯更为普遍,汉朝妇女一般都佩戴装有香料的香囊,香料的使用作为上层统治者的专利香水在汉墓出土文物中得到了证实。对香料的普遍使用为今日香水的诞生和发展掀开了历史的第一页。战国时期的《山海经》收载药物 173 种,其中也有美容药物的记载,如"荀草,服之美人色"等。

两晋南北朝齐梁的著名医学及道教理论家陶弘景对《神农本草经》中的 365 种中药逐一整理,在此书基础上,又增加了 365 种中药,编著出《本草经集注》。对《神农本草经》中未提及药物的美容功效进行了补充,如增加了蛇床子"久服好颜色"、藁本"可作沐药面脂"的描述。

唐代医学家孙思邈的《备急千金要方》和《千金翼方》总收方 6000 多首,收有 130 首美容秘方,并为美容药物专辟了"面药"和"妇人面药"篇。另有供内服、外用的各类美容保健及治疗方药 200 余首。方剂制作精良,剂型多样,用法各异。

明代伟大的医药学家李时珍所著的《本草纲目》是一部举世闻名的药物学巨著。该书载药 1892 种,与美容有关的药物有数百种,分收在"诸风"、"眼目"、"面"、"鼻"、"唇"等篇中,可称中医药美容大全,为中药美容研究提供了非常宝贵的资料。

清朝的美容主要在宫廷中有较大发展,对美容方药的运用从内服到外用极为考究。乾隆年间皇帝非常讲究美容香体,并亲自过问美容之事。慈禧太后对美容更为重视,在遗留至今的清代宫廷医案中和《慈禧光绪医方选议》中可见长寿医方、长发香发方等。

目前,随着改革开放和人民生活水平的不断提高,随着与世界许多国家交流协作的增加、世界名牌化妆品的引进以及各大、中、小城市美容院和医疗美容机构的建立,人们对美的追求日益高涨,纷纷走进化妆品商场,购买化妆品;走进美容院以及整形美容机构,进行护肤、美容保健和整形,再现靓丽的外观,提升审美。在这样一种形势下,各大医药院校相继开设了医疗美容专业,以满足人们对美的需求和培养更多的美容方面专业人才。美容药物也作为一门美容专业学生必修课开设,美容药物学方面的著作以及医疗美容相关期刊也应运而生。

现代美容药物随着生命科学、药学、材料科学的发展得到了飞跃的发展,α-羟酸类、芦荟产品、中药提取物制成的化妆品、维 A 酸类、生物材料、胶原蛋白、玻尿酸以及微整技术等在皮肤美容和矫正人体缺陷上起到了重要的作用。相信随着科学技术的进步,医疗美容技术会得到更进一步的提高和发展,美容药物也将为创造和美化人民生活做出更大的贡献。

小结

药物是指能影响机体生理功能及(或)细胞代谢过程,用于预防、治疗、诊断疾病及计划生育的化学物质。化妆品是指以涂擦、喷洒或其他类似方法施于人体表面任何部位,以达到清洁、消除不良气味、护肤、美容和修饰目的的产品,它不影响人体的结构和功能。美容药物是指为达到美容目的或治疗某些损容性疾病而应用的药物。美容药物通过与机体发生相互作用产生药剂学、药物代谢动力学、药物效应动力学和治疗学变化的四个过程。美容药物与外用药品无论在应用的对象上,还是用药的目的上都是有区别的。

美容药物的发展始于古代,我们的祖先不仅创造和积累了许多美容的方药和方法,并将这些经验记载于许多药物学著作中,一直流传至今,为后人所用。现代美容药物发展迅速,新产品不断涌现,在皮肤美容和矫正人体缺陷上起到了重要的作用。各个医药院校不仅开设了医疗美容专业,而且把美容药物作为医疗美容专业学生的一门必修课开设,美容药物相关的著作以及期刊也应运而生。相信美容药物在不久的将来将会为创造和美化人民生活做出更大的贡献。

复习思考题

1. 什么是美容药物?什么是化妆品?二者有何区别?
2. 美容药物的任务是什么?

（张　何）

第二章 美容药物的药理学知识

学习目标

1. 掌握本章所涉及的基本概念；掌握药物的基本作用、作用类型、不良反应种类及其特点；受体的性质，受体的激动药与阻断药；掌握药物的体内过程及其影响因素，常用药动学参数及其临床意义；并认识本章内容对美容药物临床应用的影响。

2. 正确认识药物作用的选择性及两重性，熟悉药物的量效关系、药时曲线，为药物篇的学习及合理用药奠定理论基础。

3. 了解药物作用的机制，药物的转运，影响药物作用的因素。

第一节 药物效应动力学知识

药物效应动力学（pharmacodynamics）简称药效学，是药理学研究对象之一，研究药物对机体的作用及其机制，即研究机体在药物作用下发生的生理、生化变化及其机制。药效学的研究可为指导临床合理用药以及新药的研究开发提供科学依据，同时也可以促进生命科学的发展。美容药物也如此，在美容药物问世前也需要进行美容相关作用的研究，以证实药物的作用和存在的不良反应，为美容药物的应用提供理论依据。

一、药物作用

药物作用（drug action）是指药物与机体组织细胞间的初始作用。药理效应（pharmacological effect）是由药物作用引起的机体组织器官原有功能的改变。二者存在因果关系，药物作用是因，药物效应是果。由于两者意思相近，故互相通用。

（一）药物的基本作用

1. 兴奋作用 凡能使机体原有生理、生化功能增强的作用称为兴奋作用。如：维生素 C 的加强心肌收缩力、增加心输出量、升高血压作用；生发药促进毛发生长作用。

2. 抑制作用 凡能使机体原有生理、生化功能减弱的作用称为抑制作用。如：地西泮的镇静作用；曲马多的镇痛作用；止汗剂的抑制汗腺分泌作用。

（二）药物作用的类型

1. 局部作用 药物在被吸收入血之前，在用药部位产生的作用。如：化妆品的皮肤护理作用;碘酊的皮肤消毒作用;α-羟酸类的表皮剥脱作用;物理性防光剂的防晒作用。

2. 全身作用 也称吸收作用,是指药物从给药部位吸收入血后,经血液循环分布到机体各个组织器官而产生的作用。如:吲哚美辛的抗炎作用;曲马多的镇痛作用;头孢菌素类的抗菌作用。

二、药物作用的选择性和两重性

1. 药物作用的选择性 药物进入机体后,对某些组织、器官产生明显的作用,而对其他组织、器官作用很弱或几无作用。药物作用的选择性与药物本身的化学结构有关。它是相对的,而不是绝对的,它和药物的剂量有关。药物作用的选择性其意义在于:理论上可作为药物分类的基础;应用上作为临床选药的依据。选择性高的药物可以有针对性地治疗某种疾病或症状,且副作用较少。选择性低的药物治疗时针对性不强,且副作用较多,但作用范围较广。

2. 药物作用的两重性

1) 治疗作用 凡符合用药目的,有利于防病、治病的作用称为治疗作用。按治疗目的分为对因治疗(治本)和对症治疗(治标)。

2) 不良反应 凡是不符合用药目的并给患者带来痛苦和危害的反应统称为不良反应。多数不良反应是药物固有作用的延伸,一般是可以预知的,且停药后可以自行恢复。不良反应包括以下几种。

(1) 副反应 也称副作用,是药物在治疗剂量时出现的与治疗目的无关的作用。副反应具有以下特点:①副反应是药物固有的作用;②一般较轻微,可预知,且多数是可以恢复的机体功能性变化;③副作用和治疗作用可因用药目的不同而相互转化,当药物的某一作用被用作治疗作用时,其他作用则成为副作用。

(2) 毒性反应 药物在用药剂量过大、用药时间过久或机体对药物敏感性过高时产生的危害性反应。毒性反应可引起机体组织器官功能异常或出现器质性损害。毒性反应可以预知,一般比较严重,也是应该避免发生的不良反应。毒性反应可因药物剂量过大而立即发生,称为急性毒性,多损害循环、呼吸以及神经系统的功能。长期用药在体内蓄积后逐渐产生的毒性反应称为慢性毒性,常损害肝、肾、骨髓、内分泌系统等功能。

(3) 变态反应 也称过敏反应,是药物引起的异常免疫反应。致敏物质可以是药物本身、药物的代谢产物或药物制剂中的辅料或杂质。变态反应的特点:①常见于少数过敏体质的患者;②其发生与药物的药理作用和剂量无关,但反应的程度与剂量有关;③反应性质因人而异不尽相同,不易预知,一旦对某种药物过敏则是终生的;④结构相似的药物可有交叉过敏反应。常见表现:发热、皮疹、血管神经性水肿、哮喘、血清病样反应,最严重的过敏反应就是过敏性休克。如青霉素,头孢菌素类都有发生过敏性休克的可能,使用前需做过敏试验,阳性者当禁用有过敏反应的药物。过敏反应在皮肤护理中也经常会遇到,表现为:皮肤发红、干燥、脱水、脱皮、发痒等。尤其是皮肤性质属敏感肌肤的人,这样的人在初次使用新的化妆品或是更换化妆品时,要做皮肤刺激性试验,无反应才可以使用。但也存在假阴性反应,用几天后才出现过敏,一旦过敏当立即停止使用,不能用手抓挠,应采取冷敷、服用抗过敏药等措施。

(4) 停药反应 患者长期应用某种药物,突然停药后原有疾病出现加剧的现象,又称反跳反应。如长期服用β-受体阻断药的高血压患者,突然停药,血压会出现急剧升高;肥胖症患者停用减肥药后会出现体重反弹。

(5) 后遗效应 停药后血药浓度已降至阈浓度以下时仍残存的药理效应称为后遗效应。

此种效应可能非常短暂,也可能比较持久。如失眠者服用巴比妥镇静催眠药次日晨有乏力、困倦的现象;长期应用糖皮质激素类药物,停药后出现持续时间长且难以恢复的肾上腺皮质功能低下。

(6) 继发反应 继药物治疗作用后所产生的不良后果称为继发反应,或称为治疗矛盾。如长期应用广谱抗生素引起的二重感染。

(7) 特异质反应 某些药物可以使少数患者出现特异性的不良反应,反应性质可能与常人不同。目前认为特异质反应多半发生在有遗传性生化缺陷的患者。

(8) 三致反应 致畸、致癌、致突变作用称为三致反应,是药物损伤细胞遗传物质所致的特殊毒性反应。药物损伤 DNA、干扰 DNA 复制引起的基因变异或染色体畸变称为致突变;基因突变发生在胚胎生长细胞可致畸;药物造成 DNA 或染色体损伤,使抑癌基因失活,原癌基因激活,导致正常细胞向癌细胞转变称为致癌。

三、药物的量效关系

1. 剂量 用药的分量。

(1) 最小有效量(阈剂量) 产生疗效所需的最小剂量。

(2) 治疗量(常用量) 比阈剂量大,比极量小的剂量。

(3) 极量 能引起最大效应而又不发生中毒反应的剂量(即安全用药的极限)。

(4) 最小中毒量 超过极量而引起毒性反应的最小剂量。

(5) 半数致死量(LD_{50}) 能使一组实验动物半数死亡的剂量。半数致死量是反映药物急性毒性大小的重要参数。

(6) 半数有效量(ED_{50}) 能产生 50% 最大效应(量反应)或 50% 阳性反应(质反应)的剂量。半数有效量是反映药物治疗效应的重要参数。

2. 量效关系 在一定的剂量范围内,药物的效应随药物剂量的增减而增强或减弱,这种关系称为药物的剂量与效应关系,即量效关系。

(1) 量反应 药理效应强弱可用数或量的分级表示,如血压的升降、平滑肌的舒缩等。

(2) 效价强度 药物达到一定药理效应所需的剂量,反映药物与受体的亲和力的大小,常用于作用性质相同药物之间等效剂量的比较。达到同等药理效应所需剂量越小表明效价强度越大;反之,则效价强度越小。常用产生 50% 最大效应时的剂量来表示即半数有效量(ED_{50})。

(3) 效能 药物产生最大药理效应的能力,反映药物内在活性的大小。

(4) 质反应 药理效应可用全或无,阳性或阴性表示,如生存与死亡、抽搐与不抽搐等。

四、药物的安全性评价

1. 治疗指数 半数致死量和半数有效量的比值(LD_{50}/ED_{50})。比值越大相对安全性越大。反之,则越小。

2. 药物安全范围 药物的最小有效量与最小中毒量之间的距离,其值越大越安全。

五、药物作用机制

1. 作用于受体 这是大多数药物的作用机制,如治疗痤疮药螺内酯通过与胞浆内雄激素受体结合,阻断雄激素作用,减少皮脂腺腺体分泌来治疗寻常痤疮。

2. 影响酶的活性 生发药非那雄胺通过抑制 5-α 还原酶活性,阻止睾酮转变成二氢睾酮,从而促进毛发生长。

3. 影响细胞膜离子通道 如局麻药通过阻滞钠通道,抑制钠离子内流,影响神经膜去极化,阻止神经冲动的产生和传导产生麻醉作用。

4. 干扰核酸代谢 如磺胺类、喹诺酮类抗菌药就是通过抑制二氢叶酸合成酶、DNA 回旋酶影响核酸合成产生抗菌作用。

5. 补充体内物质 如维生素类药物可以补充机体因维生素缺乏所致各种疾病。

6. 改变细胞周围环境的理化性质 如 pH 值、渗透压等。

7. 影响生理活性物质及其转运体 如减肥药影响神经递质去甲肾上腺素(NA)、五羟色胺(5-HT)的再摄取及体内多肽激素瘦素水平。

8. 影响机体免疫功能 如免疫抑制剂环孢素 A 用于器官移植抗排斥反应。

9. 非特异性作用 略。

六、药物与受体

（一）受体的概念

受体是存在于细胞膜、细胞质或细胞核内,能识别、结合特异生物活性分子,并能传递信息和引起效应的大分子蛋白质。配体是能与受体发生特异性结合的物质。配体包括内源性配体和外源性配体:内源性配体如神经递质、激素、自身活性物质等,外源性配体即药物。

（二）受体的特征

1. 特异性 一种受体只能与其相应的配体结合产生特定的生物效应。

2. 饱和性 受体的数目是有限的,能与之结合的配体也是有限的。

3. 可逆性 配体可以与受体通过化学键结合形成配体-受体复合物,也可以从复合物上解离下来。能与同一受体结合的两种配体之间存在竞争置换现象。

4. 高灵敏性 受体只需与极低浓度的配体结合就可以产生明显的药理效应。

5. 多样性 同一受体可广泛分布于不同的细胞产生不同的效应。受体多样性是受体亚型分类的依据。

6. 高亲和性 受体与其结构相似的配体具有高度的亲和力。

（三）受体的类型

1. 配体门控离子通道受体 这类受体组成细胞膜上的离子通道,控制离子通道的开放,调控细胞膜内外离子的流动。如 γ-氨基丁酸受体、N 胆碱受体、甘氨酸受体等。

2. G-蛋白偶联受体 一类由 GTP 结合调节蛋白(G 蛋白)组成的受体超家族,可将配体带来的信号转导给效应器产生生物效应。如 M 胆碱受体、肾上腺素受体、多巴胺受体、五羟色胺受体等。

3. 酪氨酸激酶受体 这是一类具有酪氨酸激酶活性的受体,能催化各种底物蛋白磷酸化,激活细胞内蛋白激酶,产生细胞生长、分化等效应。如胰岛素受体、表皮生长因子受体等。

4. 细胞内受体 此类受体大多存在于细胞质,内有配体识别区域和 DNA 结合区域,能调节细胞核内信号转导和基因转录过程。如甾体激素受体、甲状腺激素受体、维生素 D 和维生素 A 受体。

（四）药物与受体的相互作用

药物与受体结合并产生效应必须具备以下两个条件：一是亲和力，即药物与受体结合的能力。二是效应力，即药物与受体结合后产生效应的能力，也称内在活性。

根据受体与药物的亲和力和药物本身的内在活性的大小，可将药物分为激动药与拮抗药。

1. 激动药 药物与受体有较强的亲和力和较强的内在活性，与受体结合后能激动受体产生效应。

（1）完全激动药 具有较强的亲和力和内在活性。

（2）部分激动药 与受体有较强的亲和力和较弱的内在活性。本身单独应用时，可产生弱的激动效应，作为激动药使用。如与激动药合用，可拮抗激动药的部分效应起拮抗药作用。因此，部分激动药具有激动药和拮抗药两重特性。

2. 拮抗药 与受体有较强的亲和力，而本身无内在活性，但因占据受体拮抗激动药的效应。根据与受体结合是否具有可逆性，分为如下两种。

（1）竞争性拮抗药 能与激动药可逆性地竞争同一受体，拮抗激动药的作用。有竞争性拮抗药存在时，量效反应曲线平行右移，斜率和高度不变。

（2）非竞争性拮抗药 与激动药不可逆地竞争与受体结合，虽然不是与激动药争夺相同受体，但它与受体结合后，改变了效应器的反应性，因此不仅使激动药量效反应曲线右移，而且能抑制最大效应，斜率降低，高度压低。

（五）受体调节

受体数目、亲和力和效应力受生理、病理或药物因素的影响而发生的变化称为受体调节。受体调节是维持机体内环境稳定的主要因素。受体调节包括如下两点。

1. 受体增敏 长期应用受体阻断药使受体数目增多，亲和力、效应力增强，受体对激动药的敏感性和反应性增强的现象。受体增敏是某些药物停药反跳的原因。

2. 受体脱敏 长期使用激动药使受体数目减少，亲和力、效应力降低，受体对激动药的敏感性和反应性下降的现象。受体脱敏是产生耐受性的原因之一。

（六）第二信使

受体在识别相应配体并与之结合后需要细胞内第二信使将获得信息增强、分化、整合并传递给效应机制才能发挥其特定的生理功能或药理效应。这种将细胞外信息传递到细胞内的过程称为信号转导。现已确定的第二信使包括：环磷腺苷（cAMP）；环磷鸟苷（cGMP）；磷酸肌醇（IP_3）；甘油二酯（DG）；钙离子。

第二节 药物代谢动力学知识

药物代谢动力学简称药动学（pharmacokinetics），是研究机体对药物的处置过程及其规律，即研究药物在体内的动态变化规律的学科。研究内容包括：①药物的体内过程，包括吸收、分布、代谢和排泄；②药物在体内随时间变化的速率过程。化妆品涂擦在皮肤上和美容药物的使用都存在药动学过程。

一、药物的跨膜转运

药物的跨膜转运是指药物在吸收、分布、代谢和排泄时多次穿越生物膜的过程。跨膜转运方式主要有被动转运、载体介导转运和膜动转运。

1. 被动转运(顺差转运) 药物依赖于膜两侧的浓度差,从高浓度的一侧向低浓度的一侧进行转运。多数药物按此方式转运,其特点是顺差、不需消耗能量、无饱和限速和竞争抑制。包括以下几种。

(1) 简单扩散 又称脂溶扩散,脂溶性药物可溶于脂质而通过细胞膜。药物解离度对简单扩散影响很大。解离型极性大,脂溶性小,难以扩散;非解离型极性小,脂溶性大,容易扩散。非解离型药物的多少,取决于药物的解离常数(K_a)和体液的 pH 值。

$$弱酸性药物\ pK_a = pH + \lg[HA]/[A^-]$$
$$弱碱性药物\ pK_a = pH + \lg[BH^+]/[B]$$

弱酸性药物在酸性环境中(胃)不易解离,非解离型多,脂溶性大,易扩散;在碱性环境中(小肠)易解离,非解离型少,脂溶性小,难扩散。弱碱性药物则相反。

(2) 滤过 又称水溶扩散,一些小分子的药物可通过细胞膜上的膜孔扩散,扩撒的速度与药物分子的大小、渗透压和静水压高低有关。

2. 载体转运

(1) 主动转运 药物借助于特殊的载体并需消耗能量从低浓度的一侧向高浓度的一侧进行转运称为主动转运。其特点是逆差、需消耗能量、有饱和限速和竞争抑制。

(2) 易化扩散 一种借助于膜内特殊载体的转运方式,它不消耗能量,但不能逆浓度差,并有竞争抑制性。

3. 膜动转运 细胞与外界环境之间进行的某些颗粒物和大分子物质的交换过程称为膜动转运。膜动转运以转运时生物膜的形态发生变化为特征,通过细胞膜的主动变形将药物摄入细胞内或从细胞内释放到细胞外。膜动转运可分为胞饮和吞噬作用,胞饮又称吞饮或入胞。摄取的药物为溶解物或液体的过程为胞饮,摄取的药物为大分子或颗粒状物称为吞噬作用。膜动转运对蛋白质和多肽的吸收非常重要。但对一般药物的吸收并不十分重要。

二、药物的体内过程

药物的体内过程是指药物自进入体内到从机体消除的全过程,包括吸收、分布、生物转化(代谢)和排泄四个环节。生物转化和排泄统称为消除。

1. 药物的吸收 药物自用药部位进入血液循环的过程。除静脉注射无吸收过程外,其他给药途径均存在吸收过程。吸收的程度、速度与给药途径、药物的理化性质、吸收的环境等密切相关。

(1) 口服给药 最常用的给药途径,具有简单、方便、经济、安全、可供使用剂型多的特点。药物通过被动转运的方式自胃黏膜吸收,小肠是主要吸收部位。口服给药的影响因素如下。①药物的理化性质:药物分子越小,脂溶性越大,非解离型比例越高,极性越小的药物越容易吸收。②药物的剂型:吸收由易到难的顺序是,液体制剂>颗粒剂、散剂>胶囊剂>片剂>丸剂。③胃肠液 pH 值:pH 值高有利于弱碱性药物的吸收,pH 值低有利于弱酸性药物的吸收。④胃排空速度:加速胃排空有利于药物较快地进入小肠,加快药物的吸收。⑤食物:与药物同服可降低药物吸收的程度和速度。⑥首关消除（first pass elimination）：有些口服药物经胃肠道吸收后，随血流经门静脉到达肝脏，有些药物在进入体循环之前，首先在胃肠道或肝脏被灭活，即被代谢，使进人体循环的实际药量减少，称为首关消除，也称首过效应或第一关卡效应。有首过效应的药物，血药浓度低，给药方式上不适宜采用口服或需调整口服药物用量，如硝酸甘油、普萘洛尔等。

（2）舌下给药　舌下血流供应丰富，药物吸收快且无首关效应。适宜用量小、脂溶性高的药物。如硝酸甘油舌下含服控制心绞痛急性发作。

（3）直肠给药　药物经直肠黏膜吸收，适合少数有刺激性的药物和不能口服药物的患者，尤其是小儿和老人。如吲哚美辛栓剂用于老年人发热的治疗，开塞露用于老年便秘患者。

（4）肌内注射及皮下注射　药物通过细胞间隙宽大的毛细血管壁吸收，药物吸收速率与注射部位的血流量和药物剂型有关。注射部位血流丰富，药物吸收快。肌肉组织血流量明显高于皮下组织，肌内注射的药物吸收快于皮下注射。水溶液吸收快于油溶液和混悬液。有刺激作用的药物皮下注射可引起剧痛，用量不宜过大。

（5）吸入给药　肺泡表面积大，血流丰富，吸收极其迅速，挥发性药物和气体药物可采用吸入给药。剂型一般为气雾剂，但要严格控制药物颗粒直径的大小。

（6）经皮和黏膜给药　完整皮肤可吸收药物，但吸收能力较差，没有破损皮肤吸收快。脂溶性药物可以缓慢透过皮肤吸收，发挥局部或全身治疗作用。如加入透皮吸收促进剂氮酮等，可增加药物的吸收。经皮肤吸收途径可使某些药物血浆浓度维持较长时间。如硝苯地平贴皮剂用于预防心绞痛发作，一日贴一次即可。黏膜的吸收能力远远高于皮肤，口腔黏膜、鼻黏膜和阴道黏膜都可以吸收药物。

2. 药物的分布　药物从血液循环转运到各个组织器官的过程。多数药物在体内的分布是不均匀的，存在明显的选择性。

影响药物在体内分布的因素如下。

（1）药物与血浆蛋白的结合　药物进入血液循环后可不同程度地与血浆蛋白呈可逆性疏松结合而形成结合型药物，未与血浆蛋白结合的游离型药物同时存在于血液中。结合型药物分子变大，不能跨膜转运、代谢和排泄，暂时失去药理活性，是药物在血液中的暂时贮存形式。当血浆中游离型药物浓度随着分布、消除而降低时，结合型药物可释放出来。同时应用两种能与血浆蛋白结合的药物，可在血浆蛋白结合位点上发生竞争置换，血浆蛋白结合率高的药物能把结合率低的药物置换出来，增加被置换出来药物的游离型浓度，增强其作用或毒性。如抗凝血药华法林与解热镇痛药保泰松合用，可使游离型华法林浓度增加，抗凝作用加强，从而可引起严重的出血。

（2）器官血流量　药物的分布速度与组织器官的血流量有关，血流丰富的器官如肝、肾、心、脑等药物分布快而多，尤其在分布早期，随后还可再分布。如麻醉药硫喷妥钠静脉注射后，先分布在血流量大的脑组织发挥麻醉作用，随后由于其脂溶性高又向血流量少的脂肪组织转移，使患者很快苏醒，这种现象称为药物在体内的再分布。

（3）药物与组织的亲和力　药物与某些组织细胞有特殊的亲和力，则药物在这些组织的浓度明显高于其他组织或高于血浆游离药物浓度。如碘主要集中在甲状腺，钙沉积于骨骼等。药物对某些组织有特殊的亲和力是药物作用部位具有选择性的重要原因。但有些药物分布的区域与药物作用部位并不一致，有些药物与组织可发生不可逆性结合而引起毒性反应。如四环素可与钙络合并沉积在骨骼或牙齿中,使儿童骨骼生长抑制或牙齿黄染。

（4）体液 pH 值 生理状态下细胞内液 pH 值为 7.0,细胞外液 pH 值为 7.4。弱酸性药物在酸性环境下解离少,非解离型多,易于通过细胞膜,故弱酸性药物在细胞外液浓度高于细胞内液。弱碱性药物在细胞外液解离度低,在细胞内液浓度较高。通过改变血液 pH 值,可改变药物分布的方向,用于中毒的解救。

（5）生理屏障 ①血脑屏障:血液与脑组织,血液与脑脊液,脑脊液与脑组织三种隔膜的总称,是一种能选择性地阻止各种物质由血液进入脑组织的屏障。它有利于维持中枢神经系统内环境的相对稳定。大多数药物难通过血脑屏障,只有高脂溶性、小分子的药物容易通过。脑膜炎时通透性增加。②胎盘屏障是胎盘绒毛与子宫血窦间的屏障。其通透性与一般生物膜无明显的差别,几乎所有的药物都能透过胎盘屏障进入胚胎循环。故孕妇妊娠期间用药当谨慎,以防造成胎儿中毒或畸形。③血眼屏障是血液与视网膜、血液与房水间、血液与玻璃体间屏障的总称。此屏障影响药物在眼内的分布,故全身给药治疗眼病很难在眼内达有效治疗浓度,应采用局部滴眼或眼周边给药。

3. 药物的生物转化（代谢） 药物在体内发生的化学变化。肝脏是药物生物转化的主要场所。药物在体内生物转化的结果是失活和活化。生物转化分两个时相:Ⅰ相反应包括氧化、还原或水解,Ⅱ相为结合。肝微粒体中的细胞色素 P_{450} 酶（简称肝药酶）是促进药物生物转化的主要酶系。某些药物可使肝药酶的活性增强,有些药物则抑制其活性。能够诱导肝药酶,使之活性增强的药物称为肝药酶诱导剂,如苯巴比妥、利福平、灰黄霉素、苯妥英钠等。能够抑制肝药酶,使之活性减弱的药物称为肝药酶抑制剂,如氯霉素、对氨基水杨酸、异烟肼、保泰松、西咪替丁等。还有一些非微粒体酶系,存在于肝、肠、肾、细胞线粒体上,细胞质及血浆中催化Ⅰ相反应和除葡萄糖醛酸结合反应以外的Ⅱ相反应。如单胺氧化酶、胆碱酯酶、乙酰转移酶等。

4. 药物的排泄 原形药物及代谢物排出体外的过程。药物的代谢和排泄过程统称为消除。排泄途径如下。

（1）肾排泄 这是主要排泄途径。肾排泄的方式有肾小球滤过、肾小管被动重吸收、肾小管主动分泌。影响因素:①肾小球滤过率:除与血浆蛋白结合的药物外,游离型药物及其代谢产物都可以经过肾小球滤过,滤过的速度和程度受肾小球滤过率和药物分子大小的影响。②尿液 pH 值:酸性药物在碱性尿液中解离程度高,在肾小管重吸收少,易于排出。碱性药物则相反。临床上使用调节尿液 pH 值的方法来解救药物中毒。③肾小管再分泌:有些药物可以由近曲小管细胞以主动转运的方式从血浆分泌到肾小管内。这是一种需要载体的转运方式,载体的选择性不高,同类药物间存在竞争抑制。同时使用两个分泌机制相同的药物时,两者竞争肾小管分泌过程,其中一种药物会抑制另一种药物的肾小管主动分泌过程,提高后者的血药浓度,增强其作用。如丙磺舒与青霉素合用,两药竞争肾小管细胞上的弱酸性载体,丙磺舒抑制青霉素的主动分泌,可提高青霉素的血药浓度,增强其抗菌作用。

（2）胆汁排泄 有些药物通过简单扩散或主动转运的方式自胆汁排泄而后进入十二指肠,再经粪便排出体外。有些药物经肝由胆汁排到肠腔,又在肠道被重吸收入血,此过程称肝肠循环。有肝肠循环的药物排泄减慢,作用时间延长,半衰期长。连续用药时,应注意防止蓄积中毒。

（3）乳汁排泄 有些药物可以通过简单扩散的方式由乳汁排泄。乳汁偏酸性,弱碱性药物易自乳汁排泄。如吗啡、氯霉素、阿托品等。哺乳期妇女用这些药物应慎重,以免对婴幼儿产生不良影响。

（4）其他排泄　挥发性药物如全身麻醉药可通过肺排出。有些药物可从唾液排出,且在唾液中的排出量与血药浓度相关,如茶碱、安替比林等。某些药物还可以从汗液排出。

三、药动学基本参数及其意义

1. 血药浓度-时间曲线(药-时曲线)　单次给药后,采集不同时间的血样,测定其中的药物浓度,以时间为横坐标,血药浓度为纵坐标,绘制出的血药浓度随时间变化曲线。坐标轴和曲线围成的面积称药-时曲线下面积(AUC)。如图 2-1 所示,曲线包括上升段和下降段,上升段反映药物的吸收、分布过程,下降段反映药物的消除过程。单次静脉注射给药由于没有吸收过程,其药-时曲线没有上升段,只有下降段。单次非血管途径给药的药-时曲线分为三个时期:潜伏期、持续期和残留期。潜伏期是指从给药到开始出现疗效的一段时间。主要反映药物的吸收、分布过程。静脉注射给药药物直接入血无潜伏期。持续期是指药物维持有效血药浓度的时间,其长短与药物的吸收及消除速率有关。药峰浓度(c_{max})是指药物经血管外给药吸收后的血药浓度最大值。达峰时间(T_{max})是指药物达到药峰浓度所需的时间。曲线在达峰时间时,吸收速度与消除速度相等。残留期是指体内药物浓度已降至最小有效浓度以下,但还未自体内完全消除的时间。残留期的长短与消除速率有关,反映了药物自体内消除的快慢。残留期长,药物从体内消除慢,多次用药易产生蓄积中毒。

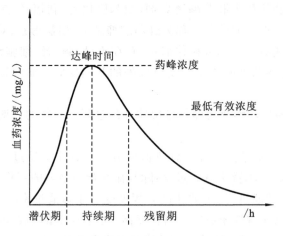

图 2-1　单次血管外给药后的药-时曲线

2. 表观分布容积(V_d)　假定药物均匀分布于机体所需要的理论容积称为表现分布容积,表示药物在体内达到动态平衡时,体内药量(D)与血药浓度(c)之比。其本身并不代表真正的容积,反映药物分布的广泛程度或药物与组织结合的程度。V_d小,则可推测药物大部分分布于血浆或血流量大的器官;V_d大,表明血药浓度低,药物分布广泛。

$$V_d = D/c = 体内药量/血药浓度。$$

3. 消除速率常数(k)　反映药物从体内消除速率的一个速率常数。

4. 消除半衰期($t_{1/2}$)　血药浓度下降一半所需的时间。反映药物在体内的消除速度。多数药物的半衰期是常数。计算公式为 $t_{1/2} = 0.693/k$。

其意义:①药物分类的依据,根据半衰期的长短将药物分为短效药、中效药和长效药。②确定给药间隔时间,半衰期短,则给药的间隔时间短;半衰期长,则给药的间隔时间就长。

③计算多剂量给药达稳态浓度所需的时间,连续恒速静滴或重复恒量给药,经 $4\sim5$ 个 $t_{1/2}$ 可达稳态浓度。④估算药物自体内基本消除的时间,通常经 $4\sim5$ 个 $t_{1/2}$ 药物基本上从自体内消除。

5. 药-时曲线下面积(AUC) 代表一次用药后的吸收总量,反映药物的吸收程度。

6. 生物利用度(F) 经血管外给药的药物被吸收入血液循环的速度和程度的一种度量,是评价药物制剂质量的重要指标。其计算公式为

$$F(\%)=\frac{A}{D}\times100\%$$

式中:A 为进入体循环的药量;D 为给药量。

不同厂家生产的同一种制剂或同一厂家生产的同一种制剂的不同批号之间,生物利用度是有差异的,从而影响疗效。

7. 清除率(CL) 在单位时间内从机体清除的药物表观分布容积,是反映药物从体内消除的重要参数。计算公式为 $CL=kV_d=0.693k/t_{1/2}$。

8. 一级消除动力学(恒比消除) 单位时间内消除恒定比例的药物,药物的消除速率与血药浓度成正比。当机体消除功能正常、用药量未超出机体最大消除能力时,绝大多数药物都按恒比消除。

9. 零级消除动力学(恒量消除) 单位时间内消除恒定数量的药物,药物的消除速率与血药浓度无关,当机体消除功能低下或用药量超过机体最大消除能力时,药物则按恒量消除。

10. 一室开放模型 用药后药物进入血液循环并迅即分布到全身体液和各组织器官中,而迅速达到动态平衡,则称此系统为一室开放模型。

11. 二室开放模型 药物在体内组织器官中的分布速率不同,药物首先进入分布容积较小的中央室,然后较缓慢地进入分布容积较大的周边室。大多数药物在体内的转运和分布符合二室模型。

12. 稳态血药浓度 又称坪值,给药速率与消除速率达到平衡时的血药浓度称为稳态血药浓度。

第三节 影响药物作用的因素

药物都有其固有的药理作用,药物进入机体后,其作用和效应的强度会受机体及药物诸多方面因素的影响。

一、药物方面的因素

1. 剂量 同一药物在不同剂量和浓度时,作用强度是不一样的,有时可作不同的用途。剂量过小,不产生效应;剂量过大,又会发生毒性反应。临床用药要严格掌握用药剂量,以期达到良好的治疗效果,并防止不良反应的发生。

2. 剂型 可影响药物的体内过程,主要影响药物的吸收和消除,从而影响药物作用。口服药物的吸收速率由大到小为,水溶液>散剂>片剂。在注射剂中,水溶液的吸收较油溶液和混悬液快。

3. 给药途径 不同给药途径可影响药物的疗效,甚至改变药物作用的性质。不同给药

途径药效出现的顺序为,静脉注射＞吸入给药＞舌下给药＞肌内注射＞皮下注射＞口服＞直肠给药＞经皮给药。

4. 给药时间 给药时间不同也会影响药物作用。一般餐前用药吸收好,餐后用药会减轻药物对胃肠的刺激。降血糖药胰岛素应在餐前给药,有胃肠道反应的药物宜在餐后给药。催眠药宜在晚间临睡前给药,受生物节律影响的药物应按其节律用药。

5. 联合用药 将两种或多种药物同时合用或先后序贯应用称为联合用药或配伍用药。联合用药会发生体内或体外的药物相互作用,引起药物作用和效应的变化。

1) 配伍禁忌 药物在体外配伍时发生的物理或化学变化从而影响药物作用称为配伍禁忌。在静脉滴注药物配伍时尤应注意这一点。

2) 药物在体内配伍的相互作用

(1) 药动学方面 ①妨碍药物吸收:改变胃肠道 pH 值;形成络合物;影响胃排空和肠蠕动。②竞争与血浆蛋白结合:同时应用两个能与血浆蛋白结合的药物,与血浆蛋白结合率高的药物能置换出结合率低的药物,使后者的游离型药物增加,作用加强。③影响药物代谢:药酶诱导剂或药酶抑制剂能加速或减慢与之合用药物的代谢,使与之合用药物的作用减弱或增强。④影响药物排泄:改变尿液 pH 值,可改变弱酸性药或弱碱性药物的解离度,从而影响它们的排泄量。

(2) 药效学方面 ①相加作用:两药合用的效应是两药分别作用的代数和。②增强作用:两药合用的效应大于两药个别效应的代数和。③增敏作用:一种药物可使组织或受体对另一种药物的敏感性增强。④拮抗作用:合并用药效应减弱,两药合用的效应小于它们分别作用的总和。拮抗作用包括:药理性拮抗;生理性拮抗;生化性拮抗和化学性拮抗。

二、机体方面的因素

1. 年龄和性别

(1) 年龄 ①婴幼儿:具有血浆蛋白少,肝肾功能不完善,血脑屏障功能差,机体含水多,对药物的处理能力低而对药物反应的敏感性高的特点,应谨慎用药。②老年人:肝肾功能减退,血浆蛋白少,伴动脉硬化或高血压,对药物的敏感性增加,用药应注意调整剂量。

(2) 性别 女性受生理因素如月经、妊娠、分娩、哺乳等的影响,用药要谨慎,妊娠头三个月禁用能引起胎儿畸形的药物,临产前禁用吗啡等镇痛药,哺乳期避免使用经乳汁排泄、对婴儿有不良影响的药物。

2. 遗传因素

(1) 对药动学的影响 表现为吸收、分布异常和代谢过程异常。

(2) 对药效学的影响 遗传性高铁血红蛋白血症和溶血性贫血。

3. 精神因素 用无药理活性的物质制成与药物在形式上极为相似的空白制剂,对头痛、高血压、神经官能症等能获得一定的疗效,此为安慰剂效应。

4. 病理状态 可改变药物的敏感性并影响药效。

5. 机体对药物反应性的变化

(1) 耐受性 在连续用药中,有的药物药效逐渐减弱,需加大剂量才能显效的现象。但在停药一段时间后,机体仍可恢复原有的敏感性。短时间内连续用药数次,立即产生的耐药性称为快速耐受性。机体对某药产生耐药性后,对另一药物的敏感性也降低称为交叉耐受性。

（2）高敏性　少数患者对药物非常敏感,等量药物可呈现与普通患者性质相似而强大的药理效应甚至毒性反应。

（3）依赖性　指在长期应用某种药物后,机体对其产生了生理性和精神上的依赖和需求。包括:躯体依赖性、精神依赖性。

小结

药理学基础知识是学习美容药物的基础。药理学的研究对象是药物效应动力学和药物代谢动力学。美容药物问世前也需要进行药效学研究,以证实美容药物的作用及不良反应,为美容药物的应用提供理论依据。美容药物在体内需经历吸收、分布、生物转化和排泄过程。药物方面因素和机体方面因素都会影响美容药物的作用。

复习思考题

1. 解释下列基本概念:副作用;治疗指数;药物的安全范围;受体激动药,受体阻断药;药物的体内过程;首关效应;肠肝循环;耐受性;高敏性。

2. 药物作用的基本表现形式是什么?

3. 药物作用的两重性是什么?

4. 什么是药物的不良反应? 不良反应有哪些种类和特点?

5. 评价药物安全性的指标是什么?

6. 什么是受体? 有何性质?

7. 主动转运和被动转运的区别是什么?

8. 影响药物口服吸收的因素有哪些?

9. 什么是半衰期? 有何意义?

10. 什么是生物利用度? 有何意义?

（张　何）

第三章 皮肤及其附属器的组织结构和生理功能

学习目标

1. 掌握皮肤及附属器的组织结构,为后续药物篇的学习以及今后从事美容相关工作奠定基础。
2. 熟悉皮肤及其附属器的生理功能。

第一节 皮肤的组织结构

皮肤是人体最大器官,覆盖于人体表面,是人体的第一道防线。皮肤总面积成人为 1.2～2.0 m²,新生儿为 0.21 m²。皮肤的厚度随年龄、部位的不同而不同,平均 0.5～4.0 mm。皮肤的颜色受种族、年龄、性别和外界因素的影响。皮肤由表皮、真皮和皮下组织构成,除此以外,还含有丰富的血管、淋巴管、神经、肌肉和皮肤附属器(包括毛、皮脂腺、汗腺和指趾甲等)。

一、表皮

表皮是皮肤最外层,来源于外胚层,是皮肤中最薄的一层,属角化复层鳞状上皮。借助于真皮与皮下组织相连,内无血管。表皮细胞由角质形成细胞和树枝状细胞两大类细胞组成。表皮由外向内共分五层,角质层、透明层、颗粒层、棘层和基底层,如图 3-1。

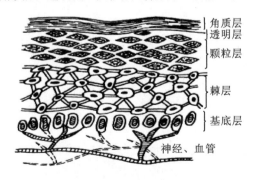

图 3-1 表皮的组织结构图

1. 角质层 皮肤的最外层,表皮的最浅层,由多层死亡、扁平角质细胞和角层脂质组成。

多数部位 5～15 层,掌跖部 40～50 层。角质层 pH 值为 5.6～6.2,呈弱酸性。细胞核和细胞器消失,胞浆中充满了角蛋白。角蛋白是一种耐摩擦的物质,具有抗机械损伤、屏障功能、保湿作用和吸收一定量紫外线作用,是构成人体重要的天然保护层。角质层细胞不断脱落,并有新的角质细胞作后续补充,这种新陈代谢使表皮厚度保持相对稳定状态。

2. 透明层 由 2～3 层扁平细胞组成,是角质层的前期。细胞在这层开始衰老、萎缩。胞核和细胞器已消失,胞质中含有透明角质,HE 染色透明并呈浅红色,故称透明层。仅见于掌跖部肥厚的表皮,具有屏障功能和折光作用。

3. 颗粒层 由 2～4 层梭形细胞组成。细胞核已趋萎缩、退化,细胞质内充满了嗜碱性的透明角质颗粒,故称颗粒层。这些颗粒在角化过程中转化为角蛋白,阻止细胞间隙组织液外渗,也使体表水不易渗入,构成阻止物质透过表皮的重要屏障。此外,还有折射、过滤紫外线作用。

4. 棘层 位于基底层上方,由 4～8 层多角形细胞组成。细胞表面伸出许多细小突起呈棘状,故称棘层。棘细胞间靠桥粒相连。胞核为圆形,胞质呈弱碱性,pH 值为 7.3～7.5。胞质中有较多的张力原纤维,电镜下可见许多有膜包裹的卵圆形的板层颗粒,称为膜被颗粒。其内容物为糖脂和胆固醇。棘细胞间有间隙,可储存淋巴液,以供给细胞营养,滋养表皮。棘层是表皮中最厚的一层,它可以不断地制造出新细胞,一层一层往上推移,细胞逐渐变为扁平形,胞核变小,具有细胞分裂增殖能力,参与损伤后的修复。棘层有感觉神经末梢,具有感知作用。

5. 基底层 表皮最底层,由单层矮柱状或立方状细胞构成,称为基底细胞。基底细胞借基膜与真皮相接。基底细胞核呈卵圆形,胞质很少,含有丰富的游离核糖体,呈嗜碱性染色。胞质中有交织排列的角蛋白质,形成光镜下可见的张力原纤维。基底细胞层含有黑素细胞,黑素细胞可合成黑素颗粒,并输送到周围角质形成细胞,黑素能遮挡和反射光线,保护深部组织免受辐射。黑素细胞被破坏或功能异常时,可出现白癜风、白化病等色素减退性皮肤病。当黑素细胞受刺激功能亢进时,黑素增多,出现黄褐斑等色素沉着性疾病。相邻的基底细胞间以桥粒相连,基底细胞的基底面以半桥粒与基膜相连。

基底细胞层又称为生发层,此层细胞具有分裂、增殖能力,能不断产生新细胞并向浅层推移,以补充衰老脱落的角质形成细胞。基底细胞层 pH 值为 6.8～6.9,呈弱酸性。

正常表皮从基底细胞层演变成棘层、颗粒层、透明层和角质层,最后脱落所需的时间为 28 天,此即角质形成细胞的更替时间,也即皮肤新陈代谢周期。皮肤新陈代谢的总周期除皮肤新陈代谢周期外,还包括 19 天分裂期,共计 47 天。

二、真皮

真皮由中胚层分化而来,位于表皮和皮下组织之间,由致密结缔组织构成。内含有纤维、细胞和基质。纤维包括胶原纤维、弹力纤维和网状纤维。真皮纤维中约 95% 是胶原纤维,主要成分是胶原蛋白。它具有韧性大、抗拉力强的特点,赋予皮肤张力和韧性,使皮肤对外界机械性损伤有防护作用;弹力纤维在真皮乳头层与表皮表面呈垂直排列,拉长延伸后可恢复原状,赋予皮肤弹性,主要成分是弹性蛋白;网状纤维是未成熟的胶原纤维,在创伤愈合中或肉芽肿处增多。纤维过度增生形成瘢痕;纤维组织减少,则皮肤萎缩、变薄。基质由黏多糖、血浆蛋白、水以及电解质等组成。这些物质在保持皮肤水分、润泽,防止皮肤老化,保持皮肤弹性以及组织修复中起重要作用。基质是亲水性的,是各种水溶性物质与电解质等交换的场所,同时参与细胞的形态变化、增殖、分化及迁移等生物学作用。真皮中含有成纤维细胞、肥大细胞、组织细胞、淋巴细胞及少量真皮树状细胞、嗜黑素细胞、郎格汉斯细胞。成纤维细胞能产生胶原纤维、弹力纤维、网状纤维和基质,同时在皮肤组织深层损伤后是主要的组织修复细胞。

真皮分乳头层和网状层。乳头层较薄,在表皮下部,通过基底膜与表皮相连接。向表皮形成乳头状隆起即真皮乳头,从而增加了真皮与表皮的接触面积,有利于两者的连接和表皮的营养代谢。乳头层含有丰富的血管、淋巴管、毛细血管以及游离的神经末梢和触觉小体。网状层在乳头层的深部,二者无某些界限,互相移行。网状层除含有血管、淋巴管、神经外,还含有肌肉和皮肤附属器。

三、皮下组织

皮下组织又称皮下脂肪层,来源于中胚层,位于真皮下方,与真皮之间无明显界限,由疏松结缔组织和脂肪小叶构成。皮肤借皮下组织与深部的肌膜等组织相连,使皮肤有一定的活动性。脂肪小叶中含有脂肪细胞,胞浆透明,含大量脂质。皮下组织的厚度随个体、性别、年龄、营养及所在部位而异,并受内分泌调节。适度的皮下脂肪可使人丰满,皮肤细腻、柔嫩、红润有光泽、富有弹性。皮下组织是热的绝缘体及储热仓库,具有缓冲外力冲击;储备能量;抗寒冷、保持体温作用,并参与脂肪的代谢。

四、皮肤附属器

皮肤附属器包括皮脂腺、小汗腺、顶泌汗腺、毛发与毛囊、指(趾)甲等,均来自外胚层(图3-2)。

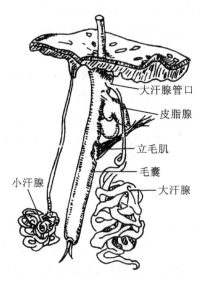

大汗腺管口
皮脂腺
立毛肌
毛囊
小汗腺
大汗腺

**图 3-2 小汗腺、大汗腺、皮脂腺与
毛囊的关系**

1. 皮脂腺 具有合成和分泌皮脂功能。位于真皮内立毛肌和毛囊的夹角之间,开口于毛囊上部,故立毛肌收缩可促进皮脂排泄。人体除手掌、足跖部无皮脂腺外,皮脂腺分布全身。以头面部、胸背部分布较多,称脂溢区。皮脂的成分是甘油三酯,还有甘油二酯、胆固醇、蜡酯、鲨烯以及棒状杆菌、酵母菌和螨虫等。皮脂具有润滑、保护皮肤、毛发以及抗菌作用。皮脂的分泌受多种因素的影响,激素分泌增多(雄性性激素、肾上腺皮质激素)、外界温度增高、皮表湿度的增加都可使皮脂腺分泌增加。另外,年龄对皮脂分泌也有影响,青春期皮脂分泌多。饮食习惯和胃肠道消化功能也会影响皮脂分泌,长期食用油腻、辛辣食物和甜食,消化功能不良会使皮脂分泌增多。生活习惯也会对皮脂分泌产生影响,长期生活无规律、缺少睡眠、工作或生活压力过大等都会使皮脂分泌增加。如头部皮脂分泌过多,可损伤毛囊,致使头发脱落,形成脂溢性脱发。反之,皮脂分泌过少,头发就会干燥、无光泽,且易折。青春期由于雄激素分泌增多,皮脂腺分泌也增多。若面部皮脂分泌过多,堵塞毛囊口,会出现粉刺,影响面部美观。

2. 小汗腺　小汗腺是局部分泌腺,具有合成和分泌汗液功能。人体有 300 万～500 万个小汗腺,小汗腺腺体位于真皮深层及皮下组织。人体除唇红、鼓膜、甲床、乳头、龟头、包皮内板、阴蒂和小阴唇外,其他部位均有小汗腺。以掌跖、腋窝、前额等处较多,其次为头皮、躯干和四肢。汗腺以胞吐方式分泌汗液,汗液除含有大量水分外,还有钠、钾、氯、尿素、尿酸、乳酸等成分。汗液分泌是机体散热的重要方式,对调节体温、湿润皮肤和排泄含氮废物等具有重要意义。

3. 顶泌汗腺　称顶浆分泌腺,也称为大汗腺,主要分布于腋窝、乳晕、外阴及肛门周围等处。由分泌部和导管组成,分泌部较粗,管腔较大,腺细胞为立方形或矮柱状。腺导管较直,由两层上皮细胞围成,开口于毛囊。大汗腺分泌物浓稠,无特殊气味,但如被细菌分解后可产生臭味即狐臭。顶泌汗腺的分泌受性激素影响,青春期分泌旺盛,老年期则萎缩退化。

4. 毛发与毛囊　人体除手掌、足底、唇红、乳头、龟头、包皮内侧、阴蒂及大、小阴唇内侧为无毛皮肤外,其余均为有毛皮肤。

毛的粗细、长短与所在部位、年龄、性别及生理状况有关。

毛发为角化的上皮细胞,分为长毛、短毛、毳毛等。头发、胡须、阴毛、腋毛为长毛;短毛如眉毛、睫毛、鼻毛等;毳毛是人体表面的细毛,也称寒毛,它细软、色淡,分布于面、颈、躯干及四肢。毛分为毛干和毛根两部分。

露出皮肤的部分为毛干,埋在皮肤内的部分为毛根。毛干和毛根均由角化上皮细胞组成,细胞内含黑素颗粒,黑素颗粒的多少与毛的颜色有直接关系。毛根周围包有由上皮组织和结缔组织形成的鞘状结构,称毛囊。毛根与毛囊末端相融合并膨大,共同形成毛球。毛球底面内陷,结缔组织随同血管、神经突入其中,形成毛乳头。毛乳头对毛的生长起诱导、营养作用。如果毛乳头被破坏和退化,毛发即停止生长并脱落。毛球是毛发和毛囊的生长点。毛球含有毛母质细胞,细胞间有黑素细胞可将色素输入至新生的毛根上,从而形成了毛发的颜色。毛发的颜色因人种不同而不同,黑种人及黄种人的毛发为黑褐色,白种人多为金黄色毛发。

毛和毛囊是斜长在皮肤内的,与皮肤表面呈钝角的一侧有一束平滑肌纤维,它连接于毛囊和真皮之间,称为立毛肌。立毛肌受交感神经支配,精神紧张及寒冷可引起立毛肌收缩,使毛竖起,即所谓起"鸡皮疙瘩"。

人的头皮部位约有头发 10 万根,人的头发与其他部位的毛发并非同时或按季节生长与脱落,而是在不同时期分散地脱落或再生。毛发的生长有周期性,包括生长期 3～4 年、退行期数周和休止期 3～4 月,眉毛和睫毛的生长期短,仅 2 个月。头发每日生长 0.27～0.4 mm,3～4 年可生长至 50～60 cm,脱落后再长新发,国外报道最长头发 3.2 m,国内为 1.7 m。毛发周期性生长的调控机制尚不清楚,可能与遗传、健康状况、营养状况、气候、激素水平等因素有关。

5. 指(趾)甲　由多层紧密排列的角化细胞构成。露在外面的部分称为甲板,伸入近端皮肤部分称甲根。甲板下的皮肤为甲床,甲板周缘的皮肤为甲襞,甲板与甲襞之间形成甲沟,甲根之下和周围的上皮是甲母,是甲的生长区。成人指甲每日生长速度是 0.1 mm,趾甲为 0.05 mm。健康美丽的指(趾)甲呈平滑、亮泽、半透明状。

第二节 皮肤及其附属器的生理功能

一、保护功能和免疫功能

皮肤覆盖于人体表面,既可防止体内水分、营养物质和电解质的丢失,又能防止外界机械性、物理性、化学性及生物性刺激的侵袭,对机体起一定的保护作用。这种保护作用源自于:表皮的角质层,它能有效地防护机械性损伤;真皮中的胶原纤维和弹性纤维使皮肤有一定的弹性和伸展性,抗拉能力增强;皮下脂肪具有软垫缓冲作用,能抵抗冲击和挤压,减少皮肤和深部器官的损伤。

皮肤角质层含水量少,电阻大,对电压、电流有一定的阻抗能力。干燥皮肤不易导电,若皮肤潮湿则电阻变小而易导电。

皮肤对光线有反射和吸收作用,其中黑素细胞对紫外线的吸收作用最强,受紫外线照射后可产生更多黑素,并传递给角质形成细胞,增强皮肤对紫外线照射的防护能力。所以,有色人种对日光照射的耐受性比白种人高。

角质层有完整的脂质膜,胞浆富含角蛋白,细胞间有丰富的酸性糖胺聚糖,具有对抗弱酸、弱碱的腐蚀作用。正常皮肤表面偏酸性,pH 值为 $5.5 \sim 7.0$。当皮肤受到损伤,如发生糜烂、溃疡,皮肤屏障功能减弱或丧失时,对外用化学药物如水杨酸、磺胺等吸收加强,甚至引起药物中毒。

在皮肤上含有许多免疫相关的细胞,外来抗原通过皮肤进入机体,首先在皮肤上产生免疫反应。皮肤为免疫细胞的分化提供了良好的场所,并对免疫反应起调节作用。因此皮肤被看成是一个具有特定免疫功能的单位,即皮肤免疫系统。

二、调节体温功能

人体体温受下丘脑体温调节中枢的调控,它通过对产热和散热两个环节的精细调节,使体温恒定在 37 ℃左右。为了保持人体正常的体温,皮肤对此起重要的调节作用。当体温升高时,人体除通过肺呼吸和大小便散热外,主要靠皮肤散热。皮肤散热主要通过扩张皮肤血管,增加流经皮肤的血流量;兴奋汗腺上的 α 受体,使汗液分泌增多,从而使散热增加,体温下降。

三、分泌和排泄功能

皮肤有汗腺和皮脂腺,可分泌汗液和排泄皮脂。人体有小汗腺 300 万～500 万个。当气温升高时,汗腺分泌汗液增加,散发一定热量,起到降温作用。大汗腺在人类已退化,与体温调节无关。

四、吸收功能

皮肤的吸收一般是指药物、化妆品等化学物质接触皮肤进入体内的过程。皮肤的吸收功能在外用药物的治疗作用上有着重要意义。皮肤吸收作用主要有三条途径:①角质层细胞;②角质层细胞间隙和毛囊;③皮脂腺和汗腺管口。如果角质层丧失,物质可通过真皮吸收。

五、感觉功能

皮肤内含有感受器,可感受各种外来刺激,并对刺激产生相应的反射,维护身体的健康。皮肤的感觉分为两大类:一类是单一感觉,如触觉、压觉、痛觉、冷觉和温觉;另一类是复合感觉,如干湿、光滑粗糙、硬软等感觉。这些感觉经大脑分析,作出有益于机体的反应。如手碰到滚烫的物品后的回缩反应,可使机体免受进一步伤害。借助皮肤感觉作用,人类能积极地参与各项生产劳动。

六、再生功能

正常情况下,表皮细胞的增殖、角化直至死亡和脱落,皮肤附属器的周期性生长变化,以及真皮组织成分的更新等称为生理性再生。皮肤受损后的再生和修复称为病理性再生。小而浅的损伤,由于表皮细胞的迁移和增殖,数天就愈合,不留瘢痕。当损伤涉及真皮及真皮乳头层或皮下组织时,表皮再生能力减弱或丧失,创面由深部结缔组织修复,则再生修复慢,且有瘢痕形成。

七、毛发和指甲的生理功能

毛发具有保护皮肤、保温和防御机械性损伤的作用;同时也有排泄汞的功能;鼻毛和眼毛具有阻挡灰尘等异物进入呼吸道或眼内的功能;眉毛可阻挡汗液流入眼内;头发有保护头皮、防止紫外线过多照射及减轻头部碰撞伤的功能。甲板坚硬,能保护指、趾末端,并帮助手指完成各种精细动作。健康人的甲光洁发亮、白里透红,给人以美感。当甲受到真菌感染时,可变得肥厚、松脆和混浊。

小结

皮肤位于人体表面,主要由表皮、真皮、皮下组织、皮肤附属器(即毛发、甲、皮脂腺、顶泌汗腺、小汗腺)构成。皮肤具有保护功能、免疫功能、调节体温功能、分泌和排泄功能、吸收功能、感觉和再生功能。

复习思考题

1. 皮肤的组织机构和生理功能是什么?
2. 表皮各层都有何特点?
3. 真皮层有什么特点?对药物的吸收有何影响?
4. 皮肤附属器有哪些?

（张　何）

第四章　外用美容药物的透皮吸收及其在皮肤中的代谢

学习目标

1. 掌握外用美容药物透皮吸收的概念及其意义,透皮吸收的途径,透皮吸收促进剂的概念及应具备的条件;常用透皮吸收促进剂的促透作用。
2. 熟悉外用美容药物透皮吸收的过程及其影响因素。
3. 了解透皮吸收促进剂促透机制,皮肤对美容药物代谢转化方式。

第一节　外用美容药物的透皮吸收

一、外用美容药物透皮吸收的概念及其意义

(一) 外用美容药物透皮吸收的概念以及与药物吸收的区别

外用美容药物的透皮吸收是指美容药物制剂应用于皮肤后,其中的药物成分释放、扩散、透入皮肤,到达皮肤深部组织发挥药物作用的过程。

它与药物吸收的不同点在于:外用美容药物被吸收至皮肤深部组织产生局部效应,而药物需由毛细血管吸收进入体循环发挥全身治疗作用。

(二) 外用美容药物透皮吸收的意义

外用美容药物主要包括护肤养颜化妆品和防治损容性疾病的皮肤科外用药物制剂两类。以上两类药物施于皮肤表面,不仅要考虑它们对皮肤表面的局部作用,还要考虑它们的透皮吸收作用。

透皮吸收是护肤养颜化妆品制备的技术关键,如果解决不了透皮吸收的问题,无论有多么好的护肤养颜成分,亦难发挥其养颜功效。皮肤科外用药物则更是如此,皮肤病病变部位往往位于皮肤深部,尤其是某些皮肤感染性疾病,致病菌和病毒寄生于细胞内,药物不仅要到达深部病灶发挥作用,还必须透入细胞内以杀灭或抑制致病微生物。如不能很好地解决透皮吸收问题,药物则难以发挥作用。

皮肤病药物治疗历来存在着以下两个重要问题:①皮肤病多数病变局限于皮肤,全身给药后到达皮肤局部的药物浓度极其有限,若要在皮肤局部达到理想的治疗浓度,势必会引起全身性毒副作用;②有的药物如灰黄霉素全身给药疗效很好,如改用皮肤局部给药,透皮吸收

性能差,对局部病变疗效甚小,甚至无效。因此,解决外用美容药物制剂的透皮吸收问题对发挥护肤养颜化妆品的功效和皮肤科外用药物发挥其应有的作用至关重要。

由此可见,外用美容药物透皮吸收的意义如下。

（1）通过透皮吸收的研究,使化妆品更好地发挥护肤、养颜作用。

（2）使皮肤科外用药物能到达深部病灶部位,并达到一定治疗浓度,从而发挥治疗皮肤感染性疾病的作用。

（3）阐明外用美容药物的作用机制和开发新药。

二、外用美容药物透皮吸收的途径及过程

皮肤由外到内由表皮、真皮和皮下组织构成。表皮又分为角质层以及由透明层、颗粒层、棘层和基底层构成的活性表皮。表皮内无血管,药物在表皮不会产生全身吸收。真皮内有血管、淋巴管、皮脂腺和神经末梢。真皮和皮下组织对药物的穿透阻力小,药物易为血管、淋巴管吸收。因而,表皮是阻止物质透入的屏障,其角质层结构致密,主要功能为防止水分的蒸散及外来物质的侵入。

药物首先从基质中释放出来,到达表面的皮脂层。由于所用的基质以及制备工艺技术的不同等因素,药物在释药系统中的状态的不同,其释药速率也不同。由此开始,透皮吸收分为两个途径,即通过表皮途径和通过皮肤附属器途径(图 4-1)。

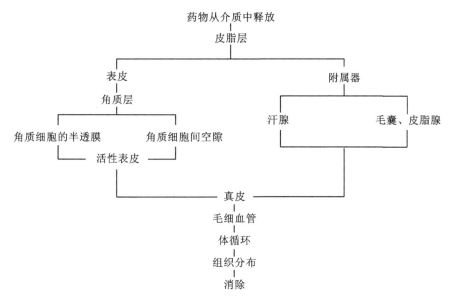

图 4-1　外用美容药物透皮吸收的途径

（一）通过表皮途径

药物通过角质层及活性表皮透入到真皮或皮下组织,这是药物透皮吸收的最主要途径。完整的表皮具有类脂膜特性,脂溶性大、非解离型的药物可以透入皮肤,解离型药物难以透入。其过程如下。

1. 药物由基质向角质层的分配　角质层是药物透皮吸收的主要障碍,角质层为亲脂性的,脂溶性大的药物容易透过。

2. 药物通过角质层的转运 当药物分配进入角质层后,药物与角质层的成分发生结合形成储库,游离的药物扩散到达角质层与活性表皮的界面。此过程很慢,是限速步骤。

3. 从亲脂的角质层分配至水性的活性表皮 可通过两种途径实现,一是药物通过角质细胞的半透明膜扩散,二是通过角质层细胞间的空隙扩散。角质层细胞间是类脂质分子形成的多层脂质双分子层,类脂分子的亲水部分结合水分子形成水性区,而类脂分子的烃链部分形成疏水区,极性分子经角质层细胞间的水性区渗透,而非极性分子则经疏水区渗透。对于脂溶性大的药物,该分配过程是缓慢的,且该过程可能成为经皮吸收的限速步骤,并有可能滞留在这个界面上。

4. 通过活性表皮/真皮的转运 活性表皮可以看作水性蛋白凝胶,药物的扩散系数在 10^{-7} cm²/s 左右。与角质层相比,药物在该层中的扩散阻力可以忽略。因真皮与活性表皮一样,含有大量的水,因此这两个组织之间的分配系数近于 1。

5. 体循环分布和消除 药物进入真皮后,很快被分布于真皮上部的毛细血管吸收而进入体循环,并随体循环向组织分布,最终从机体消除。

药物通过表皮途径的渗透速度虽然比胃肠道吸收速度慢,但对于高脂溶性药物的吸收较快。某些物质可能只通过表皮途径吸收,但大多数化合物同时通过两种途径吸收,而通过表皮途径是主要的,因表皮比附属器官的表面积大 100～1000 倍。

(二) 通过皮肤附属器途径

药物经皮肤附属器(毛囊、汗腺和皮脂腺)透入到真皮或皮下组织。此途径比经表皮途径吸收快,但占皮肤表面积仅 0.1%,所以通过附属器途径不是药物透皮吸收的主要途径,皮肤附属器是离子型药物透入皮肤的主要通道。

1. 毛-皮脂腺系统 毛发根部被毛囊包被,毛囊开口于皮面,开口处呈漏斗状凹陷,称为毛孔。皮脂腺除少数经导管直接开口于皮面外,大部分开口于毛囊。毛孔内充满角质鳞屑和皮脂,所以脂溶性药物可自毛孔渗入毛囊和皮脂腺,并透过毛囊的外毛根鞘或皮脂腺的腺细胞进入真皮层及皮下组织而吸收。对于水和简单的电解质来说,毛-皮脂腺系统的扩散常数大于完整的角质层的。

2. 汗腺 汗腺开口于毛囊,药物经汗腺透入皮内的量微乎其微。外泌汗腺经导管开口于皮面,水溶性药物可经此渗入真皮,但其量亦甚微。

三、皮肤内药物浓度

外用药物制剂的局部疗效取决于皮肤内的药物浓度。通常皮肤给药后,药物首先迅速扩散入完整角质层并极快形成贮库。由于屏障作用,药物移入表皮很慢,5～6 h 达高峰。进一步向真皮的扩散更慢,并取决于药物在表皮内的浓度。由于真皮乳头层微血管紧靠表皮基底膜,易于吸收到达真皮。药物从皮肤进入血液的同时也移入了真皮深层。

如果所给药物不过多地与皮肤不溶性蛋白结合,则从皮肤消除过程约需 24 h,因此,给药后有效药物浓度一般可持续 2～3 h 甚至 8～12 h。

多数药物如维 A 酸类的皮肤分布呈陡峭的浓度梯度,在表皮及毛囊可维持高的药物浓度,在真皮药物浓度低。

第二节　影响外用美容药物透皮吸收的因素

影响外用美容药物释放、穿透和吸收的因素均可影响药物的透皮吸收。

一、药物的化学结构与理化性质

1. 药物的化学结构　药物既具有亲水基团，又具有亲油基团结构时易于透皮吸收。药物的化学结构决定了其理化性质，成为影响药物经角质层吸收的关键因素。如甾体类药物的渗透性常随结构中羟基数目的增加而降低：孕酮＞羟基孕酮＞去氧皮质酮＞去氧可的松。

2. 药物分子的大小　相对分子质量小于 3000 易透皮吸收，大于 3000 则难以透皮吸收。有报道，透皮吸收速率与相对分子质量之间存在反比关系。

3. 药物的脂溶性与油/水分配系数　皮肤的角质层具有类脂膜性质，因而脂溶性大的药物易于通过角质层，药物穿过角质层后需分配进入活性表皮继而被吸收进入体循环。而活性表皮是水溶性的，所以油/水分配系数适中的药物才能有较好的透皮渗透系数。这就是说，药物必须具有一定的脂溶性以保证在角质层的分配和转运的实现，又要防止脂溶性过强抑制药物从角质层进入水性的活性表皮。

4. 药物的解离状态　非解离型药物脂溶性大易于吸收，而解离型药物脂溶性小难以吸收。药物的解离状态取决于药物本身的 pK_a 和介质的 pH 值。如介质的 pH 值有利于药物成为非解离状态，则有利于药物透皮吸收。这种特点及其影响可用 Handerson-Hasselbalch 公式描述。

$$弱酸性药物（HA）：pH - pK_a = \lg \frac{[A^-]}{[HA]}$$

$$弱碱性药物（B）：pK_a - pH = \lg \frac{[BH^+]}{[B]}$$

pK_a 为解离常数的负对数；$[A^-]$ 和 $[HA]$ 分别为弱酸性药物解离型和非解离型药物的物质的量浓度；$[BH^+]$ 和 $[B]$ 分别为弱碱性药物解离型和非解离型的物质的量浓度。从上述公式可知，降低介质 pH 值有利于弱酸性药物成为非解离形式，但不利于弱碱性药物成为非解离形式。

二、皮肤的条件

1. 皮肤的水化作用　角质层有角蛋白，具有与水结合的能力，使皮肤水化。水化作用引起角质层细胞膨胀，使紧密结构变得疏松，皮肤的渗透性增加，药物的透皮吸收增加，疗效与副作用也相应增加。亲脂性药和亲水性药在透皮吸收增加的倍数上可能有差异。皮肤水化增加药物透皮吸收的例子：如在皮肤用药部位上覆盖敷料（塑料薄膜等）或使用具有封闭作用的软膏基质凡士林、脂肪及油等，能防止水分蒸发，使汗液在皮肤内积蓄，引起皮肤水化，以增加药物的透皮吸收。再如，在手的日常护理中，洗净手后搽上护手霜，再戴上一次性塑料手套，长时间保持此状态，可防止水分蒸发，使手部皮肤形成水化状态，增加护手霜的透皮吸收，使手部皮肤变得湿润、白嫩，起到很好的手部护理作用。用手蜡做手护也是同样的道理。

2. 皮肤状态　疾病或皮肤损伤可降低角质层屏障功能，从而使药物透皮吸收的速度和程度大大增加。一般溃疡皮肤对许多物质的渗透性超过正常皮肤的 3～5 倍或更多，但有些药物对溃疡皮肤可引起疼痛、过敏及中毒等副作用,应予以注意。如大面积烧伤涂用10％盐酸磺胺米隆冷霜后有发生酸中毒的危险,这时涂布范围宜小。

3. 各部位皮肤的结构差异 药物透皮吸收能力随各部位皮肤角质层的厚度和皮肤附属器的密度的不同而有差异。各部位皮肤透皮吸收强弱顺序如下:阴囊＞耳后＞腋窝区＞头皮＞手臂＞腿部＞胸部。

4. 皮肤积蓄 药物在经皮吸收过程中,可能会在皮肤内积蓄。主要的积蓄部位是角质层,其产生是由于溶解于角质层的游离药物与结合于角质层的药物所引起的,结合于角质层的药物起主要作用。亲脂性和亲水性药物均可由于与角质层的较强结合或由于很小的扩散系数而蓄积在角质层,然后缓慢释放出来。

三、美容药物的给药系统

(一) 剂型

剂型在很大程度上影响药物的释放性能和靶向性。药物越容易从制剂中释放,就越有利于药物的透皮吸收。粉针剂、水溶液一般难吸收;霜剂中的药物可被少量吸收;软膏、硬膏可促进药物吸收。1％盐酸四环素在微乳剂、凝胶和霜剂中通过皮肤的渗透性试验表明,在微乳剂中的透皮速率最大。

近年来对微乳作为药物载体的研究倍受重视,微球是由水相、油相、表面活性剂以及助表面活性剂按适当比例自发形成的透明或半透明、低黏度、热力学稳定的油水混合系统。微乳作为透皮给药制剂优于一般乳剂、洗剂、凝胶等,它可显著增加难溶性药物在制剂中的含量,还可增加活性物质的透皮吸收系数,明显加快透皮吸收。已发现以微乳作为载体,使利多卡因的透皮速率增加,为传统乳剂的4倍,盐酸丙胺卡因的透皮速率为水凝胶的10倍。

近年在皮肤科外用药物和美容化妆品研究中,具有高度生物靶向性和严格选择性的生物导向制剂脂质体的研究与开发引人注目。脂质体是一种定向的药物载体,是人工形成的类似生物膜双分子层结构的完全封闭的微囊。水溶性或脂溶性药物以非共价键分别包封在脂质体的水层或脂质层内,药物易与载体分离,进入体内后,在指定部位可完全释放出来,从而使脂质体具有仿生性、靶向性、长效性、稳定性和透皮吸收性等一般制剂所没有的独特优点。脂质体具有磷脂双层膜结构,包封于脂质体内的药物可被人体作为生物细胞予以识别,从而改变被包封药物的动力学性质和体内分布。

脂质体固有的融合机制和跨膜转运机制使之能携带药物或营养物穿过角质层直达真皮,在表皮和真皮之间形成药物储库,脂质体中尤以与皮脂相似的类脂,如神经鞘磷脂所形成的脂质体与皮肤角质层脂质有高度的相似性,能增加药物在皮肤局部的积累,从而缓慢而持久地将营养物或药物释放,起到真正的护肤养颜作用和防治皮肤病的作用;脂质体具有促透作用,能削弱和消除表皮的屏障功能,完整的脂质体不仅能通过角质层,而且能穿透到皮肤深层,并可携药进入细胞,从而达到胞内治疗效果。由于药物进入靶区前被包封于脂质体内,因而可免受机体酶和免疫系统的分解,又由于脂质体使药物较少被吸收进入体循环,从而大大提高了药物的治疗指数。

近年来,不少化妆品采用了脂质体技术,增强了营养素如β胡萝卜素、维生素E以及胶原蛋白等的皮肤吸收,从而增强了这些化妆品的护肤养颜作用。

近年的研究还表明,高分子质量物质如多糖、蛋白多肽可以以脂质体为载体穿透皮肤进入皮下组织。通过以脂质体包封的肝素对幼猪进行的透皮吸收研究表明,肝素在表皮和真皮的浓度较对照组高 3 倍,在皮下脂肪组织的浓度比对照组高 10 倍。

晚近,用类脂纳米囊以及传递体作为透皮给药的载体的研究已经取得了重大进展,展现了良好的应用前景。类脂纳米囊是一类由天然高分子物质或合成高分子物质制成的粒径为纳米的圆体颗粒,可有效穿过与之大小相似的其他纳米粒不能穿过的孔隙和屏障。传递体亦称柔性纳米脂质体,是指能以渗透压差为驱动力,通过其本身的高度自身形变,高效地穿过比其自身小数倍的皮肤孔道的类脂聚集体。采用这种新型经皮给药载体可使蛋白多肽类生物大分子药物通过渗透屏障。目前,所研究的生物大分子传递体主要有胰岛素传递体、牛血清白蛋白传递体、白介素 2、干扰素 α 传递体和皮质激素传递体等。

（二）基质的影响

基质影响药物的溶解状态,通常,药物在基质中完全溶解比存在未溶固体颗粒释放得快。体内外试验证明,选择那些对穿透分子亲和力低并恰好能够溶解药物的基质有利于药物的释放。一般药物在乳剂型基质中释放、穿透、吸收最快,软膏基质对药物透皮吸收的强弱顺序为,油/水型＞水/油型＞动物油＞羊毛脂＞植物油＞烃类。

基质的 pH 值因能影响有机酸和有机碱类药物的解离,从而影响药物的透皮吸收。

（三）透皮促进剂的影响

透皮吸收促进剂是指能渗透进入皮肤,降低药物通过阻力,促进药物制剂中的主药更快或更多地透入皮肤内或透过皮肤进入循环系统,从而发挥局部或全身治疗作用的材料。

外用美容药物制剂加入透皮吸收促进剂,可增加渗透性和对皮肤的滋润活化以及对皮肤局部病灶的治疗作用。

理想的透皮吸收促进剂应具备的条件:①对皮肤、机体无药理作用,无毒、无刺激、无过敏反应;②促透效果快,持续时间长,去除后皮肤能恢复正常的屏障功能;③理化性质稳定,不与药物和其他添加剂发生物理化学作用;④不影响体内营养物质和水分通过皮肤;⑤无色、无臭、无味、价廉。

透皮吸收促进剂促进药物透皮吸收的作用机制如下。

（1）通过破坏角质层高度有序排列的结构,增加角质层类脂骨架的无序性以及角质层间细胞质的流动性,从而增加皮肤的非均匀性,打开新的渗透途径,促进药物的渗透。

类脂分子是由亲水性基团和疏水性碳氢链组成的。亲水性基团自身整齐排列成亲水性的极性头区（A 区）,极性头区结合水分子形成水性区（B 区）。而类脂分子的碳氢链形成疏水区（C 区）。透皮吸收促进剂分子通过与这些区域中的基团发生相互作用,从而改变药物的渗透性。促进剂作用于 A 区,通过改变极性基团间的氢键和离子键作用力,使整齐排列的亲水基团趋于无序状态,从而增加脂质的流动性,促进极性药物的渗透。促进剂与 B 区的作用能改变水性区对药物分子的增溶能力,提高药物在皮肤的分配系数。促进剂与 C 区的相互作用能改变疏水链的有序状态,增加脂质的流动性,从而有利于脂性药物分子的扩散。由于疏水区排列的改变进而影响了极性头基的规整性,故也可促进一些极性分子的渗透（图 4-2）。

（2）通过改变细胞内成分角蛋白或角质纤维的构象,形成微细孔道,提高极性分子细胞内通道的渗透性。

（3）复合促进剂 将极性小、水溶性低的促进剂与极性溶剂组成复合促进剂。其促透机制是,极性小、水溶性低的促进剂能增加极性溶剂进入 C 区的数量,极性溶剂可增加促进剂到达 A 区的数量,提高 B 区的增溶能力,使促进剂在 C 区、A 区插入,使脂质双分子层出现无

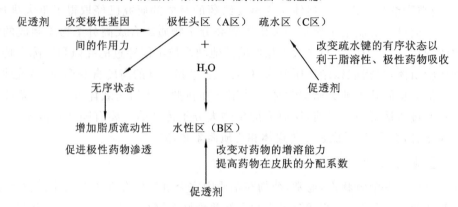

图 4-2 透皮吸收促进剂促透机制示意图

序性。

四、透皮促进剂

目前广泛使用透皮促进剂以增加药物通过皮肤的渗透性。常用的透皮促进剂如下。

(一)月桂氮䓬酮及其类似物

月桂氮䓬酮及其类似物是一种非极性的新型透皮吸收促进剂。属 N-烃基氮杂环酮类化合物,分子中含有一个弱极性结构的氮杂环和非极性结构的长链烷烃或烯烃,为促透作用所必需的结构。这类促透剂的典型代表是氮酮,其他的还包括 α-吡咯酮(NP)、N-甲基吡咯酮(1-NMP)、甲基吡咯酮(5-NMP)、1,5-二甲基吡咯酮、N-乙基吡咯酮(1-NEP)、5-羧基吡咯酮(5-NCP)等。

月桂氮䓬酮

月桂氮䓬酮(氮酮)是从一系列 N-烃基氮杂环酮类化合物中开发出来的一种新型、高效、安全的透皮促进剂,问世以来应用十分广泛,已成为透皮促进剂的一个典型代表。本品为无臭、无味、无色或微黄澄明的油状液,不溶于水,能与多数有机溶剂混溶,性质稳定,但遇强酸易分解。

【作用与应用】

1. 透皮促进作用 主要作用于细胞间脂质双分子层,影响表皮角质层中扁平角化细胞的有序结构。使其致密性改变,增加脂质流动性,从而增加药物的通透性。促渗作用有以下特点。

(1) 对多种药物具有促渗作用,且促渗作用强,能促进氟尿嘧啶、肾上腺皮质激素、红霉素、灰黄霉素、雌二醇等药物的透皮吸收。促渗作用产生慢、作用强、维持时间长。1%氮酮的促渗作用超过 50%的二甲基亚砜。

(2) 对亲水性药物和亲脂性药物均有促渗作用,对前者的作用强于后者。如对阿糖胞苷的促渗作用达 100 倍以上,而对甾体激素醋酸氟羟泼尼松龙仅为 2~5 倍。

(3) 促渗作用具有浓度依赖性,产生最佳促渗作用的浓度通常为 2%~6%,对有些药物提高本品浓度并不增加促渗效果,反而会降低促渗作用。如对氟尿嘧啶的促渗最佳浓度为

4.1％,浓度超过 5％时促渗作用下降。

（4）与其他促渗剂合用有协同作用,如将丙二醇与本品合用,丙二醇可促进本品在角质层的转运和分配,从而产生更强的促渗效果,使药物渗透量增加,加快产生促渗透作用的时间。

（5）本品不仅可促进许多药物的透皮吸收,也可促进口腔和直肠黏膜对药物的吸收。

广泛用于配制霜剂、软膏、搽剂、乳剂和栓剂等外用制剂,可使主药用量减少,增强疗效 2～8倍,不良反应减轻。

2. 消炎、止痛和止痒作用 可用于治疗某些急、慢性皮肤病。

【注意事项】 本品不宜与强酸或凡士林配伍,强酸可使氮酮分解,凡士林与氮酮有较强的亲和性,从而减弱氮酮的促渗作用。

（二）二甲基亚砜及其类似物

这是应用最早的极性类透皮促进剂,包括二甲基亚砜(DMSO)、二甲基甲酰胺(DMF)、二甲基乙酰胺(DMA)和癸基甲基亚砜(DCMS)等。

二甲基亚砜(DMSO)

本品为无色透明的液体,有奇臭,味微苦,吸湿性强,具脂溶性和水溶性,除不能与石蜡和松节油混合外,能与水、乙醇、丙酮等多种有机溶剂混合,有万能溶剂之称。

【作用与应用】

1. 促进药物透皮吸收 本品具有高度的穿透性与运载能力,作为药物穿透皮肤屏障的转运载体,能促进某些药物的透皮吸收,储存于皮肤,然后缓慢进入血液循环,从而使药物在皮肤局部更好地发挥作用,达到皮肤美容或治疗某些皮肤病的目的。促透作用随药物浓度的增加而作用加强。常用其 30％～50％的水溶液,多作为溶剂与有关药物配成搽剂使用,可促进某些药物的透皮吸收,如促进氢化可的松、地塞米松、氟氢松、睾酮、维生素类、肝素、胰岛素和水杨酸等药物的吸收。

2. 消炎、止痛、止痒、促进伤口愈合 溶液剂外搽有消炎、止痛、止痒作用,并能促进伤口愈合。可用于急、慢性皮肤病、烧伤和冻疮等。

【不良反应及其防治】 高于70％浓度的二甲基亚砜可产生局部刺激,引起烧灼感、瘙痒、红斑、水疱、角质层分层、角蛋白变性。偶可致瘢痕或刺激性皮炎。大面积使用可引起溶血。鉴于二甲基亚砜的不安全性,美国食品与药品监督管理局(FDA)已经不允许在药品中使用。

癸基甲基亚砜(DCMS)

癸基甲基亚砜是新近开发的亚砜类促渗剂,已获美国 FDA 批准。

【作用与应用】 通过与角质蛋白发生某种程度的相互作用,增加脂质的流动性。癸基甲基亚砜在低浓度即有促进透皮吸收作用,常用量为 1％～4％,对极性药物的促透作用大于非极性药物,对亲水性药物的促透作用强于亲脂性药物。

【不良反应及其防治】 癸基甲基亚砜对皮肤有轻度的刺激性和较弱的臭味。

（三）萜烯类化合物

萜烯类化合物是芳香油中成分之一,芳香油主要存在于中草药中。因而,从天然药物中寻找透皮吸收促进剂已引起人们的重视。这类促进剂对亲水性和亲脂性药物均有较好的促透作用,而且具有起效快、效果好、副作用小等优点。

研究较多的有薄荷醇、柠檬烯、冰片等单萜化合物以及桉叶油、薄荷油、冬青油、藏茴香油、丁香油和松节油等精油,它们穿透力强,能与角质层中脂质发生相互作用,使细胞间微孔增加,促进药物的扩散从而具有较好的促透作用。

薄 荷 醇

薄荷醇为含氧单萜化合物,由薄荷油冷却凝集而得。为无色结晶,香如薄荷,能溶于醇、醚、氯仿、石油精、冰醋酸、石蜡油、脂肪油及挥发油,微溶于水。

【作用与应用】

透皮促进作用　本品对多种药物有较好的促透作用,效果与氮酮相似。能增大吲哚美辛、山梨醇、可的松的经皮渗透系数。有人比较香芹酚、沉香醇、d-柠檬烯和薄荷醇对普萘洛尔的促渗效果,表明四者随浓度升高都不同程度加速普萘洛尔透皮吸收,以薄荷醇对普萘洛尔的促渗效果最好。另外,薄荷醇对水杨酸、抗生素、5-氟尿嘧啶、双氯灭痛、扑热息痛、甲硝唑等药物有显著促渗作用,其促透浓度为 $1\%\sim12\%$, 8% 薄荷醇促渗效果最好。

在药剂学上用作防腐剂,亦可作为化妆品中的香料使用。

【不良反应及其防治】　外用对皮肤有轻度的刺激。

(四) 表面活性剂

表面活性在药剂学上除用作乳化剂外,尚有促进透皮吸收的作用。

促透机制:与表面活性剂自身与皮肤的相互作用以及药物从胶团中释放快慢有关。表面活性剂可渗入皮肤并与角质层中的角蛋白相作用,损害角质层的完整性,破坏皮肤的屏障功能,从而有利于药物的通透。

表面活性剂的促透作用与其浓度密切相关,低浓度时增加药物的吸收速率和程度,高浓度时则相反,使药物通过生物膜的速率降低,这与表面活性剂胶团的形成有关。只有游离于胶团以外的药物分子才能转运通过生物膜。当表面活性剂浓度超过临界胶团浓度(CMC)时,药物进入形成的胶团中,水相中的游离药物减少,从而降低渗透性,故有利于胶团形成或有利于药物进入胶团的因素均阻止药物向皮肤的渗透,低浓度的表面活性剂能干扰角质层的结构,增加药物的渗透速率。药物与胶团及药物与细胞膜这两种产生相反效应的相互作用的结果,使表面活性剂浓度与药物渗透速率的关系变得较为复杂,应用时应予注意。

表面活性剂分为阴离子型、阳离子型和非离子型三种,它对皮肤的渗透能力和对药物的促透作用依次为,阴离子型＞阳离子型＞非离子型。通常表面活性剂的促渗作用较弱,对极性药物的促渗作用相对较强。

表面活性剂对皮肤有弱的刺激性,阳离子表面活性剂的刺激性大于阴离子表面活性剂。

阴离子表面活性剂的代表为十四烷基硫酸钠,十二烷基硫酸钠;阳离子表面活性剂的代表为十六烷基三甲胺;非离子型表面活性剂的代表为吐温、司盘等。

十四烷基硫酸钠

本品属阴离子表面活性剂,性状为白色、无臭的蜡状固体,可溶于水,乙醇和乙醚。5％的水溶液澄明无色,pH 6.5～9.0。

【作用与应用】

透皮促进作用　在药物制剂中主要用作透皮吸收促进剂。

抗菌作用　用于配制乳膏、搽剂、贴布剂等外用制剂。

改善皮肤的血液供应,促进毛发生长　用于配制生发搽剂,治疗秃发。

【不良反应及其防治】　本品安全、无毒、对皮肤黏膜无刺激性。偶致过敏反应,有过敏史者慎用。

（五）脂肪酸类

该类促透剂中应用较多的有油酸、亚油酸和月桂酸及其酯类,该类药物的促透作用与结构中碳链的长度和双键的数目有关,其中十二个碳原子的脂肪酸促透作用强;增加双键数目,促透作用增强。

油 酸

油酸即十八烯酸,为无色油状液体,露置空气中色渐变深。易溶于醇、醚、氯仿、苯、石油精、挥发油及脂肪油;仅微溶于水。本品是目前公认的较理想的脂肪酸类透皮促进剂。

【作用及应用】　油酸的结构与皮肤中脂肪酸结构类似,它能增加脂质流动性,促进药物的渗透。油酸的促渗作用比较持久,能选择性地促进经脂质途径渗透的药物的透皮吸收。与丙二醇合用有协同作用,能促进极性与非极性药物的透皮吸收。尤其对带正电荷的阳离子药物具有独特的促透效果,这是由于油酸能与阳离子药物形成离子对复合物,后者对角质层有较好的渗透作用,进入体内后,该离子对复合物在体液 pH 值下又可解离出药物和油酸。已报道油酸能促进萘呋唑啉、水杨酸、咖啡因、阿昔洛韦、氢化可的松、甘露醇、尼卡地平等药物的透皮吸收。

【不良反应及其防治】　不良反应轻微,对皮肤几乎无刺激。

（六）醇类

这类化合物在透皮制剂中常用作溶媒或载体,对药物或其他促渗剂起到溶解与均匀混合作用。常用的有丙二醇,其次还有丙三醇和聚乙二醇。以丙二醇促透作用较强,乙醇也可用作促进剂。

丙二醇能使角质层中的角蛋白溶剂化,占据角蛋白的氢链结合部位,减少药物与组织结合而产生较强的促渗作用。单用促渗效果有限,常与月桂氮䓬酮、油酸、癸基甲基亚砜合用。

丙三醇又称甘油,其促渗作用弱于丙二醇,对药物有增溶作用,可提高药物的浓度梯度,从而产生促渗作用。但在较高浓度时,能阻滞药物的释放,从而对药物的渗透产生不利影响。

（七）烷类

鲨烷是该类促进剂中的典型代表,系由鲨烯氢化而得到的饱和烃类化合物,为透明油状液体,几乎无味。可溶于油类、乙醚、石油醚、氯仿,微溶于无水乙醇、甲醇、丙酮和冰乙酸,不溶于水。

本品能促进药物透过皮肤,还有润滑作用。用作透皮促进剂、溶剂和软膏基质。本品的优点是与人的皮脂相溶性极佳,无毒,对皮肤黏膜无刺激性。

（八）角质保湿剂

正常皮肤能保持恒定的水分含量,其原因是皮肤含有称为天然湿润因子的化合物,其主要组分有游离脂肪酸、尿素等。尿素为常用的角质保湿剂,已广泛用于外用软膏剂中。

10%的尿素能增加角质层的水合作用,使皮肤柔软;30%～40%的尿素是强烈的角质溶解剂,对角化过度的皲裂有效;同时有抗菌和止痒作用。近年研究还表明尿素能增加角质层类脂的流动性。

第三节　外用美容药物在皮肤的代谢

皮肤含有代谢异物所需要的酶,具有代谢异物的功能。美容药物应用于皮肤后,除受代谢异物的酶的作用外,还可能受到皮肤表面寄生的微生物的代谢以及暴露于日光所受的光化学代谢的影响。由此可见,皮肤作为外源性化合物的代谢器官具有相当重要的意义。

一、皮肤酶催化的代谢转化

(一) 皮肤酶的代谢反应

皮肤酶对药物的代谢反应包括Ⅰ相反应,即氧化、还原和水解反应,以及Ⅱ相反应,即结合反应,但是皮肤酶的活性较肝脏的酶活性低。根据其机制又分为"主动"(active)代谢和"被动"(passive)代谢。前者又称为辅因子依赖性代谢(Cofactor-dependent metabolism),其特征为需要利用外源的高能辅因子激活代谢系统;后者又称为辅因子非依赖性代谢(Non-cofactor-dependent metabolism),不需要高能辅因子的激活,仅需要酶的催化。

1. 辅因子依赖性代谢 皮肤是类固醇激素的生理和药理作用的靶器官,不少临床病症如湿疹、多毛症以及睾丸型女性化等被认为与内源性类固醇物质的皮肤代谢异常有关,皮质类固醇药物的局部治疗是许多皮肤病的常用治疗方法,皮肤能够代谢类固醇化合物,包括维生素D。辅因子非依赖性代谢的例子有苯甲酰过氧化物的水解、硝酸甘油的代谢、苯并芘代谢中间体的水解、芳香氧化物谷胱甘肽结合物的水解等。

2. 辅因子非依赖性代谢 已知皮肤含有非特异性酶(如酯酶),能够介导酯的水解,该反应不依赖辅因子的存在,不要求皮肤中存在功能性氧化还原循环或ATP产生系统。

皮肤酶对药物的代谢能够使药物到达体循环前经受皮肤"首关效应",影响药物透皮吸收的生物利用度。蛋白质和多肽类药物的最有前途的给药方式之一是透皮吸收,但它们能被皮肤中的氨基肽酶等代谢分解,致使借助离子导入和电穿孔方法透过角质层的蛋白质和多肽类药物的临床应用性大为降低。但人们可利用皮肤酶对药物的代谢作用,用于皮肤科外用制剂前体药物的设计和开发。

(二) 皮肤酶的定位

皮肤酶的确切定位和解剖学上的分布仍不十分清楚,但有资料表明,不同部位的皮肤酶活性可有很大差异。如阴囊皮肤中睾酮5α-还原酶水平很高,可引起明显的睾酮皮肤首关效应,而在腹部、胸部、腿部和手臂部皮肤则无明显的首关效应。

皮肤中的非特异性酯酶和儿茶酚氧位甲基转移酶主要位于表皮,苯并芘羟化酶主要位于真皮。大量研究证明,在哺乳动物皮肤中药物代谢活性主要集中在表皮,但这种结论是基于微粒体蛋白含量加以比较的,当依据湿组织重量比较,则全皮、真皮及表皮的酶活性几乎相同,然而当以皮肤的单位面积比较时,则真皮而不是表皮为皮肤内代谢活性的主要部位,由于在给定的皮肤面积时,真皮的质量大于表皮,故有人主张,真皮对皮肤总代谢活性的贡献大于皮肤的其他部位。

另外还发现,皮脂腺对类固醇具有较高的酶代谢活性,毛囊也表明能够代谢类固醇和多环碳氢化合物,因而毛囊已成为一个有用的试验系统用于检查遗传因素决定的药物代谢差异。

(三)影响皮肤酶活性的因素

皮肤酶的代谢活性受生理因素和病理因素以及外源性因素的影响:年龄、性别、种族,不同个体及同一个体的不同部位均可影响皮肤酶的活性,疾病可使皮肤酶代谢活性减弱或增强,如寻常痤疮皮肤中睾酮的分解比正常人高 2~20 倍,而银屑病患者的病变皮肤芳香烃羟化酶的活性比正常皮肤低得多。患有睾丸女性化综合征的患者,皮肤内睾酮 5α-还原酶活性下降,不能将睾酮转化为去氢睾酮,但对黄体酮的 5α-氢化过程仍正常。另外,皮肤微粒酶(细胞色素 P_{450} 依赖性酶)可被诱导和抑制,并具有多形性。

(四)皮肤酶的代谢转化与外用前体药物设计

药物代谢酶的代谢转化作用已广泛应用于前体药物(prodrug)的设计,当药物存在不良的理化性质和药代动力学性质时,常可通过前体药物的设计加以改善。同样,在透皮吸收中,如药物渗透性差,可通过衍生化方法制成渗透率大的前体药物,透入皮肤后被皮肤酶代谢转化成具有治疗作用的母体药物。典型的例子如下。

1. 5-氟尿嘧啶(5-Fu)衍生物 当 5-Fu 用于治疗上皮细胞癌变、角质细胞增生以及银屑病时,它必须能够透入皮肤深层发挥作用,但它为极性药物,难以透过皮肤角质层,故合成出两种亲脂性前体药物:1-丁酰氧甲基-氟尿嘧啶和 1-特戊酰氧甲基-氟尿嘧啶,它们易透过角质层进入活性表皮,在皮肤酶作用下迅即水解生成 5-Fu 起作用。

2. 阿糖腺苷(Ara-A)衍生物 Ara-A 用于治疗疱疹病毒感染时,其很难透过角质层,局部皮肤给药无效,将其制成亲脂性前体药物 Ara-A-5'戊酸酯后,易于透过角质层,并在活性表皮内受酶水解成 Ara-A 而发挥疗效。

3. 甲硝唑衍生物 该药广泛用于真菌感染的治疗。由于穿透角质层的能力差,故外用对深层真菌感染疗效不佳,利用甲硝唑分子中含有的羟基合成了一系列的酯型衍生物,如乙酸酯、丙酸酯、丁酸酯、戊酸酯,其透皮速率均有增加,以丙酸酯和丁酸酯最大。另外,还发现这些酯的降解速率随酯链的延长而增大,如乙酸酯的降解半衰期为 74 h,丙酸酯为 11 h,而丁酸酯为 1 h。

4. 皮质类固醇 该类药物多数衍生化为酯类,以增强其脂溶性和渗透能力,从而改善其透皮吸收性能。事实上,局部应用的皮质类固醇的酯类已被认为是现代皮肤病治疗学中的一种最重要类型的药物。

5. 其他有关药物 其他前体药物还有曲酸酯化物、萘啶酸衍生物,茶碱衍生物,甲基炔诺酮衍生物等。

前体药物的设计通常是利用亲水性药物分子中的羟基或羧基经化学修饰形成有机酸酯,制成脂溶性大的酯型前体药物,从而增加在角质层的溶解度。对于强脂性药物则引入亲水性基团有利于从角质层向水性的活性皮肤组织的分配。和透皮渗透促进剂相比,制成的前体药物不会引起皮肤的刺激或损伤。设计前体药物时既要考虑透皮速率,又要考虑前体药物在皮肤内的生物转化速率,理想的透皮吸收前体药物的这两种速率应相同。

二、皮肤微生物介导的代谢转化

皮肤表面到处寄生有微生物,它们能够对局部应用的化学物质产生代谢反应,如局部应用苯甲酰过氧化物代谢为苯甲酸被认为几乎是完全由皮肤微生物介导的;另外,如癸酰诺龙、硝酸甘油、倍他米松-17-戊酸酯等都有报道皮肤局部应用后经受到皮肤微生物的代谢。

三、皮肤的光化学代谢

某些药物的化学及光化学性质不稳定,皮肤给药后暴露于日光和空气中易产生化学分解,甚至立体异构化反应,如全反式维 A 酸(维 A 酸)对光敏感,外用后在皮肤表面易发生同分异构变化,部分转变为 13-顺维 A 酸(异维 A 酸);反之,13-顺维 A 酸光敏下亦易异构化成全反式维 A 酸,提示这两种化合物倾向于构成同一种几何异构体的转换形式,其转换率与制剂类型有关。

又如维生素 A 的化学和光化学性质均不稳定,皮肤应用后受光照和空气中氧的影响,大部分被代谢,仅小部分药物以原形进入皮肤。

小结

外用美容药物主要经表皮直接透入至真皮或皮下组织,亦可经皮肤附属器透入吸收。其透皮吸收过程依其先后顺序包括药物由基质向角质层的分配、药物通过角质层的转运、药物从亲脂的角质层分配至更为亲水性的活性表皮、药物通过活性表皮/真皮的转运并伴有皮肤微管结构的摄取以及药物在体循环的分布与消除。药物透皮吸收通常为被动扩散过程,服从Fick 定律。药物的化学结构、理化性质、给药系统以及皮肤的状态等因素可影响药物的透皮吸收。外用美容药物涂于皮肤后可经受皮肤酶催化的代谢转化,其涉及的代谢反应包括第一相反应和第二相反应,按其机制可分为辅因子依赖性代谢和辅因子非依赖性代谢。皮肤酶的代谢转化常被用于外用前体药物的设计,以改善药物存在的不良理化性质和药代动力学性质。外用美容药物使用后还可受到皮肤微生物介导的代谢转化和光化学代谢。

复习思考题

1. 试述美容药物的透皮吸收过程。
2. 影响外用美容药物透皮吸收的因素有哪些?
3. 皮肤对美容药物的代谢转化方式有哪些?
4. 举例说明皮肤酶的代谢转化与外用美容前体药物的设计。

(张 何)

第五章　美容药物经皮给药的方法

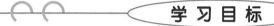

学习目标

1. 掌握直流电药物离子导入和超声波药物导入的定义与作用。
2. 熟悉直流电药物离子导入和超声波药物导入的应用和不良反应。
3. 了解直流电药物离子导入和超声波药物导入的作用机制和影响因素。

很多离子型药物和大分子多肽类等药物的透皮吸收性能较差,用传统的被动扩散动力和透皮促进剂都很难达到理想的透皮效果。针对这些药物,可采用适当的物理促透法,以促进药物的透皮吸收。如直流电药物离子导入、超声波药物导入等。

第一节　直流电药物离子导入

直流电药物离子导入是指在电离子导入仪器施加的电场作用下,能有效增加离子型药物的透皮吸收的一种经皮给药的物理促透方法。阳离子药物在阳极处透过皮肤,而阴离子药物则在阴极处透过皮肤,中性分子药物也可通过电渗作用透过。离子导入系统有三个基本组成部分,即电源、药物储库系统和回流储库系统。当两个电极接触皮肤表面,电源的电子流到达药物储库系统,使离子型的药物形成离子流后通过皮肤,并在皮肤下面转向回流系统,最终回到皮肤,进入回流系统,再转变为电子流。

直流电药物离子导入法在实际应用中具备很多优点。应用这种方法导入药物,药物离子主要分布在皮肤各层,可以使皮肤内保持较高的药物浓度,尤其适合皮肤和黏膜病变的治疗。用直流电导入的药物,在体内保留时间较长,其作用时间也较长;而且可以通过调节电流大小控制药物的转运速率和释药速率,从而维持恒定的给药速率;直流电离子导入使用过程中无疼痛,不损伤皮肤,极少产生全身性的不良反应。使用方便,安全有效。

电离子导入是一个双向的过程,既可使离子进入皮肤,也能使其移出体外。因此,临床上还可利用离子导入从体内获得化学信息,进行诊断和临床检验。

【作用机制】

1. 电场力作用　在电场存在下,皮肤角质层的导电性最差,其阻抗也最大,因此皮肤的电学性质主要由角质层决定。给皮肤施加电场时,皮肤的电压降主要存在于角质层两侧,这个电压降就是药物通过皮肤转运的主要动力。在电场的作用下,离子型药物可通过导电性通道转运进入皮肤。

2. 电渗作用 即溶剂对流作用。在荷电的多孔膜上施加一定电压,膜两侧的液体产生定向移动的现象称为电渗作用。在生理 pH 值下,皮肤相当于带负电荷的多孔膜,施加一定电压后,皮肤两侧的液体产生定向流动,产生电渗流,带动水合药物离子产生移动。

3. 孔道形成作用 电流诱导可引起皮肤结构改变,形成可逆性孔道,促进药物分子穿透皮肤。在电场作用下,角蛋白 α-螺旋结构的多肽肽链平行排列,其邻近偶极间互相排斥而形成孔道,有利于水分子和离子通过。

4. 旁路途径 旁路途径是指皮肤的附属器途径,汗腺、皮脂腺和毛囊开口可允许一般药物离子通过,且有利于电流通过,可使药物透入皮肤。

5. 电斥作用 在电场中,由于同性相斥,带电的药物离子会反方向移动进入体内,即为电斥作用。因此,阳离子药物只能从阳极导入,而阴离子药物只能从阴极导入,电斥作用成为离子化药物透皮转运的原动力。

【影响因素】

1. 电学因素 在电场作用下,离子导入的稳态流量与电流强度成正比。因此,可通过改变电流强度来控制药物的透皮量,但应用电流时必须考虑皮肤的耐受性和药物的电化学稳定性等因素。根据皮肤的电学特性选用脉冲电流,可避免皮肤产生极化电流,降低离子导入的效率。脉冲电流的波形和频率也会影响药物离子的导入效果。一般来说,通电时间越长,离子导入效果越好。但通电的持续时间也有一定限度,一般不超过 30 min,否则可能使导入药量减少。

2. 药物因素 药物的相对分子质量、解离性质、疏水性和药物浓度等因素都会影响到离子导入的效果。药物的相对分子质量大小通常与离子导入速率成反比;相对分子质量越大,越不易通过孔道。离子导入的对象主要是离子型药物,而药物的解离状态在很大程度上影响到离子导入的效率。导电性好的离子型药物导入效率也高,如电流密度为 $0.5 \ mA/cm^2$ 时,水杨酸的透皮速率是被动转运时的 3.1 倍,而水杨酸钠是 5.3 倍。相同浓度的一价离子比多价离子在电场中迁移快,因此离子导入效率更高。此外,药物的亲脂性增加可抑制药物以离子状态存在而影响药物导入。在离子导入的过程中,大部分药物的稳态流量会随药物浓度的增加而增加,两者呈线性关系。但是,对于毒性或刺激性较大的药物,如果药物浓度过高,导入的药量过大,可引起相应的不良反应。临床常用药物浓度为 1%～10%。

3. 生理因素 皮肤尤其是角质层的状况直接影响到药物的离子导入。某些离子导入后可在皮肤中形成储库,导入停止后,药物可持续发挥作用。此外,皮肤中的酶也会影响药物的稳定性和透皮吸收。

4. 透皮促进剂 透皮促进剂与离子导入联合应用可产生协同作用,尤其是对于大分子的多肽类药物,使用低密度电流和较短的作用时间即可达到理想的治疗效果。透皮促进剂的种类、浓度、配比均会影响协同作用的效果。

【应用】 直流电离子导入法不仅可以促进小分子药物的透皮吸收,而且也为大分子药物的透皮吸收,尤其是肽类和蛋白质类药物提供了途径。本法主要是将药物导入真皮、皮下组织、肌腱及软骨组织等,发挥局部治疗作用;亦可导入血液循环,发挥全身治疗作用。

1. 瘢痕 由于透皮吸收的限制,瘢痕治疗药物通常采用瘢痕内注射给药以提高病灶局部的药物浓度,但注射给药往往伴有强烈疼痛和较严重的不良反应,患者不易接受。通过离子导入,可大大提高瘢痕治疗药物的透皮吸收,改善治疗效果。如曲尼司特采用离子导入法治疗增生性瘢痕和瘢痕疙瘩,疗效优于口服;0.025% 的维 A 酸凝胶导入可治疗痤疮萎缩性瘢痕；女性患者还可局部导入 0.3% 的雌三醇改善痤疮瘢痕；50～100U 透明质酸酶离子导入可改善局部瘢痕组织，还可以治疗软组织和关节损伤后的血肿、水肿和营养不良性溃疡等；负电极导入氯离子可以治疗瘢痕、表浅部位的慢性炎症等。

2. 脂溢性皮炎 局部导入硫酸锌可治疗脂溢性皮炎、寻常痤疮和脂溢性脱发等，增强其疗效。直流电离子导入给药可显著提高皮损区药物浓度，效果明显优于口服给药和局部单纯涂抹。结合直流电本身的治疗作用，如改善局部血液循环，促进皮损区新陈代谢，阳极可使细胞失水，作用区组织干燥等，药物和直流电产生协同作用，可使疗效明显增强，疗程缩短。

3. 手足多汗症 抗胆碱药与三氯化铝联合离子导入可有效治疗手足多汗症，如可依次导入 0.01% 的吡咯糖和 2% 的三氯化铝，1 次/天。为减轻不良反应，可将直流电改为直流电与交流电交互使用导入药物，或者用脉冲式直流电代替传统的直流电。

4. 局部麻醉 皮下注射局麻药往往引起明显疼痛，若局部外用配合离子导入，亦可产生良好的局麻效果。如 4% 的利多卡因，或 4% 利多卡因与 1∶50000 肾上腺素离子导入，局麻效果可分别持续 14 min 和 56 min。该法适用于表皮或真皮上部范围内手术的局部麻醉，安全性高。

5. 其他 离子导入可用于治疗多种皮肤疾病。如顺铂治疗基底及鳞状细胞癌，甲氨蝶呤用于治疗银屑病，氟尿嘧啶治疗鲍恩病，呋喃并色酮用于白癜风的光化疗，单磷酸阿糖腺苷（Ara-AMP）治疗皮肤单纯疱疹病毒引起的疾病，脉冲式直流电进行自来水离子导入还可治疗手部湿疹等。

【不良反应】 直流电离子导入法安全有效，但操作不当也会引起相应的不良反应。

1. 皮肤灼伤 若作用局部角质层有缺失或操作失误，可能引起皮肤灼伤。

2. 一过性红斑 治疗部位常可出现一过性红斑，消失后不留痕迹。

3. 感觉不适 导入过程中可出现轻度刺痛感或牵拉感，尤其是治疗开始启动电流或电流加大过快时，1～2 min 即可消失。极少数患者感觉到金属味。

以上不良反应的出现与个体敏感性高、电流过大、治疗时间长和水被电解成 H^+ 等因素有关。因此，治疗时应逐渐加大电流，皮肤破损处可用凡士林涂抹，以阻止电流从该处通过。事先将阳极用碳酸氢钠（$NaHCO_3$）溶液浸泡，并在治疗过程中每 10 min 重复浸泡，可防止或减轻因水电解引起的不良反应。

【禁忌证】 有心律失常或电子装置植入史的患者禁用。

第二节 超声波药物导入

超声波药物导入是利用超声波能量促进药物透皮吸收的方法，是一种经皮肤和黏膜给药的物理促透方法。超声波导入既可在高频范围促渗，其促渗效果主要是被动扩散和皮肤脂粒物理紊乱相耦合的结果；亦可在低频范围通过空化作用促渗。近年来以研究低频范围内的超声促渗为主。

【作用】

1. 热效应 超声波能引起辐射部位组织温度升高，血管扩张，血流加快，从而带走更多的热量。组织温度升高可提高分子的扩散性能而促进药物转运；超声波能量可传递到较深部组织，产生高热现象，增加药物的溶解度和加快血流，均有利于药物的透皮吸收。

超声波在机体内热的形成,主要是组织吸收声能的结果。人体组织对声能的吸收量不同,因而产热也不同。一般超声波的致热作用在骨和结缔组织最为明显,脂肪和血液最少。如在超声波 5W/cm²,作用 1.5 min 后,肌肉温度上升 1.1 ℃,而骨质为 5.9 ℃。超声波的致热作用既可普遍吸收,亦可选择性加热,主要是在不同介质的交界面上产热较多,尤其是在骨膜上可产生局部高热。

2. 空化作用 空化作用是超声波透皮给药的主要作用机制。空化作用是指超声波在介质中传播时,引起介质和细胞内气体分子、气泡的振动,气泡受到破坏而形成空隙或空囊。空泡内可产生瞬间的高温高压,并伴有强大冲击波或射线流等,足以使角质层脂质双分子层无序化,空化泡的振动能使大量的水进入无序化的脂质区域,形成水性通道,药物通过这些通道的扩散要比正常脂质通道快得多,从而显著改变药物的通透性。空化作用的产生与超声波强度有关。在一定范围内,超声波强度越大,空化作用越明显。

3. 声致微流作用 多孔介质暴露在超声波场中时所产生的液体流动,即为声致微流。空化作用也能产生声致微流。声致微流可引起药物对流转运透过皮肤,尤其是通过毛囊和汗腺的转运。声致微流产生的切变应力在某些条件下可以破坏细胞内的成分,损伤细胞膜,解聚细胞簇;还能破坏皮肤屏障,从而增加药物的透皮吸收。

4. 机械作用 机械作用是超声波基本的原发作用。超声波在介质中传播形成的交变声压可使组织细胞产生容积和运动的变化,改变细胞功能,引起多种生物反应,还可改善血液和淋巴循环,增强细胞膜的弥散过程,从而改善新陈代谢,提高组织再生能力。

此外,超声波在改善皮肤通透性的同时,还可促进药物从基质中的释放,主要是通过影响基质的性能来加速药物的释放。

【影响因素】

1. 超声波性质 由低频超声波引起的促透效应取决于频率、强度、占空比与照射时间等超声参数。低频超声波(100 kHz 以下)的促透效果更好,最适宜频率大约在 60 kHz。超声强度与超声波能的吸收有关,强度越大,吸收越多,对皮肤的影响就越大。但随着强度的提高,皮肤温度升高显著,可能引起皮肤损伤。因此,超声强度的选择应该以产生最大促透效果,而不过分升高皮肤温度,不产生皮肤损伤为准。也取决于患者的耐受性和应用面积,通常变化范围为 0~3W/cm²。

2. 药物性质 超声波的空化作用可在角质层脂质区域产生水性孔道,因而超声波导入对亲水性药物更有效,可提高其穿透系数的 6.88~43 倍,相当于无超声波作用时穿过活性表皮的穿透系数。

3. 皮肤部位 皮肤的结构特点和功能状态都会影响超声波导入效果。导入前可对局部皮肤进行预处理,使局部皮肤含水量增加,或短时间直流电疗、微波照射等,均可增强导入效果。

【应用】 超声波导入可有效促进多种外用药物的透皮吸收,药物浓度不受解离度的限制,药物活性一般也不会被超声作用或电解产物破坏。临床应用时,将需透皮吸收的药物按其特性分别加入相应的耦合剂中,搅拌均匀即可导入,如脂溶性药物可加入油脂中成为冷霜或油膏;水溶性药物溶于水中;中草药可制成煎剂或浸液等。

1. 瘢痕的治疗 很多瘢痕治疗药物如丹参霜等可用超声波导入促进透皮吸收,改善治疗效果。脉冲与连续波交替使用,连续 15 min,超声头与皮肤直接接触,均匀移动。治疗强度以 0.5~1.25W/cm² 为宜。1 次/天,10 天为 1 个疗程,间隔 7~10 天后进行第 2 个疗程,依此进行 3～5 个疗程。

2. 黄褐斑的治疗 祛斑药物可用超声波导入增强疗效。通常可选输出频率为 3.2 MHz,输出波形为连续波,将安全绝缘面直接接触黄褐斑皮损,采用面部移动法操作 15 min。每周 1 次,4 次为 1 个疗程。

临床上可应用超声波导入的药物还有皮肤增色药(补骨脂素)、细胞因子(干扰素)、酶类(番木瓜酶)、维生素类(维生素 C)、激素类(氢化可的松)、局部刺激药(斑蝥素)、拟胆碱药(乙酰胆碱)、解热镇痛抗炎药(布洛芬)、局麻药(利多卡因)、抗菌药(抗生素类)及某些中草药(红花、丹参)等。

【不良反应】 超声波产生的热有 79%～82% 被血液循环带走,18%～21% 由邻近组织的热传导散布。当超声波作用于缺少血液循环的组织时,如眼角膜、晶状体、玻璃体、睾丸等部位,应特别注意产热过强,以免发生局部损伤。

小结

很多离子型药物和大分子多肽类等药物的透皮吸收性能较差,用传统的被动扩散动力和透皮促进剂很难达到理想的透皮效果。采用直流电药物离子导入、超声波药物导入等物理促透法促进药物的透皮吸收。直流电药物离子导入是指在电离子导入仪器施加的电场作用下,能有效增加离子型药物的透皮吸收的一种经皮给药的物理促透方法。应用此方法导入药物,药物离子主要分布在皮肤各层,可使皮肤内保持较高的药物浓度,尤其适合皮肤和黏膜病变的治疗。用直流电导入的药物,在体内保留时间较长,其作用时间也较长;而且可以通过调节电流大小控制药物的转运速率和释药速率,从而维持恒定的给药速率;直流电离子导入使用过程中无疼痛,不损伤皮肤,极少产生全身性的不良反应。使用方便,安全有效;超声波药物导入是利用超声波能量促进药物透皮吸收的方法,是一种经皮肤和黏膜给药的物理促透方法。超声波导入既可在高频范围促渗,其促渗效果主要是被动扩散和皮肤脂粒物理紊乱相耦合的结果;又可在低频范围通过空化作用促渗。

复习思考题

1. 影响药物经皮吸收的因素有哪些?
2. 经皮吸收制剂的特点是什么,可分为哪几种类型?
3. 哪些因素会影响离子导入的有效性?

(许代福)

第六章　美容药物的药剂学知识

学习目标

1. 掌握液体制剂的概念、分类及特点。掌握软膏剂的概念、常用基质的类型及制备方法。掌握面膜剂的概念、分类、特点。掌握散剂的概念、特点、制备方法。

2. 掌握溶液剂、美容胶体溶液、混悬剂、乳浊剂的概念、特点、制备方法；混悬剂的不稳定现象和稳定化措施；乳浊剂的不稳定现象表现。

3. 熟悉美容胶体溶液的性质；熟悉软膏剂对基质的要求；熟悉散剂的用途。

4. 了解液体制剂、面膜剂的质量要求；了解散剂的质量要求、包装与储存。

第一节　液体制剂

一、液体制剂的概述

1. 定义　液体制剂是指药物分散在适宜的分散介质中制成的液体形态的制剂，可内服和外用。医学美容上为了美容的目的，把具有美容功效的物质（固体、液体或气体）混合到某种溶剂中去，使其溶解、稀释或分散，有利于其释放发挥作用，这个混合的过程称为分散。液体药剂中被分散的药物称为分散相，溶剂称为分散介质，亦可称为分散媒。分散的方法包括溶解、胶溶、乳化、混悬等。分散的程度也各不一样，包括离子、分子、胶粒、液滴和微粒状态。分散后制成的液体制剂称为一个分散体系。

2. 特点　液体药剂是临床上广泛使用的一类剂型，具有以下优点：相对分散度大、吸收快、作用迅速；给药途径广泛，使用方便，易于分剂量，特别适用于婴幼儿和老年患者；可减少某些药物的刺激性，一般能达到提高生物利度的目的。液体药剂也有以下不足之处：易受分散介质的影响，药物发生化学降解，使药效降低甚至失效；液体制剂的体积较大，水性溶液在0 ℃以下可结冰，给携带、运输、储存带来不便；水性液体药剂易霉变，常需加入防腐剂；非均相液体药剂的药物分散度大，分散粒子具有很高的比表面能，易产生一系列物理方面的不稳定问题。

3. 质量要求　液体药剂应该剂量准确、性质稳定、无毒性、无刺激性，具有一定的防腐能力。溶液型液体药剂应澄明，乳剂或混悬剂应保证其分散相粒子小而均匀，并符合质量控制要求，混悬剂在振摇时应易均匀分散。口服型液体药剂应有良好的外观、适宜的口感。液体药剂根据需要可以添加着色剂和防腐剂。液体药剂包装容器的大小和形状应适宜,并便于储运、携带和使用。

4. 分类 液体药剂按分散系统分为溶液剂、胶体溶液、混悬液和乳浊液型液体药剂;按给药途径分为内服、外用两大类。

在液体分散体系中,药物分散相粒子的大小决定分散体系的特征,按分散系统分类实际也是按分散相粒子大小分类。液体药剂中的药物可以是固体、液体或气体,在一定条件下以分子、离子、胶体粒子、微粒或液滴状态分散于液体分散介质中组成的分散体系。根据分散相粒子大小和特征将其分为:低分子溶液,其分散相粒子小于 1 nm,其特征主要是药物以分子或离子分散,属透明溶液,为单相体系,体系稳定,能透过滤纸和半透膜;高分子溶液,其分散相粒子大小为 1~100 nm,其特征主要是以高分子分散,为热力学稳定体系,扩散慢,能透过滤纸,不能透过半透膜;溶胶剂,其分散相粒子大小为 1~100 nm,其特征主要是以胶粒分散,为多相分散体系,属热力学不稳定体系,扩散慢,能透过滤纸,具有丁达尔效应,不能透过半透膜;乳浊液分散相粒子大于 100 nm,其特征主要是以液体微粒分散,为多相分散体系,属动力学和热力学不稳定体系;混悬液分散相粒子大于 500 nm,其特征主要是以固体微粒分散,为多相分散体系,属动力学和热力学不稳定体系。

按照给药途径,液体药剂可分为内服和外用两种。内服液体药剂如合剂、糖浆剂、乳剂、混悬剂等。外用液体药剂:①皮肤科用液体药剂,如洗剂、搽剂等;②五官科用液体药剂,如洗耳剂、滴耳剂、滴鼻剂、含漱剂、滴牙剂、涂剂等;③直肠、阴道、尿道用液体制剂:如灌肠剂、灌洗剂等。

在美容药物制剂中常用的液体制剂有溶液剂、洗剂、搽剂、胶体溶液、混悬剂、乳浊剂等。

二、常用的液体制剂

(一) 溶液剂

溶液剂是指小分子药物以分子或离子(直径在 1 nm 以下)状态分散在溶剂中形成的真溶液。可内服或外用。溶液剂是均相分散体系,在溶液中的分散度最大,溶液呈均匀分散状态,澄明并能通过半透膜,服用后与机体的接触面积最大,吸收完全而迅速,在作用和疗效方面比固体药剂快,并且比同一药物的混悬剂或乳剂也快,分剂量灵活方便。但由于药物在水溶液中稳定性差,易分解、霉变、变质,所以化学性质不稳定的药物不宜配成溶液剂,且不宜长期储存,同时必须根据药物的性质和临床需要采取适当措施(添加防腐剂等),以保证溶液剂的质量。用于美容药物的溶液剂根据所选溶剂不同可分为溶液和涂剂。

1. 溶液 溶液的溶质一般均为不挥发性化学药物,其溶剂多为水,也有用其他溶剂如乙醇、脂肪油或水、醇等混合物。溶液的制备方法有三种,即溶解法、稀释法和化学反应法。

1) 溶解法 制备溶液剂的主要方法。溶解是药物以分子或离子形式分散于溶剂中的过程。当溶质(药物)与溶剂分子间的引力大于溶质与溶质分子间引力时,溶质分子就脱离其表面而扩散到溶剂中,形成溶液。溶剂应具备化学性质稳定、毒性小、成本低、无臭味并具有防腐性,不影响主药的作用和含量测定等特点。同时符合这些条件的溶剂很少,实际应用中,需根据药物的性质和用途等多种因素选择比较合适的溶剂或使用混合溶剂。常用溶剂包括极性溶剂和非极性溶剂。极性溶剂如水、甘油、二甲基亚砜;半极性溶剂如乙醇、丙二醇、聚乙二醇类等;非极性溶剂如脂肪油、液状石蜡、油酸乙酯、肉豆蔻酸异丙酯、月桂氮䓬酮等。口服型液体药剂的分散介质最好选用水,其次可以选用较低浓度乙醇,特殊用途下可选择液状石蜡和植物油等。

制备过程:药物的称量→溶解→滤过→质量检查→包装。

2)稀释法　先将药物制成高浓度溶液或易溶性药物先制成储备液,再用溶剂稀释至需要浓度即得。注意事项:要准确计算溶剂的量;有易氧化药物时,可现将溶剂加热放凉后加入或加抗氧化剂;挥发性药物浓溶液稀释过程应注意挥发损失,稀释动作要迅速,用后要密塞,以免影响浓度的准确性。

3)化学反应法　将两种或两种以上的药物,通过化学反应制成新的药物溶液的方法。待化学反应完成后,滤过,自滤器上添加溶剂至全量即得。适用于原料药物缺乏或质量不符合要求的情况。

2. 涂剂　外用的澄清液体制剂,一般以醇或其他有机溶剂作溶剂,内含药物大多具有抑制霉菌、腐蚀或软化角质等作用,其特点是在用药方法上限于局部患处,由于刺激性强,使用时应注意勿污染正常皮肤与黏膜。

3. 制备实例

1)益康唑克霉唑癣药水的制备

处方:益康唑　　　　　　　　　　　5 g

克霉唑　　　　　　　　　　　5 g

二甲基亚砜　　　　　　　　　400 mL

乙醇　　　　　　　　　　　加至 1000 mL

制法:取益康唑与克霉唑,加入二甲基亚砜溶解,再加乙醇使成 1000 mL,搅匀,即可。

二甲基亚砜为助溶剂和透皮吸收促进剂,有抑菌、消炎、消肿、止痛作用。而氮酮作为新型透皮吸收促进剂,透皮吸收率显著高于二甲基亚砜,且无刺激性,故可代替二甲基亚砜。常用浓度为 1%～3%。

2)甲醛水杨酸涂剂的制备

处方:甲醛溶液　　　　　　　　　　50 mL

水杨酸　　　　　　　　　　　15 g

樟脑　　　　　　　　　　　15 g

95%乙醇　　　　　　　　　　500 mL

蒸馏水　　　　　　　　　适量共制成 1000 mL

制法:取水杨酸与樟脑加乙醇溶解,缓缓加甲醛溶液,过滤、加蒸馏水至全量,搅匀,即得有甲醛臭的无色澄清液体。

水杨酸、樟脑均微溶于水,水杨酸的溶解度为 1:460,樟脑的溶解度为 1:800,但二者易溶于乙醇,分别为 1:3 和 1:1。操作时,当两药溶于乙醇后,加水宜缓慢,且不断搅拌,否则易析出结晶。

本品用于多汗、汗疱疹、腋臭症,可减少汗腺分泌、止痒、抑菌。

(二)胶体溶液

胶体溶液是指由多分子聚集体作为分散相的质点,分散在溶剂中组成的胶体分散体系。胶体溶液其外观与溶液一样为透明液体,但具有丁达尔效应,是一种高度分散的热力学不稳定体系。由于溶胶剂中质点小,分散度大,存在强烈的布朗运动,能克服重力作用而不下沉,因而具有动力学稳定性,但由于系统内粒子界面能大,促使质点聚集变大,以降低界面能。当聚集质点的大小超出了胶体分散体系的范围时,质点本身的布朗运动不足以克服重力作用,而从分散介质中析出沉淀,这个现象称为聚沉。溶胶聚沉后往往不能恢复原态。

胶体溶液在制剂中目前直接应用较少,通常是使用经亲水胶体保护的溶胶制剂,如氢氧化银溶胶就是被蛋白质保护而制成的制剂,用作眼、鼻收敛杀菌药。

1. 溶胶剂 属于热力学不稳定体系,主要表现为聚结不稳定性。溶胶胶粒上既有使其带电的离子,也含有一部分反离子,形成的带电层称为吸附层。另一部分反离子散布在吸附层的外围,形成与吸附层相反的扩散层。这种由吸附层和扩散层构成的电性相反的电层称双电层,又称扩散双电层。由于双电层的存在,在电场中胶粒与扩散层之间发生相对移动,表现出电位差,在滑动面上的电位称 ζ 电位。溶胶 ζ 电位的高低可以表示胶粒与胶粒之间的斥力,阻止胶粒因碰撞而发生聚集,所以大多数情况下可用 ζ 电位作为估计溶胶稳定性的指标。溶胶质点还因具有双电层而水化,使胶粒外形成水化膜。胶粒的电荷越多,扩散层就越厚,水化膜也就越厚,溶胶越稳定。

影响胶体溶液稳定性的因素有如下几点。

1)电解质的作用 电解质的加入对 ζ 电位的影响很大,如使扩散层变薄,较多的离子进入吸附层,使吸附层有较多的电荷被中和,胶粒的电荷变少,使水化膜也变薄,胶粒易合并聚集。

2)高分子化合物对胶体溶液的保护作用 当胶体溶液中加入高分子溶液达到一定浓度时,能显著提高溶胶剂的稳定性,使其不易发生聚集,这种现象称为保护作用,形成的溶液称为保护胶体。保护作用的原因是由于足够数量的高分子物质被吸附在溶胶粒子的表面上,形成类似高分子粒子的表面结构,因而稳定性增高。此外,被保护了的溶胶聚集后再加入分散介质,能重新变成溶胶。但如加入溶胶的高分子化合物的量太少,则反而降低了溶胶的稳定性,甚至引起聚集,这种现象称为敏化作用。

3)胶体溶液的相互作用 两种带有相反电荷的溶胶互相混合,也会发生沉淀。聚沉的程度与两胶体的比例有关,两种溶胶的用量在所带的电荷等电点时,才会完全沉淀,否则可能不完全沉淀或不沉淀。

2. 胶体溶液的制备 分为分散法和凝聚法。

1)分散法 将药物的粗粒子分散达到溶胶粒子分散范围的方法。包括如下几种。

(1)研磨法 用机械力粉碎脆性强而易碎的药物,对于柔韧性的药物必须使其硬化后才能粉碎,常用的设备是胶体磨。

(2)超声分散法 利用超声波所产生的能量进行分散的方法。当超声波进入粗分散系统时,可产生相同频率的振动波,而使粗分散相粒子分散成胶体粒子。

(3)胶溶法 使新生的粗分散粒子重新分散的方法。如新生的氯化银粗分散粒子加稳定剂,经再分散可制得氯化银胶体溶液。

2)凝聚法 药物在真溶液中可因物理条件的改变或化学反应而形成沉淀,若条件控制适度,使溶液有一个适当的过饱和度,就可以使形成的质点大小恰好符合溶胶分散相质点的要求。凝聚法包括如下两种。

(1)化学凝聚法 借助于氧化、还原、水解、复分解等化学反应制备溶胶。如硫代硫酸钠溶液与稀盐酸作用,产生新生态的硫分散于水中,形成溶胶。这种新生态的硫具有很强的杀菌作用。

(2)物理凝聚法 常用更换溶剂法,即将药物制成真溶液,再向真溶液中加入其他溶剂,使溶质的溶解度骤然降低聚结成胶粒。

3. 制备实例

甲酚皂溶液（来苏儿，煤酚皂溶液）的制备

处方：甲酚   50 mL

      植物油   17.3 g

      氢氧化钠   2.7 g

      纯化水共制   100 mL

制法：取氢氧化钠加水 10 mL 溶解后，放冷至室温，不断搅拌下加入植物油中使均匀乳化，放置 30 min 后慢慢加热（水浴或蒸汽夹层），当皂体颜色加深呈透明状时再搅拌；并可按比例配成小样，检查未皂化物，如合格，则认为皂化完成，趁热加甲酚搅拌至皂块全溶，放冷，再添加纯化水使成 100 mL，即得。

本品属于消毒防腐药。用于消毒手、器械、家具、地面环境及处理排泄物。对皮肤有一定刺激作用和腐蚀作用，因此正逐渐被其他消毒剂取代。高浓度对皮肤和黏膜有腐蚀性。用其水溶液浸泡，喷洒或擦抹污染物体表面，使用浓度为 1%～5%，作用时间为 30～60 min。对结核杆菌使用 5% 浓度，作用 1～2 h。为加强杀菌作用，可加热药液至 40～50 ℃。对皮肤的消毒浓度为 1%～2%。消毒敷料、器械及处理排泄物用 5%～10% 水溶液。

（三）混悬剂

混悬剂是指难溶性固体药物以微粒状态分散于分散介质中形成的非均相液体制剂。混悬剂中药物微粒一般为 0.5～10 μm，小者可为 0.1 μm，大者可达 50 μm 或更大。溶剂大多数为水，也可用植物油。

在制药和化妆品生产中，为了把难溶性药物制成液体制剂供临床应用，或药物的剂量超过溶解度而不能以溶液形式应用，或两种溶液混合时药物的溶解度降低而析出固体药物影响药物释放和吸收，或为了使药物产生缓释作用等，都可以设计成混悬液。但要求药物本身的化学性质应稳定；粒子的沉降速度应很慢、沉降后不应有结块现象，轻摇后应迅速均匀分散；应有一定的黏度要求，容易涂布。

1. 混悬剂中微粒 具有较高的表面自由能，属于热力学不稳定的粗分散体系，相对于亲水性药物，疏水性药物的混悬剂更为不稳定。不稳定性表现为如下几点。

（1）絮凝与反絮凝 混悬剂中微粒可因本身离解或吸附分散介质中的离子而荷电，带电荷微粒间存在着排斥力（VR）和相互吸引力（即分子间的范德华力 VA），这两个力的平衡使两个微粒相互吸引或相互排斥到一定距离。当 VR＞VA 时，微粒不易聚集成大颗粒，也不易因重力作用而沉降。当 VA 很小时，可形成疏松的聚集体，即絮状结构，振摇时容易分散。当 VA＞VR 时，微粒很快聚集在一起，不易再分散。加入适当的电解质减小微粒间的电荷排斥力，微粒形成疏松的絮状聚集体，使混悬剂处于稳定状态。混悬微粒形成絮状聚集体的过程称为絮凝，加入的电解质称为絮凝剂。絮凝状态有如下特点：沉降速度快、有明显的沉降面，沉降体积大，经振摇后能迅速恢复均匀的混悬状态。

向絮凝状态的混悬剂中加入电解质，使絮凝状态变为非絮凝状态，这个过程称为反絮凝。能起反絮凝作用的电解质称为反絮凝剂。

反絮凝剂所用的电解质与絮凝剂相同，如枸橼酸盐、枸橼碳酸氢盐、酒石酸盐、酒石酸氢盐、磷酸盐及氯化物（如三氯化铝）等。同一电解质因用量不同，在混悬剂中既可以起絮凝作用，也可以起反絮凝作用。

（2）混悬粒子的沉降速度 混悬剂中药物微粒与液体介质之间存在密度差，如药物微粒的密度较大,由于重力作用放置时会发生沉降,微粒沉降速度与微粒半径平方、微粒与分散介质的密度差成正比,与分散介质的黏度成反比。

为降低沉降速度,可尽量减小微粒半径,将药物粉碎得愈细愈好;向混悬剂中加入高分子助悬剂,在增加介质黏度的同时,也减小了微粒与分散介质之间的密度差,同时微粒吸附助悬剂分子而增加亲水性,这是增加混悬剂稳定性应采取的重要措施。

(3)结晶增长与转型 难溶性药物制成混悬剂时,大、小微粒共存,大微粒不断地增长变大,紧密排列,沉降到底部;小微粒填充在稍大微粒的空隙之间,底层的微粒受上层微粒的压力而逐渐被压紧而易形成结饼的硬块,振摇时难以再分散。所以在制备混悬剂时,不仅要考虑微粒的粒度,而且要考虑其大小的一致性。

(4)分散相的浓度和温度 在同一分散介质中分散相的浓度增加,混悬剂的稳定性降低。温度升高微粒碰撞加剧,促进聚集,并使介质黏度变小而加大沉降速度。

2. 混悬剂的稳定化措施 能使混悬剂物理稳定性增加的附加剂称为稳定剂。稳定剂包括助悬剂、润湿剂、絮凝剂和反絮凝剂等。

(1)助悬剂 能增加分散介质的黏度以降低微粒的沉降速度或增加微粒亲水性、防止结晶转型的附加剂。低分子助悬剂,常用的有甘油、糖浆、山梨醇等低分子化合物,可增加分散介质的黏度,也可增加微粒的亲水性。甘油多用作外用制剂,糖浆、山梨醇主要用于内服制剂,兼有矫味作用。高分子助悬剂:主要是树胶类,如阿拉伯胶、西黄蓍胶、桃胶等;植物多糖类,如白及胶、海藻酸钠、琼脂、淀粉浆等。合成或半合成高分子助悬剂:主要有纤维素,如甲基纤维素、羧甲基纤维素钠、羟丙基纤维素、羟丙甲基纤维素、羟乙基纤维素等;另外还有卡波姆、聚维酮、葡聚糖、丙烯酸钠等。此类助悬剂大多数性质稳定,受 pH 值影响小,但应注意某些助悬剂能与药物或其他附加剂有配伍变化。硅酸盐类:常用的如硅皂土,为含水硅酸铝,灰黄或乳白色极细粉末,直径为 $1\sim150~\mu m$,不溶于水和酸,但在水中可膨胀,体积增加约 10 倍,吸水可达自身重量 12 倍,形成高黏度并具触变性或假塑性的凝胶。在 pH>7 时,膨胀性更大,黏度更高,助悬效果更好,常用浓度为 2%～3%。如炉甘石洗剂中加有硅皂土,助悬效果好。触变胶:利用触变胶的触变性,即凝胶与溶胶恒温转变的性质,静置时形成凝胶防止微粒沉降,振摇后变为溶胶,有利于混悬剂的使用。单硬脂酸铝溶解于植物油中可形成典型的触变胶。一些有塑性流动和假塑性流动的高分子化合物水溶液常具有触变性,可供选择。触变胶作助悬剂可使混悬剂中微粒稳定地分散在分散介质中,不合并,不沉淀。

(2)润湿剂 指能增加疏水性药物微粒被水湿润的附加剂。润湿剂应具有表面活性作用。常用的润湿剂有吐温类、司盘类以及长链烃基或烷烃芳基的硫酸盐和磺酸盐。

(3)絮凝剂与反絮凝剂 它们的种类、性能、用量、混悬剂所带的电荷以及其他附加剂等均对絮凝剂和反絮凝剂的使用有很大影响,需通过试验进行选择。

3. 混悬剂的制备方法 分为分散法和凝聚法

1)分散法 将固体药物粉碎、研磨成微粒,再分散于分散介质中制成混悬剂。制备过程中药物的亲水性是必须考虑的重要问题。对氧化锌、炉甘石、碳酸钙、碳酸镁、磺胺类等亲水性药物,一般可先将其粉碎至一定细度,再采用加液研磨法制备,即 1 份药物加入 0.4～0.6 份溶液,研磨至适宜的微粒大小,最后加入处方中的剩余液体至全量。可用处方中的液体,如水、芳香水、糖浆、甘油等进行加液研磨。这样得到的混悬微粒可达到 $0.1\sim0.5~\mu m$。对于质重、硬度大的药物,可采用"水飞法"制备,即在加水研磨后,加入大量水(或分散介质)搅拌,静置,倾出上层液,将残留于底部的粗颗粒再行研磨,如此反复,直到符合混悬剂的分散度为止。

实用美容药物 ·················· ■ · 48 · ●

"水飞法"可将药物粉碎至极细并有助于混悬剂稳定。疏水性药物不易被水润湿,很难制成混悬剂。可加入润湿剂与药物共研改善其润湿性后再行配制。助悬剂、防腐剂、矫味剂等附加剂可先用溶剂制成溶液,制备混悬剂时做液体使用。药物微粉化微粒越细小,越均匀,混悬剂的稳定性就越好,生物利用度越高。气流粉碎机粉碎药物可得到 5 μm 以下均匀的微粉;胶体磨能将药物粉碎至小于 1 μm 的微粉。

2)凝聚法　借助物理或化学方法将离子或分子状态的药物在分散介质中聚集制成混悬剂。

(1)物理凝聚法　先选择适当溶剂将药物制成过饱和溶液,在急速搅拌下加至另一种不同性质的液体中,使药物快速结晶,得到 10 μm 以下的微粒,再将微粒分散于适宜介质中制成混悬剂。如醋酸可的松滴眼剂的配制即是采用这种方法制成。酊剂、流浸膏剂等醇性制剂与水混合时,由于乙醇浓度降低,使原来醇溶性成分析出而形成混悬剂。配制时必须将醇性制剂缓缓注入或滴加至水中,并边加边搅拌,不可反过来将水加至醇性药液中。

(2)化学凝聚法　将两种或两种以上药物的稀溶液,在低温下相互混合,使之发生化学反应,生成不溶性药物微粒,混悬于分散介质中即可制成混悬液。用此法可以制备用于胃肠道透视的硫酸钡混悬液、治疗烧伤创面的磺胺嘧啶银混悬液等。现已很少用。

4. 制备实例

炉甘石洗剂

处方:炉甘石　　　　　　　　　　　　　150 g
　　　氧化锌　　　　　　　　　　　　　50 g
　　　甘油　　　　　　　　　　　　　　50 mL
　　　羧甲基纤维素钠　　　　　　　　　2.5 g
　　　纯化水适量　　　　　　　　　　　共制 1000 mL

制法:取炉甘石、氧化锌研细过筛后,加甘油及适量纯化水研磨成糊状,另取羧甲基纤维素钠加纯化水溶解后,分次加入上述糊状液中,随加随研磨,再加纯化水使成 1000 mL,搅匀,即得。

炉甘石洗剂具有保护皮肤、收敛、消炎、止痒作用,可用于皮肤炎症、湿疹、荨麻疹等。应用前摇匀涂抹于患处。该洗剂中氧化锌有重质和轻质两种,选用轻质较好。另外,炉甘石与氧化锌均为不溶于水的亲水性药物,能被水润湿,故应先加入甘油和少量水研磨成糊状,再与羧甲基纤维素钠水溶液混合,这样粉末周围可形成水化膜,有助于阻碍微粒的聚合,振摇时易再分散。

(四)乳浊剂

乳浊剂是两种互不相溶的液相在乳化剂的作用下组成的非均相分散体系,其中一种液体往往是水或水溶液,另一种则是与水不相溶的有机液体,统称为"油"。分散的液滴称为分散相、内相或不连续相,包在液滴外面的液相称为分散介质、外相或连续相。水相用 W 表示,油相用 O 表示。乳剂液滴大小一般为 0.1~100 μm,具有热力学不稳定性。

乳浊剂的类型有:油呈球滴分散在水中,称为水包油(O/W)型乳浊剂;若水为分散相,油为分散介质,称为油包水(W/O)型乳浊剂。

1. 乳浊剂的特点　乳浊剂中液滴的分散度很大,药物的吸收和药效的发挥很快,有利于提高生物利用度,油性药物制成乳浊剂能保证剂量准确;外用乳浊剂能改善对皮肤、黏膜的渗透性。减少刺激性。外用的水包油型乳剂易被水稀释、易清洗、不污染衣物,适用于油脂性皮肤、有少量渗出的皮损、表皮不完整的皮损，其缺点是易干燥、霉变，故常加保湿剂和防腐剂。外用的油包水型乳剂比较细腻，不易洗除，易污染衣物，适用于干燥的皮肤、角化过度的皮损及鳞屑脱落较多的皮损，缺点是易于酸败，故常加入抗氧剂。

2. 乳浊剂形成的必要条件

乳浊剂是由水相、油相和乳化剂组成的液体制剂，但要制成符合要求的稳定乳剂，必须使分散相能够分散成微小的乳滴，并保证乳浊剂稳定。乳浊剂形成的必要条件：①降低表面张力；②形成牢固的界面吸附膜；③有适当的相比。

3. 乳浊剂的稳定性　乳浊剂属于热力学不稳定的非均相体系，乳浊剂的不稳定性表现有分层、絮凝、转相、破裂等现象。

（1）分层　由于乳浊剂的分散相与连续相存在密度差，在放置过程中，体系中的分散相会逐渐集中在顶部或底部，这个现象称为分层。分层现象主要是重力作用所致，一般是可逆的。经过振摇，分层后的乳浊剂应能很快再均匀分散。降低分层速度最常用的方法是增加连续相的黏度。

（2）絮凝　乳浊剂中分散相的乳滴发生可逆的聚集现象称为絮凝。乳浊剂中的电解质和离子型乳化剂的存在是产生絮凝的主要原因。絮凝时乳滴的聚集和分散是可逆的，但絮凝的出现说明乳浊剂的稳定性降低。絮凝状态进一步变化会引起乳滴的合并。

（3）转相　O/W型转成W/O型乳浊剂或者相反的变化称为转相（又称变型），一般是因外加物质使乳化剂性质改变所致。例如，钠肥皂可以形成O/W型乳剂，但加入足够量的氯化钙溶液后，生成的钙肥皂可使其转变为W/O型乳剂。当两种性质相反的乳化剂的量接近相等时，容易转相，这时两种乳化剂的量称为转相临界点，此时乳剂不属于任何类型，处于不稳定状态，可随时向某种类型乳浊剂转变。

（4）破裂　乳浊剂絮凝后分散相乳滴合并，与连续相分离成不相混合的两层液体，乳浊剂破裂，是不可逆的，此后即使再振摇，也不能重新恢复成乳浊剂。

避免向乳浊剂中加入能与膜起反应的物质，否则界面膜的稳定性将降低而加大破裂的速度。乳滴越小乳浊剂越稳定，故保持乳滴大小均一性，减少乳滴聚集合并有助于保持乳浊剂的稳定性。在乳浊剂中加入抗氧剂和防腐剂，防止外界因素及微生物的影响使油相或乳化剂变质，可防止乳浊剂破坏或酸败。

4. 乳浊剂的制备方法

（1）油中乳化剂法　又称干胶法，先将乳化剂（胶）分散于油相研匀后加水相制备成初乳，然后稀释至全量。本法适用于阿拉伯胶与西黄蓍胶。

（2）水中乳化剂法　又称湿胶法，先将乳化剂分散于水中研匀，再将油加入，用力搅拌成初乳，加水至全量，混匀即得。

（3）新生皂法　将油、水两相混合，两相界面上生成新生皂类产生乳化的方法。植物油中含有硬脂酸、油酸等有机酸，加入氢氧化钠、氢氧化钙、三乙醇胺等，在高温下（大于70℃）生成的新生皂为乳化剂，经搅拌形成乳浊剂。

（4）两相交替加入法　向乳化剂中每次少量交替加入水或油，边加边搅拌，即可形成乳浊剂。可用本法制备天然胶类、固体微粒等的乳化剂。

（5）复合乳剂制备　先将水、油、乳化剂制成一级乳，再以一级乳为分散相与含有乳化剂的水或油再乳化成二级乳。

5．制备实例

维生素 E 乳

处方：维生素 E   15 g

      白蜂蜡   1 g

      鲸蜡醇   15 g

      月桂醇硫酸钠   5 g

      尼泊金乙酯   1 g

      甘油   50 mL

      蒸馏水   加至 1000 mL

制法：取白蜂蜡、鲸蜡醇加热熔化，再加入维生素 E，温度控制在 80 ℃ 以内。另取蒸馏水约 900 mL、甘油、尼泊金乙酯加热至 80 ℃，再加月桂醇硫酸钠，使之溶解，将二液体缓缓混合并不断搅拌降温至 50 ℃，再加蒸馏水至总量，继续搅拌完全乳化即得。

本品是乳白色黏稠液体。可用于延缓皮肤衰老，改善微循环，抗外界光线等刺激而保护皮肤。

第二节　软膏剂与面膜剂

一、软膏剂

（一）概述

软膏剂是指药物与适宜基质均匀混合制成具有适当稠度的膏状外用制剂。其中用乳剂型基质的软膏剂称乳膏剂。软膏剂主要有保护创面、滋润、营养皮肤和局部治疗作用。

软膏剂的发展过程与基质的应用类型关系密切，传统使用的基质是豚脂、羊脂、麻油、蜂蜡、甘油、凡士林等。随着各种高分子合成材料的研制成功，新型的乳剂型基质和水溶性基质作为优良基质，取代了大部分油脂性基质而制备成较为理想的软膏剂。

良好的软膏剂应具备以下几个主要的质量要求：①均匀、细腻，涂于皮肤上无粗糙感；②有适当的黏稠性，易涂布于皮肤或黏膜上；③性质稳定，应无酸败、变质现象，储存时不发生分层或油水分离，能够保持药物疗效；④无刺激性、过敏性及其他不良反应；⑤用于创面的软膏还应无菌。

（二）常用基质

软膏剂是由主药和基质两部分组成，基质不仅是软膏的赋形剂，同时也是药物的载体，它对软膏剂的质量及药物的释放和吸收有重要影响。

基质的质量要求：①润滑无刺激，易于涂布；②性质稳定，不与主药发生配伍变化；③具有吸水性，能吸收伤口分泌物；④不妨碍皮肤的正常功能，具有良好的释药性能；⑤易洗除，不污染衣物。然而目前并没有一种基质能同时具备上述要求。因此，在实际应用中应根据需要选择某一类基质或将各种基质混合使用。

1．油脂性基质　系指动、植物油脂、类脂、烃类等。其特点是滑润、无刺激性，能与较多的药物配伍，不易长菌。此类基质涂在皮肤上能形成封闭性油膜，可以保护皮肤，并能减少皮肤水分的蒸发,促进皮肤水合作用,使皮肤柔润,防止干裂,适用于表皮增厚、角化、皲裂等慢性皮损和某些感染性皮肤病早期。但油腻性大,疏水性强,不易洗除,并且释药性差,主要用于遇水不稳定的药物制备软膏剂,一般不单独应用。为克服其疏水性常加入表面活性剂以增加吸水量,或制成乳剂型基质来应用。

1) 烃类 系石油分馏得到的烃的混合物。大部分为饱和烃类,性质稳定,很少与主药发生作用。不易被皮肤吸收,适用于保护性软膏。常用的品种如下。

(1) 凡士林 又称软石蜡,是液体烃类与固体烃类的半固体混合物,熔点 38～60 ℃。有黄、白两种,后者系漂白而成。本品无味,无刺激性,性质稳定,不会酸败,能与多种药物配伍,特别适用于遇水不稳定的药物。凡士林有适宜的黏稠性和涂展性,可单独用作软膏基质。凡士林仅能吸收 5% 的水,因此不适用于有多量渗出液的患处,凡士林中加入 15% 羊毛脂可吸收水分达 50%。水溶性药物与凡士林配合时,还可加适量表面活性剂如非离子表面活性剂聚山梨酯类于基质中可增加其吸水性能。

(2) 固体石蜡 各种固体烃的混合物,熔点为 50～65 ℃,用于调节软膏的稠度。固体石蜡与其他原料熔合后不会单独析出,优于蜂蜡。

(3) 液状石蜡 为各种液体烃的混合物,能与多数脂肪油或挥发油混合,主要用于调节软膏的稠度,在油脂性或 W/O 型乳膏中用以与药物粉末共研使其与基质混匀。

2) 油脂类 从动物或植物中得到的高级脂肪酸甘油酯及其混合物。稳定性不及烃类,贮存过程中易受温度、光线、氧气等的影响而分解、氧化和酸败,可加抗氧剂及防腐剂。常用的有豚脂、植物油、氢化植物油等。

植物油在常温下为液体,常与熔点较高的蜡类熔合而得到适宜稠度的基质,或者在催化作用下加氢制成饱和或接近饱和的脂肪酸甘油酯用作基质。氢化植物油为半固体或固体,较植物油稳定,不易酸败,完全氢化的植物油呈蜡状固体,熔点为 34～41 ℃。

3) 类脂类 高级脂肪酸与高级脂肪醇化合而成的酯及其混合物。有类似脂肪的物理性质,但化学性质较稳定,并且具有一定的表面活性作用和吸水性能,多与油脂类基质合用,常用的有羊毛脂、蜂蜡、鲸蜡等。

(1) 羊毛脂 为淡黄色黏稠半固体,熔点 36～42 ℃。其主要成分是胆固醇类的棕榈酸酯及游离的胆固醇类。吸水性强,可吸收约 2 倍的水并形成 W/O 型乳剂。羊毛脂性质接近皮脂,有利于药物透入皮肤,但由于黏性太大而很少单用作基质。常与凡士林合用并可改善凡士林的吸水性。含有 30% 水分的羊毛脂称含水羊毛脂,由于黏性低,便于应用。

(2) 蜂蜡与鲸蜡 蜂蜡的主要成分为棕榈酸蜂蜡醇酯,鲸蜡主要成分为棕榈酸鲸蜡醇酯,两者均含少量游离高级脂肪酸而具有一定的表面活性作用,属较弱的 W/O 型乳化剂,在 O/W 型乳剂型基质中起稳定作用。蜂蜡熔点为 62～67 ℃,鲸蜡熔点为 42～50 ℃。

4) 硅酮 俗称硅油,是有机硅氧化物的聚合物。主要含直链二甲基硅氧烷,黏度随分子质量增大而增加,但随温度变化极小,均为无色、无臭的液体,能与羊毛脂、硬脂醇、鲸蜡醇,单硬脂酸甘油酯、吐温、司盘等混合。本品化学性质稳定,无毒性,对皮肤无刺激性,滑润而易于涂布,不妨碍皮肤的正常功能,不污染衣物,是最理想的疏水性原料,也可制成乳剂型基质应用。硅油对药物的释放与穿透皮肤性能较豚脂、羊毛脂及凡士林为快,但成本较高。

2. 乳剂型基质 乳剂型基质是由含固体的油相加热液化后与水相借乳化剂的作用在一定温度下混合乳化,最后在一定温度下形成的半固体基质。形成基质的类型和原理与乳浊剂相似,不同之处是所用的油相多数是固体,常用的有高级醇、硬脂酸、蜂蜡、石蜡等,有时为调节稠度而加入液状石蜡、凡士林、植物油等。常用的乳化剂有皂类、多元醇的脂肪酸酯(如单硬脂酸甘油酯)、月桂硫酸钠、壬烷基酚、聚乙二醇醚(简称乳化剂 OP)等。

乳剂型基质有 O/W 型与 W/O 型两类。O/W 型基质由于能与大量水混合,基质含水量较高,其色泽洁白状如雪花,故又称为"雪花膏"。而 W/O 型基质在皮肤表面,由于水分蒸发吸热,使皮肤有凉爽的感觉,故有"冷霜"之称。乳剂型基质不阻碍皮肤表面分泌物的分泌和水分蒸发,对皮肤的正常功能影响较小。O/W 型基质软膏中药物的释放和透皮吸收较快。并且由于基质中水分的存在,使其增强了润滑性,易于涂布。但是 O/W 型基质外相含水量多,在贮存过程中可能霉变,需加入防腐剂,同时水分也易蒸发失散而使软膏变硬,常加入保湿剂,如丙二醇、甘油、山梨醇等。但应注意,O/W 型基质制成的软膏在使用于分泌物较多的皮肤病,如湿疹时其吸收的分泌物可重新透入皮肤(反向吸收)而使炎症恶化,因此要注意适应证的选择。乳剂型基质常用的乳化剂及稳定剂有以下几类。

1) 皂类

(1) 一价皂　常为一价金属离子钠、钾、铵的氢氧化物、硼酸盐或三乙胺等有机碱与脂肪酸(硬脂酸或油酸)作用生成的新生皂,为 O/W 型乳化剂。硬脂酸是最常用的脂肪酸,其用量常为基质总量的 10%~25%,主要作为油相成分,其中仅有一部分(15%~25%)与碱反应新生皂,未皂化的硬脂酸被乳化形成分散相,并可增加基质的稠度。用硬脂酸制成的 O/W 型乳剂型基质用于皮肤上无油腻感,水分蒸发后留有一层硬脂酸薄膜而有保护作用。但是单用硬脂酸为油相制成的乳剂基质润滑作用较小,常需加入适当的油脂性原料如凡士林、液状石蜡等加以调节。

此类基质的缺点是易被酸、碱、钙、镁离子或其他电解质破坏,因此不宜与酸性或强碱性药物配伍,制备用水应用蒸馏水或去离子水。忌与阳离子型表面活性剂及阳离子型药物如醋酸洗必泰等配伍。

(2) 多价皂　系由二价、三价的金属(钙、镁、锌、铝)氢氧化物与脂肪酸作用形成的多价皂,多价皂亲水性弱,亲油性强。由于其油相的比例大,黏滞度较水相高,因此所形成的基质较稳定,但耐酸性差。

2) 高级脂肪醇与脂肪醇硫酸酯类

(1) 高级脂肪醇　十六醇即鲸蜡醇,溶点 45~50 ℃,十八醇即硬脂醇,熔点 56~60 ℃,均不溶于水,但有一定的吸水能力,吸水后可形成 W/O 型乳剂型基质。十六醇和十八醇用于 O/W 型乳剂基质中可增加其乳剂的稳定性和稠度。

(2) 脂肪醇硫酸(酯)钠类　常用十二醇硫酸(酯)钠。属阴离子型乳化剂,用于配制 O/W 型乳膏剂,常用量为 0.5%~2%。常与 W/O 型乳剂合用。常用的辅助乳化剂有十六醇和十八醇、单硬脂酸油酯、司盘等。本品与阳离子表面活性剂作用形成沉淀并失效,其乳化作用的适宜 pH 值应为 6~7,不应小于 4 或大于 8。

3) 多元醇酯类　单硬脂酸甘油酯,是单、双硬脂酸甘油酯的混合物,为白色蜡状固体,熔点不低于 55 ℃,可溶于热乙醇、液状石蜡及脂肪油中。本品乳化能力弱,是 W/O 型辅助乳化剂,与一价皂或月桂硫酸钠等合用,可得 O/W 型乳剂基质。常用作乳剂基质的稳定剂或增稠剂,并使产品滑润,常用量为 3%~15%。类似本品还有硬脂酸聚甘油酯,其分子中结合的硬脂酸较多时为 W/O 型乳化剂,反之聚合的羟基较多时为 O/W 型乳化剂。本品与一般药物均能配伍且较稳定,但来源较少未推广应用。

司盘与吐温类:均为非离子型乳化剂,对皮肤刺激性小,并能与酸性药物或电解质配伍。

但吐温类能与某些酚类、水杨酸、鞣酸等作用而易使乳剂破坏,一般宜与其他乳化剂(如司盘类、月桂醇硫酸钠)或增稠剂合用。吐温类还可与某些防腐剂如对羟基苯甲酸酯类、苯扎氯铵类、苯甲酸、山梨酸等结合而使之部分失活,可适量多加防腐剂补充其不足。

4)其他乳化剂

(1)平平加O 为脂肪醇聚氧乙烯醚类,非离子型 O/W 型乳化剂,有良好的乳化、分散性能。在冷水中溶解度比热水中大,1%水溶液的 pH 值为 6~7,对皮肤无刺激性、性质稳定,耐酸、碱、硬水、耐热、耐金属盐,用量一般为油相定量的 5%~10%(一般搅拌)或 2%~5%(高速搅拌)。可与羟基或羧基化合物形成络合物,使形成的乳剂基质破坏,不可与苯酚、间苯二酚、水杨酸等配合。

(2)乳化剂 OP 为烷基酚聚氧乙烯醚类,非离子型 O/W 乳化剂。可溶于水,1%水溶液的 pH 值为 5~7,其用量一般为油相总量的 2%~10%。本品耐酸、碱、还原剂及氧化剂,对盐类也很稳定。本品不宜与酚羟基类化合物如苯酚、间苯二酚、水杨酸等配伍,以免形成络合物,破坏乳剂型基质。

3. 水溶性基质 水溶性基质是由天然或合成的水溶性高分子物质所组成。溶解后形成水凝胶,如羟甲基纤维素钠、卡波姆等,属凝胶基质。聚乙二醇类是常见的水溶性基质。本品为高分子聚合物,一般在名称后附有相对分子质量数值以表明品种。此类聚合物随相对分子质量的增大而由液体逐渐过渡到蜡状固体,用不同相对分子质量的聚乙二醇以适当比例配合可制成稠度适宜的基质。此类基质易溶于水,能与渗出液混合并易洗除,能耐高温不易霉败,但对皮肤的润滑、保护作用较差,长期应用可引起皮肤干燥,不宜应用于遇水不稳定的药物,对季铵盐类、山梨糖醇及羟苯酯类等有配伍变化。

(三)软膏剂的制备

1. 制备方法 一般采用研和法、熔和法和乳化法。

(1)研合法 将药粉用少量基质研匀或用处方相应液体研磨成细糊状,再添加其余基质研匀。适用于主药不宜加热或软膏基质稠度适中,且在常温下能够研磨混匀的方剂。

(2)熔和法(热熔法)先将基质加热熔化,停止加热,将药物分别逐渐加入,不断搅拌直至冷凝。适用于软膏中各基质熔点不同,常温下不能均匀混合。或需要通过熔融基质来提取药材有效成分时。熔融时一般先加入熔点较高的基质,待其熔融后再加入熔点较低的基质。

(3)乳化法 分别将油溶性组分(油相)和水溶性组分(水相)加热熔融至相同温度(约 80℃)后,再将两相等温混合,不断搅拌,直至冷凝。两相混合时,既可以将分散相加至连续相中,也可以连续相加到分散相中。还可以两相同时掺和。应结合具体情况选择相应混合方法。

2. 制备实例

1)尿素乳膏的制备

处方:尿素   150 g

      白凡士林   50 g

      液状石蜡   260 g

      单硬脂酸甘油酯   125 g

      石蜡   25 g

      蜂蜡   50 g

      司盘 80   7.5 g

乳化剂 OP	5 g
甘油	125 g
羟苯乙酯	1 g
依地酸二钠	0.1 g
蒸馏水	适量共制成 1000 g

制法:取单硬脂酸甘油酯、白凡士林、液状石蜡、石蜡、蜂蜡、司盘 80、乳化剂 OP(油相);另取尿素、甘油、依地酸二钠、羟苯乙酯及适量蒸馏水(水相),两相分别置适当容器中,加热至熔化或溶解,并保持 70 ℃左右,将水相缓缓加入油相中,按同一方向边加边搅拌,至凝即得。

本品为 W/O 型白色乳膏,用于手、足皲裂、皮肤干燥及鱼鳞病等。

2) 祛斑霜的制备

处方:氢醌	20 g
抗坏血酸	5 g
亚硫酸氢钠	15 g
柠檬酸	2 g
十二醇硫酸钠	20 g
单硬脂酸甘油酯	20 g
十八醇	150 g
硬脂酸	5 g
甘油	150 g
钛白粉	5 g
蒸馏水	600 mL
香精	适量

制法:将甘油加入容器中,在搅拌下加入钛白粉使之分散均匀,再加水、硬脂酸和单硬脂酸甘油酯,加热至 80 ℃溶解,加入十二醇硫酸钠 8 g,充分搅拌,混合均匀。再将十八醇放进另一容器中加热溶解,并加入余下的十二醇硫酸钠 12 g,充分搅拌,再加入氢醌、抗坏血酸、亚硫酸氢钠、柠檬酸,混合均匀后倒入前一容器中,搅拌,冷至 50 ℃时加入香精,继续搅拌使之成为均匀细腻的乳膏。

本品为 O/W 型乳膏,用于色素性皮肤病,如黄褐斑、雀斑、黑变病等。

注意,氢醌性质不稳定,易氧化变质,在碱性条件下或金属离子存在下可加速氧化反应,因此,在配制中加入抗氧化剂,用柠檬酸调 pH 值至 5～5.5,不可用金属容器配制。

二、面膜剂

(一)概述

面膜是历史悠久的化妆品,它是将面膜料以适宜的厚度涂于面部,经一定时间变干并揭剥,起保养、清洁、美容、治疗皮肤疾患等作用。

1. 面膜的基本作用

(1)柔软皮肤　面膜可为表皮角质层提供水分并能阻止真皮水分经表皮散失,使表皮变得柔软而润泽。

(2)营养皮肤　面膜可将皮肤与外界空气隔绝,使皮肤温度上升,毛孔扩张,而面膜中的营养物质,如维生素、水解蛋白或药物成分就能有效地渗入皮肤,被皮肤吸收,而使皮肤营养滋润。

(3)紧肤和洁肤　成面面膜和粉状面膜在干燥后收缩,产生张力能够拉紧皮肤,减少皱纹的产生。而且面膜料具有吸附性,干后取下时能除去皮肤表面的角质和污尘而起洁肤作用。

2．面膜料的质量要求

(1)对正常皮肤无刺激性。

(2)使用时,黏度适宜而且易涂抹,能和皮肤密合。

(3)能在短时间内干燥和固化,并有适度的紧肤感,敷面后便于去除。

(4)敷面后应具有清洁、营养和治疗作用,有舒爽、愉快感。

3．面膜的分类

按功效分类,有清洁面膜、抗皱面膜、营养面膜、祛斑面膜、增白面膜、收敛面膜。

按原料分类,有禽蛋面膜、牛奶面膜、水果面膜、蔬菜面膜、中草药面膜、矿物泥面膜、海藻面膜。

按使用方式及基质分类,有成膜面膜、粉末型面膜、石膏面膜、蜡状面膜、薄纱布面膜。

临床上,主要按其使用方式及基质进行分类。几类面膜的特点如下。

(1)成膜面膜　又称软膜,是一种黏稠性液体或凝胶。以聚乙烯醇(PVA)和醋酸乙烯酯(VA)为成膜材料。另配伍乙醇、保湿剂(甘油、丙二醇等)、粉末(白陶土、滑石粉等)、油性成分、精制水和特殊成分等。涂抹后,干燥成膜,经 20～30 min 揭剥去除。

胶状面膜　呈透明或半透明胶状(由聚乙烯醇、聚乙烯吡咯烷酮、山梨糖醇、吡咯烷酮羧酸钠等组成)。涂抹后也成膜并可剥离,但成膜性较差。

(2)粉末型面膜　以白陶土、滑石粉、氧化锌、高岭土和硅酸铝镁等粉末为主要成分。另添加油分、分散剂、保湿剂、香料和防腐剂等。使用前根据皮肤状态用水、化妆水、乳液、果汁、蔬菜汁等调成糊,涂抹,保留至干。

陶土面膜是粉末型面膜的一种,以小麦粉、高岭土、白陶土、滑石粉、二氧化钛、氧化锌等为主体,另可添加胎盘提取液、卵磷脂、维生素以及油脂类、收敛剂、保湿剂等。用少量水调成泥糊,厚涂,保留至干。另外,也可用蛋黄、牛乳、蜂蜜、果汁等调糊。

(3)石膏面膜　又称硬模,其基质是石膏。石膏经水调制后敷面,干燥后形成石膏假面具罩,所以又称为硬模。硬模包括热模与冷模两种:热模添加一些微量的矿物质及其他药物,对皮肤进行热渗透,促进血液循环,使汗腺和皮脂腺分泌量增加,可收紧皮肤和毛孔,恢复皮肤弹性,适合中性、干性、混合性皮肤,一般在冬季多用;冷模是对皮肤进行冷渗透,添加一些具有收敛、消炎杀菌作用的药物,可抑制皮脂的分泌,清热消炎,主要用于暗疮生长期和油性皮肤,一般夏季多用。

(4)蜡状面膜　一种外观呈蜡状的固体面膜,主要基质是由蜂蜡、石蜡或矿物油等混合而成。使用时,首先在面部涂好营养物质或治疗药物,然后将固体蜡加热至 30 ℃左右成液体蜡,敷在面部。加盖一层毛巾以保温,20～30 min 除去蜡膜,可以起到非常好的补充水分作用,适用于干性和缺水性皮肤。

(5)薄纱布面膜　将适当大小的医用纱布浸染或涂敷营养剂或药物敷于面部。使用薄纱布主要是因为有些中草药面膜原料和自制面膜原料不容易黏附在皮肤上而用纱布固定,而且对于皮肤过于黏糊的面膜成分,也有利于脱膜。

4. 制备实例

1) 清洁面膜的制备

处方:滑石粉　　　　　　　　6.0%

薏苡仁提取液　　　　　　0.5%

高岭土　　　　　　　　　22.0%

米淀粉　　　　　　　　　8.0%

90%乙醇　　　　　　　　12.0%

硅酸盐　　　　　　　　　4.0%

香精　　　　　　　　　　0.3%

精制水　　　　　　　　　余量

该面膜具有清洁皮肤,消炎止痒作用,适用于粉刺、皮肤炎症。

2) 正常皮肤用面膜的制备

处方:聚乙烯醇和聚醋酸乙烯酯的水分散体40%

桃汁　　　　　　　　　　15%

山梨醇　　　　　　　　　5.0%

聚乙烯醇　　　　　　　　2.5%

羧甲基纤维素　　　　　　2.0%

司盘20　　　　　　　　　1.0%

香精　　　　　　　　　　0.4%

苯甲酸钠　　　　　　　　0.25%

精制水　　　　　　　　　33.8%

该面膜具有洁肤、润肤作用,适用于正常皮肤保养。

第三节　散　　剂

一、概述

散剂是指原料药物或与适宜的辅料经粉碎、均匀混合制成的干燥粉末状制剂,可分为口服散剂和局部用散剂。

散剂是我国中药传统剂型之一,早在《五十二病方》中即有散剂的记载,此后许多医药典籍中均有不少记载,至今散剂仍是中医常用的一种剂型。散剂除作为制剂直接使用外,粉碎了的药粉也是制备其他许多剂型的原料,其制备技术也是制备其他剂型的基础操作。因此,制备散剂的操作技术与要求在药剂生产上具有普遍意义。

口服散剂一般溶于水或分散于水、稀释液或者其他液体中服用,也可直接用水送服。局部用散剂可供皮肤、口腔、咽喉、腔道等处应用;专供治疗、预防和润滑皮肤的散剂也可称为撒布剂或撒粉。

1. 散剂的特点

优点:①与其他固体制剂相比,表面积大、易分散、药物溶出快,起效快;②制法简单,运输、携带方便,生产成本较低;③便于分剂量和服用,剂量容易控制,尤其适合小儿服用;④对溃疡病、外伤流血等可起到保护黏膜、吸收分泌物、促进凝血和愈合的作用。

缺点：由于散剂中药物的表面积大，可能会进一步加剧药物制剂的刺激性、不稳定性（如吸湿、氧化）等，所以对刺激性较强、易吸湿、遇光和热不稳定的药物一般不宜制成散剂。剂量较大的散剂不如片剂、丸剂等容易服用。

2. 散剂的质量要求　2015 年版《中国药典》规定，散剂在生产和储存期间均应符合下列有关规定。

（1）供制散剂的成分均应粉碎。除另有规定外，内服散剂应为细粉，儿科用及外用散剂应为最细粉。

（2）散剂应干燥、疏松、混合均匀、色泽一致。制备含毒性药、贵重药或药物剂量小的散剂时，应采用配研法混合并过筛。

（3）散剂可单剂量包装，也可多剂量包装，多剂量包装散剂应附分剂量的用具。含有毒性药的内服散剂应单剂量包装。

（4）散剂中可含有或不含辅料，根据需要可加入矫味剂、芳香剂和着色剂等。

（5）除另有规定外，散剂应密闭贮存，含挥发性原料药物或易吸潮原料药物的散剂应密封贮存。生物制品应采用防潮材料包装，除另有规定外，散剂置 2～8 ℃密封贮存和运输。

（6）为防止胃酸对生物制品散剂中活性成分的破坏，散剂稀释剂中可调配中和胃酸的成分。

（7）散剂用于烧伤治疗，如为非无菌制剂的，应在标签上标明"非无菌制剂"；产品说明书中应注明"本品为非无菌制剂"，同时在适应证下应明确"用于程度较轻的烧伤"；注意事项下规定"应遵医嘱使用"。

二、散剂的制备

散剂的制备一般工艺流程为粉碎→过筛→混合→分剂量→质量检查→包装。个别散剂因成分或数量不同，可将其中的几步操作结合进行。

1. 粉碎与过筛　制备散剂的固体药物均需粉碎，药物粉碎的粒度应根据药物的性质、作用及给药途径而定。在内服散剂中，易溶于水的药物不必粉碎得太细，在胃中不稳定的药物、有不良臭味的药物及刺激性强的药物也不必粉碎得太细；难溶性药物为加速其溶解和吸收，应粉碎成极细粉或微粉；用于治疗胃溃疡的不溶性药物，必须粉碎成最细粉，以利于发挥其保护作用及药效；用于皮肤或伤口的外用散剂，一般要求粉碎成最细粉，以减轻对组织或黏膜的机械刺激作用。

粉碎时视药物的性质和粒度要求选择适宜的粉碎方法和设备，并及时过筛，保证产品的细度和均匀性。

2. 混合　混合是制备散剂的重要工艺过程之一，其目的是使散剂中各组分分散均匀，色泽一致，以保证剂量准确，用药安全有效。混合时要注意设备能力、加料顺序、混合时间等，保证混合效率。

3. 分剂量　分剂量是将混合均匀的药粉按需要的剂量分成等重份数的过程。分剂量后装入合适的内包装材料中。常用的分剂量方法有如下几种。

（1）容量法　用固定容量的容器进行分剂量的方法。此法效率较高，但准确性不如重量法，在操作过程中，要注意保持操作条件的一致性，以减少误差。目前大量生产散剂使用的散剂定量分包机和医疗机构制剂室大量配制散剂所用的散剂分量器都是采用容量法分剂量的。

（2）目测法（估分法）　将一定重量的散剂用目测分成若干等份的方法。此法操作简便，但准确性差。医疗机构药房临时调配少量一般药物散剂和中药调配可用此法。

（3）重量法　用衡器逐份称重的方法。此法分剂量准确，但操作比较麻烦，效率低，难以机械化；主要用于含毒性药物、贵重药物散剂的分剂量。

4. 包装　由于散剂的表面积较大，故容易吸湿、风化及挥发，若由于包装不当而吸湿，则常发生潮解、结块、变色、分解、霉变等一系列变化，严重影响散剂的质量及用药的安全性。所以，散剂在包装与储存中主要应解决好防潮的问题。包装时应选择适宜的包装材料和包装方法。

1）包装材料　主要有塑料薄膜袋、铝塑复合膜袋、塑料瓶（管）、玻璃瓶（管）等。

（1）塑料薄膜袋　质软透明，有透气、透湿性，应用受到一定限制。

（2）铝塑复合膜袋　防气、防湿性能较好，硬度较大，密封性、避光性好，目前应用广泛。

（3）玻璃瓶（管）　性质稳定，阻隔性好，特别适用于含芳香挥发性成分、毒性药物以及吸湿性成分的散剂。

2）包装方法　分剂量散剂一般用袋包装，包装后需热封严密。不分剂量散剂多用瓶（管）包装，应将药物填满压紧，避免在运输过程中因组分密度不同而分层，而破坏散剂的均匀性。

5. 制备实例

1）痱子粉的制备

处方：薄荷脑　　　　　　　　　　6 g

　　　麝香草酚　　　　　　　　　6 g

　　　水杨酸　　　　　　　　　　11 g

　　　升华硫　　　　　　　　　　40 g

　　　淀粉　　　　　　　　　　　100 g

　　　樟脑　　　　　　　　　　　6 g

　　　薄荷油　　　　　　　　　　6 mL

　　　硼酸　　　　　　　　　　　85 g

　　　氧化锌　　　　　　　　　　60 g

　　　滑石粉加至　　　　　　　　1000 g

制法：取薄荷脑、樟脑、麝香草酚研磨至全部液化，并与薄荷油混匀；另将升华硫、水杨酸、硼酸、氧化锌、淀粉、滑石粉研细，过七号筛；将共熔混合物与混合的细粉按配研法研磨混匀或将共熔物喷入细粉中，过七号筛，即得。

本品有吸湿、止痒及收敛作用。用于痱子、汗疹等。洗净患处，撒布用。

2）冰硼散的制备

处方：冰片　　　　　　　　　　　50 g

　　　硼砂（煅）　　　　　　　　500 g

　　　朱砂　　　　　　　　　　　60 g

　　　玄明粉　　　　　　　　　　500 g

制法：朱砂水飞成极细粉，硼砂粉碎成细粉，并与研细的冰片、玄明粉混匀，将朱砂与上述混合粉末按配研法研磨混匀，过七号筛，即得。

本品清热解毒，消肿止痛。用于热毒蕴结所致的咽喉疼痛、牙龈肿痛、口舌生疮。吹敷患处,每次少量,一日数次。

小结

　　本章介绍了美容药物常用的剂型液体制剂、软膏剂、面膜剂和散剂。

　　液体制剂是指药物分散在适宜的分散介质中制成可供内服或外用的液体形态的制剂。包括溶液剂、胶体溶液、混悬剂和乳浊剂。液体制剂具有药物吸收快、作用迅速、给药途径广泛、易于分剂量、服用方便、能减少药物刺激性和提高生物利用度的特点。溶液剂的制备方法有溶解法、稀释法和化学反应法。美容胶体溶液的制备方法有研磨法、超声分散法和胶溶法。混悬剂的制备方法有分散法、凝集法。乳浊剂的制备方法有油中乳化法、水中乳化法、新生皂法、两相交替加入法。

　　软膏剂是将药物与适宜基质均匀混合制成具有适当稠度的膏状外用制剂。基质的种类有油脂性基质、乳剂型基质和水溶性基质。软膏剂的制备方法有研合法、熔合法和乳化法。软膏剂主要有保护创面、滋润、营养皮肤和局部治疗作用。

　　面膜剂是将面膜料以适宜的厚度涂于面部,经一定时间变干并揭剥,起保养、清洁、美容、治疗皮肤疾患等作用。面膜剂的分类方法很多,制备方法也各不相同。

　　散剂是将原料药物或与适宜的辅料经粉碎、均匀混合制成的干燥粉末状制剂,可分为口服散剂和局部用散剂。具有药物溶出快、起效快、制法简单、运输携带方便、生产成本较低、便于分剂量和服用、剂量容易控制的特点。散剂制备的工艺流程为:粉碎→过筛→混合→分剂量→质量检查→包装。

复习思考题

1. 简述液体制剂的特点。
2. 阐述美容胶体溶液的定义及影响其稳定性的因素。
3. 阐述混悬剂的定义及稳定化的措施。
4. 乳浊剂不稳定的现象有哪些表现?
5. 混悬剂、乳浊剂的制备方法有哪些?
6. 简述软膏剂的质量要求。
7. 叙述软膏剂常用基质的种类。
8. 叙述面膜剂的种类及使用方法。
9. 阐述散剂的特点。

（于艳华）

药 物 篇

第七章 维生素

学习目标

1. 掌握维生素 A、E、C、D 的作用、应用、不良反应及防治。
2. 熟悉 B 族维生素、维生素 K、维生素 P 的作用、应用、不良反应及防治。
3. 了解维生素之间的相互作用。

维生素是维持机体正常生理与功能所必需的一类低分子有机化合物,同时也是人体六大营养要素之一。维生素在体内直接或作为某些酶(或辅基)的组成成分参与代谢过程,维持人体器官的正常功能。维生素多数从肉类、禽蛋、蔬菜、水果以及粮食制品中获得,少数可体内合成或由肠道细菌产生。人体每日对维生素的需要量甚少,但缺乏时,可引起维生素缺乏症;不少维生素缺乏症可导致皮肤损害,有碍美观。近年来维生素在美容、治疗皮肤科疾病及皮肤保健方面的应用日益增多,目前维生素作为化妆品及药品的添加剂之一,在防治皮肤粗糙、粉刺,消除头屑以及生发、养发等方面的作用已被肯定,并被广泛使用。

维生素按照理化特性分为脂溶性维生素及水溶性维生素两种,脂溶性维生素易溶于大多数常见的有机溶剂,不溶于水,在食物中常与脂类共存,脂类吸收不良或摄入减少时,其吸收亦减少,甚至发生维生素缺乏症。脂溶性维生素在体内排泄率不高,摄入过量可在机体内蓄积。常用的脂溶性维生素有维生素 A、D、E、F、K 等。水溶性维生素能溶于水,不溶于脂肪和脂溶性溶剂;大多作为辅酶的组成部分来发挥维持机体正常代谢和生理功能的作用;吸收后在体内蓄存很少,摄取不足即可引起缺乏症;摄入过量时,多余的部分随尿排出。常见的水溶性维生素有 B 族维生素、维生素 C、维生素 P、维生素 H 等。

第一节 脂溶性维生素

维生素 A

维生素 A 又称抗干眼病维生素,为脂溶性长链不饱和一元醇,包括 A_1、A_2 两种形式。维生素 A 在体内的活性形式包括视黄醇、视黄醛和视黄酸。天然维生素 A 是以游离型或脂肪酸酯的形式只存在于动物界,包括鱼肝油、蛋黄、奶油、奶酪、鱼类,特别是在水生动物的肝脏中含量尤高,植物中不含维生素 A,但有大量的维生素 A 原胡萝卜素,尤其是西红柿、胡萝卜、橘柑和南瓜,进入机体可转化成维生素 A。维生素 A 为黄色柱状结晶体,不溶于水,微溶于乙醇,易溶于脂肪油和有机溶剂,化学性质活泼,暴露在空气中易氧化失效,对酸不稳定,遇光或热加速其分解。

【体内过程】 口服易经肠黏膜吸收,食物中的脂肪、蛋白质和体内的胆汁酸、胰酶和维生素E可促进维生素A的吸收。吸收后的维生素A大部分变为软脂酸视黄醛酯储存在肝脏星形细胞中,在视网膜上的含量高,按机体需要向体内释放。维生素A大多数在肝脏代谢,产物主要经肾和消化道排泄,哺乳期妇女乳汁中有部分维生素A。

【作用】

(1)维持上皮组织正常结构和功能的完整性,参与间质组织黏多糖的合成,促进基底上皮细胞分泌黏蛋白,抑制角化。

上皮细胞能产生糖蛋白和角蛋白,糖蛋白对上皮细胞具有黏合、保护和润滑作用,角蛋白使上皮组织有一定的坚固性,并具有抗磨损作用。

视黄醇、视黄醛可以调节基因的表达,调控细胞的生长与分化,促进糖蛋白的合成,调节人体表皮角化过程。本品能保持皮肤黏膜湿润,防止皮肤黏膜干燥角化,不易受细菌侵害。

维生素A缺乏可引起黏膜与表皮的角化、增生和干燥。眼上皮最易受影响,产生干眼病,严重时角膜角化增生、发炎甚至穿孔。皮脂腺及汗腺角化时引起皮肤弹性下降、干燥,发生表皮肥厚、毛孔角化、毛囊丘疹和毛发干燥、劈裂、折断、脱落,特别是消化道、呼吸道和泌尿道上皮组织不健全,易致感染。

(2)促进生长发育,维持生殖功能。维生素A参与细胞中RNA、DNA的合成,促进细胞的分化与组织更新,能促进骨骼及牙齿的发育。有研究表明,维生素A对维持精子产生、性激素的合成与分泌有重要意义,同时能提高雌性动物受孕与健康胚胎形成的概率。

维生素A缺乏,生殖能力减退,骨骼生长不良,生长发育受阻。

(3)维持正常视觉功能。视网膜有感受光的杆状细胞,其中还有感光物质视紫红质。维生素A参与视觉细胞内视紫红质的合成,保持杆状细胞对弱光的敏感性,增强视网膜的感光性能。

维生素A缺乏时,视紫红质合成减少,对弱光敏感性降低,暗适应能力减弱,严重时会发生夜盲症。

(4)增强机体免疫反应和抵抗力。维生素A能促进T淋巴细胞产生淋巴因子,明显对抗糖皮质激素的免疫抑制作用,大剂量可促进胸腺增生,可使免疫力增强。

(5)有效预防癌症。近年来的研究证明,维生素A的摄入量与癌症的发生呈负相关,维生素A及其衍生物有防癌作用。缺乏维生素A的动物对化学致癌物诱发的肿瘤更加敏感。

(6)抗氧化作用。维生素A是有效的抗氧化剂,能中和、清除有害的自由基,防止细胞膜和富含脂质组织过氧化。

【应用】

(1)主要用于防治夜盲症、干眼病等维生素A缺乏症。幼儿、妊娠及哺乳期妇女对维生素A的需求量大,可给予预防量。

(2)对感染和烫伤局部有一定疗效,可用于预防烧伤化脓性感染。

(3)治疗各种皮肤干燥、粗糙、角化性疾病,如鳞状毛囊角化病、汗孔角化症、毛发红糠疹、鱼鳞病、小棘苔藓等。

(4)治疗寻常痤疮、聚合性痤疮、寻常型银屑病、扁平苔藓、扁平疣、红皮病、皮肤色素沉着、少年白发和其他皮肤病。

（5）其他 治疗婴儿呛奶，结膜炎、角膜炎、佝偻病、软骨病；恶性肿瘤的辅助治疗，增强抗癌效应。

【不良反应及其防治】 治疗剂量无毒性反应，长期服用应注意其对肝脏的损害；大剂量或长期过量应用可致急、慢性中毒，甚至导致死亡。成人一次超过 100 万 IU，儿童超过 30 万 IU，可致急性中毒。表现为兴奋、头痛、呕吐、脑水肿、腹泻、口腔溃疡、皮肤潮红、脱皮、脱毛、口角炎，眼睛充血、瞳孔散大、视神经乳头水肿、视力模糊等，婴儿囟门未闭合者可出现前囟隆起。每日 10 万 IU，超过 6 个月可致慢性中毒，表现为易激动、骨关节疼痛、疲倦、乏力、精神萎靡、嗜睡、烦躁、口唇干裂、食欲不振、呕吐腹泻、低热多汗、皮肤瘙痒、眼球震颤、复视、脱发等，严重者出现肝功能异常甚至肝硬化。血中维生素 A 浓度大于 100 μg/100 mL 时为中毒浓度，应立即停药，大部分症状可在一周内消失。给予维生素 C、硫胺素、糖皮质激素等有利于缓解症状。

【注意事项】 液状石蜡、红霉素可减少本品吸收。口服避孕药可显著升高本品的血药浓度。大剂量服用可使溶酶体膜稳定性下降，促使炎症发展。

维生素 D

维生素 D 又称抗佝偻病维生素，是类固醇衍生物，主要包括维生素 D_2（骨化醇）和维生素 D_3（胆骨化醇）。二者在化学结构上支链不同，作用相同。维生素 D_2 的前体为麦角固醇，维生素 D_3 的前体为 7-脱氢胆固醇。表皮内存在胆固醇生物合成系统，作为其中间产物，也合成 7-脱氢胆固醇，储存在皮下，在紫外线（280～310 nm）作用下生成前维生素 D_3，再受热（体温）的作用转变成维生素 D_3。维生素 D 广泛存在于鱼肝油、沙丁鱼、蛋黄、猪肝、奶油和乳汁中。酵母、香菇、植物油中所含麦角固醇在紫外线作用下可转变成维生素 D_2。维生素 D 易溶于有机溶剂，不溶于水。对空气及光敏感，加热易破坏。

【体内过程】 维生素 D 注射、口服或经皮肤给药均易吸收，消化道吸收须有胆汁存在。在血浆中与特异维生素 D 蛋白结合被运输到肝脏，肌肉及脂肪为其主要储存组织，外源性或皮肤内维生素 D 首先在肝内转化为 25-(OH)-VD_3，后者在肾脏进一步转化为有活性的 1,25-$(OH)_2$-VD_3。在肝内可与葡萄糖醛酸或硫酸结合，主要由胆汁排泄，少量可经肾及乳汁排泄。半衰期为 19～20 d。

【作用】

（1）扩张血管、改善皮肤血液循环，增强汗液和皮脂分泌，促进毛发生长及皮肤含水量正常化。

维生素 D 缺乏易发生湿疹、过敏性皮炎、皮肤溃疡等。

（2）调节血钙水平 能促进小肠黏膜刷状缘对钙、磷的吸收和转运，提高肾小管对钙、磷的重吸收，从而使血中钙、磷浓度增加。

（3）对骨骼的影响 在甲状旁腺激素和降钙素的协同作用下，使未成熟的破骨细胞前体细胞转变为成熟的破骨细胞，促进骨质吸收；同时溶解骨质中的骨盐，使其中的钙、磷释放并转运到血中，以提高血钙和血磷浓度；还能刺激成骨细胞，促进骨样组织成熟及骨盐沉着。有利于钙、磷在骨中沉着，促进骨组织钙化，是骨骼发育不可缺少的营养素。

维生素 D 缺乏时，儿童易患佝偻病，成人引起骨软化症。血钙过低，还可出现手足抽搐和惊厥等。

（4）促进维生素 A 的吸收，抑制炎症反应，增强免疫功能。

在皮肤、肌肉、胰腺、脑等细胞及造血细胞、活化的 T 淋巴细胞和 B 淋巴细胞、肿瘤细胞（如乳腺癌、膀胱癌、前列腺癌、肺癌、骨肉瘤、白血病等癌细胞）中存在着维生素 D 受体，维生素 D 具有调节这些细胞生长的功能，包括诱导细胞的正常分化和抑制细胞的过度增殖。

（5）预防癌症 有研究表明，维生素 D 能抑制前列腺癌的扩散和降低发生结肠癌的概率。

【应用】

（1）防治佝偻病、骨软化症、婴幼儿手足抽搐症、老年性骨质疏松等维生素 D 缺乏症。常与钙剂合用。

（2）与维生素 A 合用于角化性皮肤病、干燥性湿疹、红斑及皮肤干燥、皲裂等。

（3）其他皮肤病 如皮肤结核、皮肤瘙痒、牛皮癣、过敏性皮炎、皮肤溃疡、斑片状副银屑病、伴低血钙的寻常性银屑病、冻疮、斑秃、聚合性痤疮等。

【不良反应及其防治】 一般剂量无不良反应，大量应用可致高钙血症，表现为烦躁、厌食、恶心、呕吐、腹痛、持续性腹泻、全身乏力、嗜睡、头痛、多尿、口渴、心悸、血压升高、尿钙阳性、软组织异常钙化、肾功能受损及皮肤、黏膜干燥、脱发等症状，应立即停药，必要时采用低钙饮食，适当补充钾、钠和镁，以减少钙的摄入并加速其排出。糖皮质激素与维生素 D 有拮抗作用，可减少消化道钙、磷吸收，降低血钙。也可用利尿剂并大量饮水，促进尿钙排泄，保护肾脏以防肾衰。

【注意事项】 本品宜饭后服用，因食物中脂肪可促进其吸收。甲状腺切除术后伴有甲状旁腺功能减退、骨质疏松而接受大剂量维生素 D 治疗者易发生中毒。

维生素 E

维生素 E 又称生育酚，为苯并二氢吡喃衍生物。广泛存在于动、植物组织中，分两大类，共 8 种，以 α-生育酚分布最广，活性最高，故常以此代表维生素 E。主要来源于绿叶蔬菜、麦芽油、葵花籽、棉籽油、杏仁、芦笋、奶油和蛋黄等。维生素 E 为透明、淡黄色至黄褐色油状液体，不溶于水，易溶于氯仿、乙醚等有机溶剂中，在无氧条件下对热稳定，但对氧十分敏感，易被氧化，能保护其他易被氧化的物质。

【体内过程】 口服后 20%～80% 在肠道吸收，吸收过程中需有胆盐存在，吸收率随用量增大而降低。吸收后经淋巴以乳糜微粒状到达血液，随后与血浆 β-脂蛋白结合，广泛分布于体内各组织中，以垂体、肾上腺、睾丸、脂肪组织、肝及肌肉中含量最多，胸腺及子宫中含量最低。正常人维生素 E 血药浓度个体差异较大，儿童低于成年人。因其不易通过胎盘，故新生儿最低。代谢产物主要经胆汁排泄，极少量以原形或活性代谢产物经肾排泄。

【作用】 维生素 E 是体内最重要的抗氧化剂，能避免脂质过氧化物的产生，保护生物膜的结构，产生广泛的药理作用。

（1）防晒作用 紫外线（UV）照射能降低角质层内维生素 E 的含量，且与 UV 剂量有关。外用维生素 E 可预防中波紫外线（UVB）照射引起的表皮细胞损伤而对细胞有保护作用；并能维持细胞正常代谢，使细胞 pH 值保持稳定，维持正常膜电位及谷胱甘肽含量，增强细胞的生存能力；还能抑制因紫外线诱导的皮肤肿瘤的癌基因突变。局部应用能减少 p53 基因的环丁嘧啶二聚体的形成，因而减少 p53 基因的突变。在化妆品中起滋润皮肤、防止紫外线损伤和减少色素沉积、延缓衰老的作用。

（2）促进性激素分泌，提高生殖能力。通过增加垂体促性腺激素的释放，促进卵细胞的生长发育和排卵,加速黄体的生成;促进精子生成并提高其活力。动物实验证明,缺乏维生素E时,精子生成障碍,受精卵不能植入子宫内。人体缺乏维生素E,女性不育,胚胎流产,甚至死亡;男性睾丸萎缩,无生育能力。

（3）提高免疫力,增强抗病能力。

（4）抗氧化作用 维生素E是体内最重要的抗氧化剂和自由基清除剂,对保持生物膜的正常结构与功能、维持细胞膜的正常流动性具有重要作用。当机体缺乏维生素E时,组成生物膜的脂质(主要是不饱和脂肪酸)容易生成过氧化脂质(LPO),导致生物膜通透性改变,细胞膜破裂分解而引起肌肉萎缩、皮肤皱纹增多等。LPO还可与蛋白质聚合形成脂褐素沉积在细胞中,加速细胞衰老。维生素E能稳定细胞膜的蛋白活性结构,促进肌肉的正常发育及保持肌肤的弹性,令肌肤和身体保持活力;维生素E进入皮肤细胞更能直接帮助肌肤对抗自由基、紫外线和污染物的侵害,防止肌肤因一些慢性或隐性的伤害而失去弹性直至老化。维生素E能减少脂褐素形成,消除脂褐素在细胞中的沉积,改善皮肤弹性,减少皱纹和色斑。

（5）改善组织供氧、降低组织氧耗,提高机体耐缺氧能力及氧利用率,缺乏时组织细胞耗氧量增加,ATP生成减少。

（6）参与酶系统的活动 维生素E是酶系统辅助因子之一,参与多种酶的活动,大剂量可促进毛细血管及小血管增生,改善微循环,能使皮肤毛细血管的血流量增加,对寒冷的防御能力增强,并能维持毛细血管的正常通透性。维生素E可抑制血小板聚集,降低低密度脂蛋白(LDL)含量;增加血红素的生成。

【应用】

（1）用于习惯性流产、先兆流产、月经不调、不育症、更年期综合征、高脂血症、动脉硬化等众多疾病的主要或辅助治疗。

（2）血管性疾病的辅助治疗 维生素E可以治疗过敏性紫癜、单纯性紫癜、色素性紫癜性皮肤病、多形性红斑、系统性硬皮病、雷诺现象、血栓闭塞性脉管炎,可外用治疗冻疮和动脉硬化、闭塞性血管心内膜炎及X射线引起的下肢溃疡;皮肤科疾病口服可治疗大疱性表皮松解症;与泛酸钙配伍治疗红斑狼疮等。

（3）化妆品中的营养性添加剂 维生素E可渗透至皮肤内部发挥其润肤作用。维生素E对于防止紫外线损伤、保持皮肤弹性、减少皮肤皱纹、生发养发、治疗黄褐斑、治疗炎症后色素沉着斑、延缓皮肤的老化进程均有作用。

（4）与维生素A合用治疗角化性皮肤病,如毛囊角化病、鱼鳞病、毛发红糠疹、毛周角化病等,维生素E可促进维生素A的利用,减少后者的用量。

（5）进行性肌营养不良患者的生化和超微结构研究表明,肌强直性营养不良症患者的红细胞和骨骼肌的膜结构异常,用维生素E治疗能明显改善其症状。

（6）早产儿溶血性贫血及巨幼红细胞性贫血,并可减少早产儿因输氧导致晶体后纤维增生所引起的失明。

【不良反应及其防治】 不良反应较少,可引起皮肤皲裂、唇炎、口角炎、恶心、腹泻、头痛、视力模糊、月经紊乱等。维生素E主要代谢产物生育醌具有抗维生素K的作用,可使出血时间延长,大剂量长期应用可导致出血倾向,并有出现血栓性静脉炎的危险,与口服抗凝剂合用,可增强其抗凝作用。

【注意事项】 避免与香豆素及其衍生物大量同用;与洋地黄制剂同时服用时,洋地黄宜适当减少用量。

维生素 K

维生素 K 又称抗凝血维生素,为甲萘醌类物质,包括 K_1、K_2、K_3 和 K_4。维生素 K 是肝内合成抗凝血酶原所必需的物质。根据性质可分为两类:一类是脂溶性的,包括 K_1 和 K_2,K_1 来源于蛋黄、鱼肝油、绿叶蔬菜、卷心菜、红花油、葵花子油,K_2 主要由肠道菌群合成;另一类为水溶性的,包括维生素 K_3 和 K_4,均为人工合成品。维生素 K 易被碱性物质或紫外线分解。

【体内过程】 天然维生素 K_1 和 K_2 自肠道吸收需有胆汁协助,K_1 口服后 $10\sim12$ h 起效,注射后 $1\sim2$ h 起效。K_3 和 K_4 口服可直接吸收,不需要胆汁协助吸收。维生素 K 在血液中随 β-脂蛋白转运至肝储存。机体对其转化量极少,大部分以原形经胆汁及尿排出。

【作用】 维生素 K 主要作为羧化酶的辅酶参与肝脏合成凝血因子。维生素 K 还可刺激结缔组织细胞生长,促使受损血管抵抗力和渗透压正常,加速伤口及溃疡愈合。另外,K_3 微量脑室注射有镇痛作用;K_4 能调节自主神经功能,还可以兴奋 β-受体,使细胞内 cAMP 浓度升高,促进细胞分化,抑制细胞异常增殖。维生素 K_1 和 K_3 肌内注射有解痉、止痛作用。

【应用】

(1) 维生素 K 缺乏引起的出血性疾病。

(2) 慢性荨麻疹、有渗出的皮炎、湿疹及寻常性银屑病等的辅助治疗。

(3) 促进慢性溃疡、烧伤、冻伤愈合。

(4) 抗凝血类灭鼠药如敌鼠钠中毒的解救。

(5) 大剂量用于解痉镇痛如胃肠道痉挛、胆绞痛等。

【不良反应及其防治】 维生素 K 毒性低,K_3 和 K_4 口服后常有恶心、呕吐;静注过快时,可出现面部潮红、呼吸困难、胸痛、血压下降,甚至发生虚脱,故一般不作静脉注射。肌注局部可有过敏反应,偶有过敏性休克。新生儿和早产儿应用 K_3 和 K_4,易引起溶血性贫血和核黄疸,故一般用 K_1。

第二节　水溶性维生素

维生素 B_1

维生素 B_1 又称硫胺素。维生素 B_1 主要存在于种子外皮和胚芽中,如米糠和麸皮中含量很丰富,所以米、面加工不要过精,以免引起维生素 B_1 缺乏病。在酵母、瘦肉、动物肝脏、谷物(尤其是粗粮)、花生米、干果中含量丰富,烹饪过程可损失约 50%。在酸性溶液中稳定,中性及碱性溶液中易分解破坏。维生素 B_1 遇光热效价降低,应于遮光、低温处保存,不宜久贮。常用的制剂有盐酸硫胺素、丙硫胺和呋喃硫胺。

【体内过程】 口服易在小肠吸收,吸收量有限,分次或与食物同服可增加吸收量。约 20 min 血药浓度达峰值,主要分布在肝、脑、心、肾等组织中。在肝及脑组织中经硫胺素焦磷酸激酶作用活化为焦磷酸硫胺素(TPP)。主要经肾排泄,成人每日尿中低于 $10~\mu g$ 或血浆浓度低于 $0.5~\mu g/100$ mL 时,视为维生素 B_1 不足或缺乏。

【作用】 维生素 B_1 作为糖代谢辅酶,参与丙酮酸与 α-酮戊二酸的氧化脱羧反应,该反应是三羧酸循环所必需的过程;此外,维生素 B_1 能刺激胃肠蠕动;在维持心血管系统、神经系统、消化系统的正常功能中起重要作用。还可激活胆碱乙酰化酶和抑制胆碱酯酶活性,减轻皮肤炎症反应,增强免疫细胞对细菌的吞噬能力。维生素 B_1 缺乏时,出现丙酮酸、乳酸堆积,能量代谢障碍,以及因胆碱酯酶活性增强,乙酰胆碱水解加速,产生神经系统、心血管系统、消化系统症状,可发生维生素 B_1 缺乏症(脚气病),表现为多发性神经炎,出现肢体麻木、感觉异常、神经痛、四肢无力、记忆力受损,甚至心脏功能不全等,严重者可出现心包、胸腔、腹腔积液等。此外,可导致神经传导障碍,出现浮肿、胃肠功能障碍、食欲不振等。

【应用】 主要用于防治维生素 B_1 缺乏症,如脚气病、心功能不全,也用于全身感染、高热、甲状腺功能亢进、心肌炎以及妊娠期妇女辅助治疗。亦用于多发性神经炎、心脏病、消化障碍、带状疱疹后遗神经痛、脂溢性皮炎、扁平苔藓、皮炎、湿疹、光化性皮肤病等多种疾病的辅助治疗。与局部麻醉药合用,局部封闭可治疗神经性皮炎、斑秃等。在化妆品中加入本品,有防治脂溢性皮炎、湿疹、增进皮肤健康之功效。

【不良反应及其防治】 本品毒性低,在肾功能正常时,几乎不产生毒性。仅静注时偶见过敏反应,甚至过敏性休克,故除特殊情况需紧急补充外,应尽量避免采用注射方式。口服无明显不良反应,偶有头晕、眼花、焦虑不安、恶心等。长期口服避孕药患者,可降低血中维生素 B_1 的浓度。此外,长期胃肠道外营养的患者,应同时补充本品。本品消化道吸收有限,服用量增大并不提高其血药浓度。如需加大剂量,必须肌注或改服呋喃硫胺。

维生素 B_2

维生素 B_2 又称核黄素,广泛存在于动、植物食品中,在奶制品、蛋黄、肉类、鱼类以及肝、肾中;谷物及绿色蔬菜、干酵母中含量颇高。常温下为黄色至橙黄色结晶,其磷酸盐易溶于水,在酸性环境中稳定,干燥品对可见光有极强的耐受性,但易受紫外线破坏,碱性溶液遇可见光易分解。药用为人工合成品。

【体内过程】 口服、肌内注射均易吸收,体内分布广,组织中储存量低,易发生缺乏症。绝大多数药物入血后以原形经肾排泄。每日尿中排出低于 100 μg 或血药浓度低于 10 $\mu g/100$ mL 时视为缺乏。

【作用】

(1) 参与细胞的氧化还原反应 维生素 B_2 在体内转化为黄素单核苷酸及黄素腺嘌呤二核苷酸(FAD),二者均为黄素酶类的辅酶,在生物氧化还原中发挥递氢的作用,参与糖、蛋白质、脂肪的代谢,促进人体生长;激活维生素 B_6,促进色氨酸转化为烟酸。维生素 B_2 缺乏时生物氧化减慢、物质代谢发生障碍,临床表现多在眼部、皮肤与黏膜交界处,可出现角膜炎、结膜炎、咽喉痛、口腔炎、舌炎、唇炎及脂溢性皮炎、四肢躯干的皮炎等。

(2) 维持正常的视觉功能 维生素 B_2 缺乏时可出现眼结膜充血、角膜周围的血管增生、白内障、怕光、流泪、视力模糊、眼睛感觉疲劳等症状。

(3) 参与血红蛋白的合成,维持红细胞的完整性。

【应用】 本品除用于防治维生素 B_2 缺乏外,还用于治疗与皮脂分泌异常有关的皮肤病,如痤疮、脂溢性皮炎、脂溢性脱发等,也用于光感性皮炎、脱屑性红皮病、口腔溃疡的治疗。化妆品中加入维生素 B_2 可保护皮肤,防治脂溢性皮炎。

【不良反应及其防治】 几乎无毒性反应,大量服用后尿液呈黄绿色,可能干扰尿胆原的测定。空腹服用吸收差,宜进食或进食后立即服用,吸收效果好,但乙醇可影响本药的吸收。

应用吩噻嗪类、三环类抗抑郁药、丙磺舒时,应适当补充本品。维生素 B_2 缺乏症常伴有 B 族中其他维生素的缺乏,故最好使用复合维生素 B 进行治疗。

维生素 B_3

维生素 B_3 又名维生素 PP,包括尼克酰胺(又称烟酰胺)及尼克酸(又称烟酸),二者活性相同且在体内可相互转化,也可由色氨酸合成烟酰胺。对热、光、空气、酸、碱均稳定。广泛存在于自然界中,动物肝脏、肾、瘦肉、鱼及米糠、麦麸、谷子等谷物中含量丰富,因玉米中维生素 B_3 以结合形式存在,难以被人体吸收,所以以玉米为主食的地区易发生缺乏症。肝内能将色氨酸转变成维生素 B_3,但转变率较低,所以人体的维生素 B_3 主要从食物中摄取。

【体内过程】 口服、注射均易吸收,30～60 min 达峰值,作用维持 3～4 h,体内分布广,大部分转变为 N-甲基烟酰胺经肾排泄。每日尿中排泄量小于 4 mg 视为缺乏。

【作用】 烟酰胺作为辅酶Ⅰ、辅酶Ⅱ的组成部分,在生物氧化过程中发挥传递氢原子的作用,是三大营养物质代谢必需品。参与糖、脂肪代谢,对维持正常组织尤其是皮肤、消化道、神经系统的完整性具有重要作用,缺乏可影响细胞正常呼吸和代谢,进而引起糙皮病,主要表现为皮炎、腹泻及痴呆。烟酸还可抑制磷酸二酯酶及抗原-IgE 抗体诱发组胺释放,具有抗过敏和止痒作用;可降低皮肤对光线的敏感性;并有扩张血管及降低血脂、减少胆固醇合成、溶解纤维蛋白、防止血栓形成的作用。

【应用】

(1) 临床主要用于防治烟酸缺乏症、糙皮病、口炎、舌炎、顽固性腹泻、感觉异常等。

(2) 夏季痒疹、光敏性皮炎、过敏性瘙痒性皮肤病、痤疮的辅助治疗。

(3) 用于血管痉挛性疾病、动脉硬化及多种皮肤病的辅助治疗。

(4) 在化妆品中应用,具有防止皮肤粗糙、淡化色斑、美白皮肤和延缓皮肤衰老的功能。

(5) 用于视神经萎缩、精神分裂症及长期应用异烟肼的患者。

【不良反应及其防治】 烟酸的不良反应较烟酰胺多且严重,可有过敏反应。长期应用皮肤会出现面红、干燥、瘙痒、色素沉着,颜面部较重;少数患者出现心悸、恶心、荨麻疹、胃肠功能紊乱、轻度肝功能减退、视觉障碍等。还可致肝损害,可引起维生素 B_1、维生素 B_2 及胆酸的缺乏,应给予补充。应注意,本类药物在妊娠初期过量应用有致畸作用。烟酰胺肌内注射可引起局部剧痛,故不宜肌内注射。异烟肼与烟酰胺有拮抗作用,长期服用异烟肼应补充烟酰胺。

维生素 B_5

维生素 B_5 又称泛酸,是保持皮肤健康所需的抗癞皮病因子。广泛存在于生物界,几乎在所有的蔬菜、谷物、肾、蛋黄、花生、肉类及肝脏中都含有,以酵母和肝脏最丰富,故又名遍多酸。肠内细菌亦能合成泛酸供人体利用。维生素 B_5 易溶于水、乙醇,在中性溶液中耐热,对氧化剂及还原剂极其稳定。

【体内过程】 泛酸口服后经胃肠道迅速吸收,分布全身各组织,在体内不被代谢、破坏,摄入量与排出量几乎相等,70% 以原形经肾排泄,30% 随消化道排泄。

【作用】

(1) 泛酸进入机体后几乎全部参与构成辅酶 A。辅酶 A 是由泛酸、氨基乙硫醇、焦磷酸、磷酸腺苷组成,是乙酰化作用的辅酶,广泛参与蛋白质、脂肪和糖的代谢,以及甾体卟啉、乙酰胆碱等物质的合成。动物试验证明,若缺乏泛酸,可发生角膜炎、皮肤病、脂肪肝、肾上腺皮质坏死等。在人体由于来源广泛,尚未发现典型的缺乏症。

（2）对皮肤、毛发的作用 维生素 B_5 对皮肤具有独特的保湿、抗炎作用,可降低皮肤对光线的敏感性,防治紫外线红斑和促进皮肤正常的角质化。对毛发具有调理和修复作用,可深入到毛发根部,控制毛发水分,防止毛发干燥、脱落;另外,可减少毛发损伤、分叉、纠结,赋予毛发光泽,加速毛发生长和保持毛发颜色。与对氨基苯甲酸(PABA)、叶酸合用,有助于灰(白)发恢复颜色;动物实验表明,本品缺乏时,可造成毛囊萎缩以及毛发褪色、变灰。

【应用】

（1）用于治疗播散性红斑狼疮、手术后肠绞痛、周围神经炎,与维生素 C 合用治疗系统性红斑狼疮。

（2）用于治疗早年白发、斑秃、男性脱发、湿疹、玫瑰糠疹等。

（3）用于泛酸缺乏症如吸收不良综合征、热带口炎性腹泻、乳糜泻、局限性肠炎等预防和治疗。

（4）用于 B 族维生素缺乏症的辅助治疗;与维生素 C、维生素 B_6 合用,能降低过敏反应。

（5）有助于保持肾上腺、消化系统的正常功能;能协助体内铜离子的利用。

（6）大剂量使用并辅以维生素 E、维生素 C 及芦丁等,长期应用对血管萎缩性异色症效果好。

【不良反应及其防治】 水溶性泛酸钙盐毒性极低,每日剂量 10～20 g 时可出现腹泻、肠蠕动过强、延长出血时间等反应,偶可引起水潴留和面部水肿。罕见过敏反应。

【注意事项】 复方芦丁片中含有维生素 C,一般不需同时服用维生素 C。

维生素 B_6

维生素 B_6 又名吡哆辛,通常以吡哆醇、吡哆醛、吡哆胺形式存在。三种形式有相同的生物功能,可以互相转换,吡哆醇多含于植物性食物中,而吡哆醛和吡哆胺在动物食物中丰富,在酵母、肝脏、鱼、肉、蛋、豆类、花生以及谷物中含量很高,肠道细菌亦可合成,缺乏者少见。维生素 B_6 性质不稳定,煮沸、碱性环境和紫外线照射均易破坏。

【体内过程】 口服易吸收,肝、红细胞、脑及胎盘组织细胞中含量高。吡哆胺、吡哆醇在体内转化为吡哆醛,后者大部分在肝内氧化为 4-吡哆酸经肾排出体外。足量治疗后体内维持时间 15 d 左右。每日尿排泄小于 0.5 mg 视为缺乏。

【作用】 维生素 B_6 在红细胞内与 ATP 经酶作用生成具有生理活性的磷酸吡哆醛和磷酸吡哆胺,二者作为多种转氨酶、转硫酶、脱氨酶和脱羧酶的辅酶,广泛参与谷氨酸、色氨酸、亚油酸分别转化为 γ-氨基丁酸、5-羟色胺(5-HT)、烟酸及花生四烯酸的过程。通过催化同型半胱氨酸代谢,降低诱发高血压、血栓形成的危险因素;降低机体对雄激素、雌激素等类固醇激素等的敏感性;维生素 B_6 还有促进血红素的合成,促进上皮细胞生长和抑制皮脂腺分泌等作用;降低毛细血管壁通透性和透明质酸酶活性,降低过敏反应和炎症反应;还具有镇静、止痒和止吐的作用。

维生素 B_6 缺乏时可致智力低下、抑郁、食欲不振、呕吐,皮肤症状主要是伴有舌炎、口炎、唇炎和眼、鼻及口周的皮脂溢出。长期维生素 B_6 缺乏可引起末梢神经炎、动脉粥样硬化。维生素 B_6 缺乏症偶见于人工喂养的婴儿,主要表现为不安和惊厥,也可引起生长发育停滞、贫血等。

【应用】

（1）用于维生素 B_6 缺乏症。

（2）局部涂擦治疗皮脂分泌异常的皮肤病,如痤疮、酒渣鼻、脂溢性皮炎等。

（3）用于神经性皮炎、湿疹、荨麻疹、皮肤瘙痒症及妊娠皮肤病、唇炎等。

（4）用于小儿惊厥、妊娠及抗癌药和麻醉药所引起的恶心、呕吐。

（5）化妆品中加入本品,有护肤、护发、防晒等功能。

【不良反应及其防治】 长期大剂量使用,可致谷丙转氨酶升高,引起严重神经感觉异常,出现头痛、进行性步态不稳,手足麻木等,罕见过敏反应。与左旋多巴合用,可影响其抗震颤作用,长期大剂量应用有致畸危险。

维生素 B_{12}

维生素 B_{12} 为含钴复合物,广泛存在于动物内脏、牛奶、蛋黄、肝、肉类中。本品易溶于水和乙醇,其水溶液呈红色,在丙酮、氯仿或乙醚中不易溶解。药用的维生素 B_{12} 为氰钴胺和羟钴胺,性质稳定。

【体内过程】 口服维生素 B_{12} 必须与胃黏膜壁细胞分泌的"内因子"结合成复合物,免受胃液消化而进入空肠吸收。"内因子"缺乏者,维生素 B_{12} 需注射给药。肌内注射或皮下注射后很快入血,1 h 后血中浓度达高峰,与 2 分子的运钴胺蛋白结合,90％储存于肝脏,少量经胆汁排入肠腔,其中 2/3 量又与"内因子"结合而被吸收,形成肝肠循环,主要以原形经肾排泄。

【作用】 维生素 B_{12} 为细胞合成核酸的重要辅酶,除参与蛋白质、脂肪和糖的代谢外,还参与机体多种代谢过程,如叶酸在体内的循环利用、三羧酸循环等,能促进红细胞发育成熟和维持神经组织髓鞘的完整性。缺乏时可导致叶酸代谢循环受阻,异常脂肪酸合成,出现恶性贫血(叶酸缺乏症状、神经损害症状)及产生手、足背皮肤深褐色或褐黑色色素沉着,维生素 B_{12} 是皮肤、毛发和指甲健康的必需品。

【应用】

（1）恶性贫血和巨幼红细胞性贫血。

（2）神经系统疾病、肝脏疾病等的辅助治疗。

（3）带状疱疹后遗神经痛、银屑病、扁平苔藓等皮肤病的辅助治疗。

（4）单纯疱疹、水痘、扁平疣、慢性荨麻疹、慢性皮炎、湿疹、日光性皮炎、脂溢性皮炎、红皮病、剥脱性舌炎、斑秃、角质剥脱松懈症等。

【不良反应及其防治】 维生素 B_{12} 毒性低,偶可发生过敏反应,甚至过敏性休克。大剂量维生素 B_{12} 使用后,一周之内会发生低血钾现象,或有发生血栓栓塞,甚至造成死亡。未明原因贫血者不可滥用,因为维生素 B_{12} 使 DNA 合成速度加快,有可能促进白血病细胞的生长。大剂量应用可致谷丙转氨酶升高,长期大量应用有致畸作用。

维生素 C

维生素 C 又称抗坏血酸,广泛存在于新鲜的水果及蔬菜汁中,如菠菜、橙、柠檬、山楂,尤以桃、橘、番茄、辣椒和鲜枣中含量丰富。正常人每日需要量 60 mg。本品易溶于水,在酸性溶液中相对稳定,在碱性溶液中易氧化失效,遇光、热、氧等易被氧化而失去活性。天然品或不纯合成品在空气及日光中易氧化变色,保存时应避光,避热,并避免与金属和荧光物质接触。

【体内过程】 口服吸收快而完全,小肠吸收量可大大超过人体需要量。胃酸缺乏者服后易被破坏,腹泻时吸收减少。体内分布广,但组织浓度有差异,以肾上腺皮质和脑垂体中含量最高,肌肉和脂肪中含量最低。主要以草酸盐形式从尿中排出,半衰期大约为 16 d。

【作用】

(1) 参与体内氧化还原反应,发挥抗氧化和解毒作用。

①保持巯基活性和谷胱甘肽的还原状态,发挥解毒作用。维生素 C 对巯基有保护作用,而巯基可与重金属离子结合排出体外,从而起到解毒作用。通过使巯基(—SH)保持还原状态来维持巯基酶活性。不饱和脂肪酸氧化成脂质过氧化物,后者还原成不饱和脂肪酸需要谷胱甘肽,维生素 C 可保持谷胱甘肽的还原状态,从而消除脂质过氧化对细胞膜的破坏作用。

②红细胞中的高铁血红蛋白还原成血红蛋白,恢复运输氧的能力,需要维生素 C 参与。

③将 Fe^{3+} 还原成 Fe^{2+},易于铁的吸收、利用和储存,促进造血功能,使皮肤光泽红润。

④促使叶酸转变为有活性的四氢叶酸,促进核酸和珠蛋白的合成。

⑤保护维生素 A、B、E 免遭氧化。

⑥加速皮肤细胞呼吸 以维生素 C 脂肪酸酯稳定性好。

(2) 作为辅助因子,参与体内多种羟化反应。

①促进胶原蛋白的合成,减少皱纹,使皮肤再现富有弹性的坚实外观。胶原是构成体内的结缔组织、骨及毛细血管的重要成分。脯氨酸残基羟化成羟脯氨酸,参与维持胶原蛋白的三级结构;赖氨酸残基羟化成羟脯氨酸,是胶原蛋白糖链的连接处,这些羟化反应都有维生素 C 的辅助。维生素 C 能增强毛细血管致密度,降低毛细血管的通透性和脆性,增强对感染的抵抗力,从而保持皮肤弹性,延缓颜面皱纹的出现。

②参与胆固醇转化和肾上腺皮质合成类固醇 维生素 C 可促使胆固醇转化为胆汁酸,降低血中胆固醇的浓度,并对肝、肾的脂肪浸润有保护作用。肾上腺皮质合成类固醇需要维生素 C,肾上腺维生素 C 含量减少,代表肾上腺合成皮质类固醇增加。

③参与芳香族氨基酸的代谢 如苯丙氨酸、酪氨酸、色氨酸的代谢。

(3) 增强机体的抵抗力 ①大剂量维生素 C 能增强巨噬细胞的吞噬功能,诱生干扰素,干扰细菌、病毒的繁殖。②抑制 RNA 和 DNA 噬菌体病毒的复制。③能促使胱氨酸还原为半胱氨酸,以利于免疫球蛋白、抗体的形成,并能提高 C1 补体酯酶的活性,保证补体系统的连锁反应。④促进肾上腺皮质合成皮质激素,提高机体的抗病能力。

(4) 改善心功能 维生素 C 可激活心肌细胞内的 Na^+-K^+-ATP 酶,促进心肌糖代谢;加强心肌收缩力,增加心输出量,升高血压;还能促进心肌梗死中心蛋白质的合成;另外,能扩张冠脉,增加冠脉流量,改善心肌缺血、缺氧状态。

(5) 降血脂 通过激活脂蛋白脂肪酶,降低甘油三酯和低密度脂蛋白含量,并促进动脉壁胆固醇向胆汁酸转化,加速胆固醇排泄,防治动脉粥样硬化。

(6) 通过促进 Fe^{3+} 还原成可吸收的 Fe^{2+},促进铁的吸收、利用和储存,促进造血功能;还可增强凝血功能,加速血液凝固过程。

(7) 减少色素的生成,抑制异常色素沉着,使皮肤增白。维生素 C 可抑制多巴氧化、减少黑色素生成且可使皮肤中已合成的黑色素还原为无色物质。

(8) 抗老化作用 维生素 C 能增强皮肤抗紫外线的作用。

（9）深层保湿作用。

（10）抗癌作用 维生素C能阻止亚硝酸盐十二胺转变成强致癌物亚硝胺,并能中和亚硝胺类具有烷化作用的正碳离子,使其失去致癌作用;通过抑制磷酸二酯酶,增加细胞内第二信使 cAMP 的生成,有利于癌细胞转化成正常细胞;抑制透明质酸酶,减少其对结缔组织成分透明质酸的水解,抑制癌细胞的增殖扩散。

【应用】 目前临床应用十分广泛,除主治坏血病以外,在防治感冒、癌症,治疗贫血、美容祛斑、重金属中毒解救及抗炎方面均有重要辅助治疗作用。其美容方面应用如下。

（1）用于治疗黄褐斑、炎症后色素沉着斑,对雀斑效果较差。

（2）增强皮肤对紫外线的耐受性,预防晒伤及晒斑。

（3）增加皮肤结缔组织,尤其胶原的合成,保持皮肤弹性。

（4）降低皮肤敏感性,对多种过敏性皮肤病有效,如湿疹、药疹、皮炎、过敏性紫癜、银屑病等。

（5）其他:调节皮脂腺功能,防止皮肤干燥,有益于延缓颜面皱纹的出现,防止头发干枯、折断。

【不良反应及其防治】 过量可引起恶心、呕吐、腹痛、腹泻、皮肤瘙痒及血液系统、糖尿病等多方面的不良反应等,增加尿中草酸盐排泄,泌尿系结石。口服大剂量维生素C可妨碍铜、锌等离子的吸收,易致铜、锌缺乏,故大剂量应用时宜静脉滴注。

【注意事项】 长期服用应同时服用维生素 B_1 和维生素 B_{12} 以免引起后两者缺乏。葡萄糖-6-磷酸脱氢酶缺乏患者服用大剂量维生素C可引起溶血。

第三节　维生素之间的相互作用

维生素是人体六大营养要素之一,人体每日对维生素的需求量甚微,如饮食得当,机体吸收能力正常,且无特殊需要,一般都可以从饮食中获得足够的量。维生素之间既有协同或促进作用,又有拮抗作用。

一、维生素 A 与其他维生素

（1）维生素 A 与维生素 D 在自然界中相互共存,口服过量维生素 A 会干扰维生素 D 的正常吸收,使血钙和无机磷水平下降。

（2）维生素 A 与维生素 E 合用时维生素 E 可促进胡萝卜素转化为维生素 A,增加维生素 A 的吸收、利用和肝脏贮存,疗效增强,防止各种原因引起的维生素 A 过多症。食物中的维生素 A、硒或含硫氨基酸不足时,或多价不饱和脂肪酸含量增加时,则维生素 E 需要量大大增加,大剂量维生素 E 服用可耗尽维生素 A 在体内贮存。

（3）维生素 A 与维生素 K 口服维生素 A 类制剂可减少维生素 K 在肠道的吸收。过量的维生素 A 能直接阻滞各种依赖维生素 K 的凝血因子在肝脏中的合成和抑制肠道细菌合成维生素 K,导致低凝血酶原血症,其相互间有拮抗作用。

（4）维生素 A 与维生素 C 维生素 C 对维生素 A 的毒性有拮抗作用,维生素 A 中毒时,应立即停药,同时给予维生素 C 解毒,维生素 B_1 可缓解症状。慢性维生素 A 过多症的患者,维生素 C 代谢加快,需要量增加,应及时补充维生素 C。同时维生素 A 可防止维生素 C 的氧化。

二、维生素 E 与维生素 K

两者既有拮抗作用,也有协同作用。

(1)维生素 E 与维生素 K 两药合用治疗肝脏疾病,可能有协同作用。

(2)大剂量维生素 E 可减少肠道对维生素 K 的吸收,导致凝血酶原和各种凝血因子减少而出血。因此,大剂量维生素 E 可减弱维生素 K 的止血作用,停用维生素 E 后即可恢复正常。

三、维生素 C 与其他维生素

(一)维生素 C 与维生素 K_3

两者不能并用口服,亦不能配伍滴注。因两药极性较大,均溶于水,在体外或体液中相遇后,易发生氧化还原反应,维生素 C 失去电子被氧化成去氢抗坏血酸,维生素 K_3 得到电子被还原成甲萘二酚,由于结构的改变,而使两药的作用降低或消失。

(二)维生素 C 与维生素 E

维生素 C 与维生素 E 两者合用可使其抗癌作用增加,维生素 E 可保护维生素 C 不被氧化,提高机体耐力,防止衰老。

(三)维生素 C 与 B 族维生素

(1)维生素 C 与维生素 B_1 两药同时吞服或静脉注射,维生素 B_1 易被维生素 C 破坏,作用减低。

(2)维生素 C 与维生素 B_2 两药不宜合用,因维生素 C 有较强还原性,在碱性条件下易氧化失效;维生素 B_2 为两性化合物,其氧化性大于还原性;两药合用可产生氧化还原反应,维生素 C 使维生素 B_2 还原为二氢核黄素而失效,两药合用互相减效。

(3)维生素 B_3 在溶液中与维生素 C、维生素 B_2、维生素 B_9 等形成复合物,溶解度增加,并有加速维生素 B_1 分解的作用。

(4)维生素 C 与维生素 B_5 合用可提高系统性红斑狼疮疗效。维生素 C 与维生素 B_5、维生素 B_6 合用能纠正过敏反应。

(5)维生素 C 与维生素 B_6 合用,可防结石形成。维生素 C 在体内的代谢不需要酶参与而直接转化为草酸,草酸与钙、镁离子结合形成草酸结晶盐,而维生素 B_6 可预防以草酸结晶盐为主要成分的尿道结石,故每日服维生素 C 在 1 g 以上者,可酌量加服维生素 B_6(一般为 50～100 mg/d),以防结石形成。

(6)维生素 C 与维生素 B_9 不能合用,不论是两种注射液相混合,还是同服其片剂,均易发生氧化还原反应,维生素 B_9 被还原裂解生成 6-甲基蝶啶和 N-对氨基苯甲酰谷氨酸,特别在酸性环境中分解更快,从而导致两药疗效降低。

(7)维生素 C 与维生素 B_{12} 两药不能合用,维生素 C 可破坏血清及体内贮存的维生素 B_{12},也可破坏食物中或同时内服的维生素 B_{12},降低维生素 B_{12} 的生物利用度,引起维生素 B_{12} 缺乏症。

(8)烟酰胺在溶液中与维生素 C、维生素 B_2、叶酸等形成复合物,溶解度增加,并有加速维生素 B_1 分解的作用。

（9）维生素 C 与维生素 P　维生素 P 在体内可增加维生素 C 的作用,促进维生素 C 在体内蓄积;两药合用治疗出血性疾病有协同作用。

四、B 族维生素之间

（1）维生素 B_6 与维生素 B_{12} 合用可改善胃肠道对药物的耐受性,促进维生素 B_{12} 的吸收。维生素 B_6 与烟酰胺合用可治疗糙皮病。

（2）维生素 B_3 可致维生素 B_1、维生素 B_2 及胆碱缺乏症。

（3）维生素 B_1 注射液可与其他 B 族维生素及维生素 C 混合注射外,一般不宜与其他药物的注射液,特别是碱性注射液混合注射。

（4）治疗维生素 B 缺乏症,在给予复合维生素 B 片同时给予泛酸可提高疗效。

综上所述,维生素 A 与维生素 D,维生素 B 与维生素 C 分别有协同作用,而维生素 A 与维生素 B 或维生素 C 则有拮抗作用。维生素 A 与维生素 D 合用,比单用更能增强机体对感染的抵抗力。维生素 B 与维生素 C 合用比分别单用效果好。维生素 A 过多时,给予复合维生素 B,中毒现象可以减轻,若再合用维生素 C 则效果更佳。维生素 B 缺乏时,给予维生素 A 和维生素 D 症状会进一步加重。所以,摄取维生素 A 含量多的食品,即使饮用富含维生素 C 的果汁,也不会有明显的美容效果。

小结

维生素是人体内必不可少的有机化合物,大多数由体外获得。机体的每日需求量甚少,但缺乏时,可以引起各种皮肤损害性疾病,有碍美观。维生素分为脂溶性维生素和水溶性维生素两种,近年来在美容皮肤科疾病和皮肤保健方面应用日益增多,维生素的皮肤美容、消除头屑以及生发、养发的效果已被肯定。但是,大量滥用维生素亦可导致较严重的不良反应,应注意对其合理应用。

复习思考题

1. 维生素 C、E 对皮肤的作用有哪些?
2. 维生素 A 对上皮组织的作用是什么?
3. 维生素 B_5 对皮肤和毛发有何作用?

制剂与用法

维生素 A　胶丸:5000U/粒、2.5 万 U/粒。成人:1 万～5 万 U/次,3 次/天。儿童:5000U/(kg·d),口服。

维生素 AD　亲水软膏、高碳醇维生素 A 霜、维生素 A 酯霜,维生素 A 醛雌激素面膜。涂擦患处。

维生素 D　维生素 D_2 胶丸:1 万 U/粒。维生素 D_2 片:5000U/片、1 万 U/片。成人:1 万～3 万 U/天。儿童:0.5 万～1 万 U,口服。

维生素 AD　亲水软膏:3～4 次/天,涂擦患处。

维生素 E　片剂、胶丸剂:10 mg/片(粒)。注射剂:50 mg/支。口服、注射根据具体疾病不同而用量不同,可有 30～600 mg/d,甚至更高。霜剂、酊剂:0.5%～2%。3～4 次/天,涂擦患处。

维生素 K_3 注射剂:2 mg/支、4 mg/支。2～4 mg/次,2 次/天,肌内注射。片剂:2 mg/片,2～4 mg/次,2～3 次/天,口服。

维生素 B_1 片剂:5 mg/片、10 mg/片。10～30 mg/次,3 次/天,口服。注射剂:50 mg/支、100 mg/支。50～100 mg/次,2 次/天,皮下注射。

维生素 B_2 片剂:5 mg/片、10 mg/片。5 mg/次,3 次/天,口服。注射剂(核黄素磷酸钠):1 mg/支、5 mg/支、10 mg/支。10 mg/次,1 次/天,肌内或皮下注射。

核黄素 亲水软膏:0.2%,3～4 次/天,外用。

维生素 B_3 片剂:50 mg/片、100 mg/片。防止糙皮病:50～200 mg/次,3 次/天,口服。注射剂:50 mg/支、100 mg/支。防治心脏传导阻滞:300～400 mg/次,1 次/天,溶入 10% 葡萄糖溶液中静脉注射,30 天为 1 个疗程。

维生素 B_5 片剂:10 mg/片、20 mg/片。10～20 mg/次,3 次/天,口服。粉针剂:50 mg/支,用于术后腹绞痛:50 mg/次,1～3 次/天,肌内注射。软膏剂:5%。2～3 次/天,局部涂擦,1～5 周为 1 个疗程。

维生素 B_6 片剂:10 mg/片。10～20 mg/次,3 次/天,口服。注射剂:25 mg/支、50 mg/支、100 mg/支。50～100 mg/次,1 次/天,肌内注射或静脉注射。亲水软膏:0.1%～1%,3～4 次/天,涂擦患处。酯化维生素 B_6 已用于多种护肤、护发的调制,浓度为 0.1%～0.5%,防光制品浓度为 0.5%～1%。

维生素 B_{12} 注射剂:100 μg/支、250 μg/支、500 μg/支、1000 μg/支。100～500 μg/次,每日 1 次或隔日 1 次,肌内注射。

维生素 C 片剂:25 mg/片、50 mg/片、100 mg/片。100～200 mg/次,3 次/天,口服。注射剂:0.1 g/支、0.25 g/支、2.5 g/支。根据需要静脉注射 1～2 g/次,或静脉滴注 3～5 g/次,每日 1 次。化妆品应用酯化维生素 C,可制成多种护肤、美肤品,含量 1%。

复方芦丁片:每片含芦丁 20 mg、维生素 C 50 mg。

(高明春)

第八章 维Ａ酸类

第一节 概 述

维Ａ酸类药物是一类天然存在的或人工合成的具有维生素Ａ活性的视黄醇衍生物。已知维生素Ａ(视黄醇)在体内几乎全部代谢分解,可被氧化成视黄醛,再进一步氧化成维Ａ酸。它在正常上皮细胞的增殖和分化中起着重要的作用,可调节上皮细胞和其他细胞的生长和分化,抑制角化过程,还具有免疫、抑制皮脂腺分泌和抗炎等作用,对正常上皮的形成、发育及维持起着不可替代的作用。但用于治疗角化异常性皮肤病,很快发现治疗剂量的维生素Ａ常导致皮肤和黏膜上皮的改变以及神经毒性和肝毒性。为了寻找高效低毒的该类化合物,近年通过对维生素Ａ化学结构的改造,已获得众多有价值的药物,由于它们主要是维生素Ａ酸的衍生物,因此,国内学者将其译为"维Ａ酸类"。目前人工合成维Ａ酸类药物已达千余种,被广泛用于治疗各种角化异常性皮肤病、光老化性皮肤病以及多种皮肤肿瘤,并取得了较好的治疗效果。

一、基本化学结构及分类

维Ａ酸类基本化学结构一般均由环己烯环(亲脂基)、多烯侧链(烯键)和极性终末基团(羧酸基)三部分组成。天然维Ａ酸类分子结构的中间部分具有一系列双键,使其对光和氧高度不稳定,在体内能够迅速分解失活,加之异构化反应使这类化合物的体内过程变得十分复杂。改变其化学结构中任一部分均可获得许多新的衍生物,目前已合成的维Ａ酸衍生物多达2500种,按其发展过程和化学结构特征分为三代。

1. 第一代非芳香维Ａ酸类 本类化合物是将维Ａ酸基本分子结构中的极性基团加以修饰和改变而形成的不同化合物,但不含有芳香基团。常见药物有维Ａ酸、异维Ａ酸、维胺酯等。

2. 第二代单芳香维Ａ酸类 本类化合物是改变维Ａ酸类化合物中环己烯环结构而形成

的,因分子结构中含有单个芳香基团,故称之为第二代单芳香维 A 酸类。代表性药物有依曲替酯(阿维 A 酯)、依曲替酸(阿维 A)、乙基氨甲维 A 酸和二氯甲基甲氧苯乙酯维 A 酸等。这类药物的治疗指数较第一代维 A 酸高。

3. 第三代多芳香维 A 酸类 本类化合物是改变基本结构的侧链部分而形成的,分子结构中含有多个芳香基团,故称之为第三代多芳香维 A 酸类。代表性药物为芳香甲乙酯、乙炔维 A 酸乙酯(他扎罗汀)、阿达帕林等。后两种药物的化学结构改变较大,已偏离视黄醇的基本结构,但它们对受体的选择性更高。

二、基本作用

维 A 酸类药物具有多种生物学活性,如影响细胞的分化,抑制角化过程和皮脂的生成,预防和逆转鳞状上皮化生,改变免疫反应参数等。

1. 参与调控表皮细胞增殖、分化、凋亡 维 A 酸是强有力的细胞增殖分化基因表达的生物调节剂,通过选择性作用于表皮细胞的终末分化阶段,使角质形成细胞平均体积减小,从而发挥抗增殖、抗角化作用。此外,还能调节上皮细胞和其他细胞生长、分化和修复,使异常分化的角质形成细胞正常化。

2. 抗炎作用 维 A 酸类局部应用具有抗炎作用。其机制主要是抑制环加氧酶,抑制炎症介质前列腺素(PG)、白三烯的合成和释放,还可抑制炎性细胞的趋化作用。

3. 抑制皮脂腺的分泌 维 A 酸类药物可直接抑制皮脂合成和皮脂腺细胞的增殖,进而抑制皮脂产生和减少皮脂腺的大小,以影响皮脂腺的活性;抑制异常毛囊角化和抑制痤疮丙酸杆菌的生长,促进粉刺的溶解、排除。

4. 免疫调节作用 维 A 酸作用于免疫系统的 B 淋巴细胞、T 淋巴细胞、细胞因子和巨噬细胞等,对细胞免疫和体液免疫有调节作用。

5. 抗增生、抗肿瘤作用 维 A 酸类药物通过特异的糖蛋白与肿瘤细胞发生接触,并以药物的毒性导致胞浆膜及胞浆内超微结构改变,使肿瘤细胞溶解。还能阻止体内某些致癌物质的活化,抑制肿瘤的发生。研究表明,维 A 酸能通过下调明胶酶的表达抑制内皮细胞的迁移,阻止血管新生。

6. 减少表皮黑素生成 维 A 酸外用有助于减轻因光损伤所致色素过度沉着引起的损害。在多个黑色素瘤细胞系中,维 A 酸抑制酪氨酸酶的活性而减少黑素的形成,并减少黑素小体输入角质形成细胞;亦可通过角质松解和加快表皮细胞更新,使皮肤表面的黑色素脱落。

7. 护肤养颜、抗衰老 维 A 酸可抑制胶原纤维酶的活性,使皮肤柔嫩,皱纹减少,面部色素沉着消退,雀斑减轻,黄褐斑消退,皮肤光滑、细腻,从而达到美容的效果。

三、临床应用

近年来,对口服及外用维 A 酸类进行了广泛的实验和临床研究,发现某些维 A 酸及衍生物对临床中顽固性皮肤病发挥了良好的效果,为皮肤病治疗学和美容药物学开辟了一条新途径。

1. 痤疮 维 A 酸是第一个外用治疗痤疮的药物,疗效肯定且安全;异维 A 酸是治疗痤疮的首选药物。阿达帕林治疗痤疮的作用机制与全反式维 A 酸相同,但其抗炎作用和溶解粉刺作用要强于全反式维 A 酸,并且刺激性小。

2. 角化异常性皮肤病 该类药物已广泛用于治疗毛囊角化病、鱼鳞病、毛发红糠疹、毛发苔藓、掌跖角化病等各种角化异常性皮肤病,并取得了较好的治疗效果。此外,还可与皮质类固醇、维生素 D 等药物合用,以增强疗效,减少不良反应。

3. 银屑病 各种维 A 酸对银屑病均有效,内服外用均可,但不同类型的银屑病其疗效不同,而且存在明显的个体差异。目前国内使用最广泛、疗效最佳者为依曲替酯。

4. 护肤养颜 维 A 酸可使皮肤柔软、靓丽,皱纹明显减少,颜面斑状色素沉着消退,雀斑减轻,黄褐斑消退,皮肤粗糙度降低,从而达到美容效果。

5. 预防和治疗肿瘤 维 A 酸类药物对癌细胞增殖有抑制作用,在皮肤科中可用于治疗鳞状细胞癌、基底细胞癌、皮肤淋巴瘤等皮肤肿瘤。此外,全反式维 A 酸也可用于治疗扁平疣、疣状表皮发育不良等。

6. 在美容中的应用 视黄醛是天然存在的人体中的维生素 A,视黄醛外用后迅速以视黄醇酯的形式贮存,缓慢释放,只有少量的视黄醛转换成全反式维 A 酸发挥作用,避免了大剂量全反式维 A 酸所致的不良反应。外用维 A 酸的霜剂或凝胶剂对黄褐斑、日光或浅表的炎症后色素沉着斑具有良好的作用。

四、不良反应及其防治

口服维 A 酸类药物最严重的不良反应为致畸作用和胚胎毒性。异维 A 酸对孕期服药妇女的致畸胎率比自然发生率高 20 倍以上,常发生自发性流产。主要表现为小耳、无耳、面骨发育异常、肋骨缺陷、胸腺异位、脑积水和小脑等。依曲替酯和依曲替酸停药后 2 年或更长时间内仍有致畸作用。为预防致畸作用的发生,育龄妇女在用药期间及用药前后应严格避孕,并采取有力的综合性预防措施。

维 A 酸类药物可致骨骼疼痛、引起长骨重建异常、脱钙、进行性韧带钙化、肌腱嵌入、骨皮质肥厚、骨膜增厚、干骺端过早闭合和骨质疏松等。其他反应有肝功能异常、血脂异常、消化道症状、中枢症状等,但一般均为轻、中度可逆反应。用药期间应定期检查肝功能、血脂,尤其是糖尿病、肥胖症、酗酒者。对肝功能异常、高脂血症患者应慎用或禁用。

局部外用维 A 酸类药物主要有皮肤黏膜刺激症状。维 A 酸类药物外用会出现皮肤瘙痒、局部红斑、脱皮、干燥、灼热感、微痛等,常见于治疗初期,严重程度与剂量呈正相关。过敏体质的患者易发生。为减轻局部刺激性,治疗浓度需逐渐增加,忌用于皮肤较薄的皱褶部位,治疗过程中尽量避免日晒,必要时使用防光剂等。此外,皮肤屏障功能受损,唇炎最多见,发生率几乎为 100%,有 60% 以上的患者因鼻黏膜干燥而出血,部分患者因皮肤干燥而诱发瘙痒,以过敏体质和干燥症患者尤为明显。

第二节　常用维 A 酸类药物

维 A 酸类药物种类繁多,不同类别作用机制不同,给药途径各异,因此药理作用和适用范围也有所不同。

一、第一代单芳香维 A 酸类

通过改变维 A 酸基本分子结构中极性基团(羧基)修饰而得到许多不同化合物,结构中不含有芳香基团,称为第一代非芳香维 A 酸类。常见的药物包括:全反式维 A 酸,简称维 A 酸;

维 A 酸的异构体 13-顺维 A 酸,简称异维 A 酸,维胺酯等,它们均属于维生素 A 在体内的代谢后产物。

维 A 酸

维 A 酸又称视黄酸,按其立体结构,又称全反式维 A 酸,为多烯酸结构化合物,几乎不溶于水,性质活泼,遇光、空气和氧化剂易发生异构化反应。1962 年科学家研究证实,外用维 A 酸类药物替代口服维生素 A 治疗各种角化不良和角化过度性皮肤病,如寻常型鱼鳞病和光化性角化症取得良好效果,此后对维 A 酸的研究越来越多,有研究证实维 A 酸及其衍生物对体内多种生物过程均可产生影响,对皮肤病的治疗显示出巨大的潜力。

【体内过程】 口服后在小肠吸收,随后进入肝脏,在肝内代谢产生若干代谢物,如 9-顺维 A 酸和 13-顺维 A 酸等,后者与葡萄糖醛酸结合,并大部分从胆汁排出,部分形成肝肠循环。外用维 A 酸的透皮吸收作用取决于制剂所用基质,开始迅速弥散入角质层,几分钟后形成储库,再进一步弥散至表皮,其后缓慢进入真皮。外用有少量可被皮肤吸收,大面积或长期应用吸收量增加,吸收后在体内主要代谢产物和活性形式与维生素 A 相同。

维 A 酸对光敏感,外用后在皮肤表面易发生同分异构变化,部分转变为异维 A 酸。同样,异维 A 酸在光照下也容易发生部分异构化,形成全反式维 A 酸。

国内外学者研究证实,正常人口服维 A 酸 50 mg 后,$1.5 \sim 2.0$ h 达到峰浓度($88 \sim 163$ ng/mL),然后浓度迅速下降,半衰期为 $1.0 \sim 1.6$ h,在 12 h 内恢复到生理浓度水平。另有研究发现,连续服药 1 个月以上者,药物在血浆中维持有效浓度的时间缩短,达峰时间缩短并且高峰血药浓度明显下降,说明药物在体内深部组织中有大量潴留。急性早幼粒细胞白血病患者口服维 A 酸药代动力学与正常人大致相同。长期服用维 A 酸产生的各种毒副作用,也可能与其在组织中潴留增多有关。临床上用维 A 酸治疗后复发的患者对维 A 酸无效,可能与维 A 酸在体内重新分布有关。

【作用】

1. 抑制皮肤老化和光老化 维 A 酸是强有力的细胞增殖分化基因表达的生物调节剂,可通过调节表皮生长因子的丝裂原作用使表皮细胞 DNA 和有丝分裂指数增加,诱导表皮增生,使颗粒层和棘细胞层增厚,对表皮、真皮的老化性损伤有较深远的影响,具有抗氧化、脱色、抗增殖、溶解角质等作用。长期应用其霜剂能使老化皮肤的临床症状和病理发生改变,使许多结构紊乱得以修复,损伤出现好转或消退。局部涂药对皮肤的穿透性强,能明显增强表皮细胞的更新。

2. 减少表皮黑色素 在多个黑色素瘤细胞系中,维 A 酸抑制酪氨酸酶的活性而减少黑色素的生成,并抑制黑素小体输入角质形成细胞。本品外用有助于减轻因光损伤所致色素过度沉着引起的伤害,减轻皮肤色素沉着,保护皮肤免受光损害。

3. 抑制皮脂分泌 维 A 酸是皮脂细胞增殖和脂类合成的抑制剂,动物和人的研究证实,维 A 酸通过抑制皮脂的合成和减小皮脂腺的大小以影响皮脂腺的分泌。

4. 抗炎及免疫调节作用 维 A 酸能抑制中性粒细胞游走,抑制花生四烯酸及其代谢产物的产生,抑制中性粒细胞产生白三烯,阻碍溶酶体酶的释放,从而发挥抗炎作用。还可以作用于免疫系统的 B 淋巴细胞、T 淋巴细胞、细胞因子和巨噬细胞,对体液免疫及细胞免疫均有调节作用,低剂量有免疫刺激作用,高剂量有免疫抑制作用。

5. 抗癌作用 维 A 酸还可以阻止体内某些致癌物质的活化,有防癌作用。

【应用】

1. 治疗寻常性痤疮 该药能抑制粉刺形成并促进粉刺溶解,增加毛囊皮脂腺导管细胞有丝分裂活动,使毛囊漏斗部角质形成细胞转化率增加,加速粉刺排除。还能降低粉刺内角质形成细胞的黏聚力,减少非炎症损害并防止炎症损害的发生。维 A 酸是本类药物中第一个外用治疗痤疮的药物,疗效显著且安全。

2. 治疗角化异常性皮肤病 治疗各型鱼鳞病、毛囊角化症、扁平苔癣、白斑、黄褐斑、毛发红糠疹、面部单纯糠疹、掌跖角化病等角化异常性皮肤病,效果较好。

3. 辅助治疗 用于银屑病、多发性寻常疣、皮肤基底细胞癌的辅助治疗。

4. 美容护肤 维 A 酸可抑制胶原纤维酶的活性,使皮肤柔嫩,皱纹减少,面部色素沉着消退,雀斑减轻,黄褐斑消退,皮肤光滑、细腻,从而达到美容的效果。

5. 脱发 0.025% 的维 A 酸与 0.5% 的米诺地尔合用,用于脱发的治疗。

【不良反应及其防治】 内服毒副作用大,出现头痛、头晕、口干、唇炎、皮肤脱屑等不良反应,还可引起血脂升高、肝损害、骨骼损害等,减量或同服谷维素、维生素 B_1、维生素 B_6 等药物可使反应减轻或消失。还可引起肝损害,肝、肾功能不良者慎用。有致畸和胚胎毒性作用,禁用于孕妇。

外用可引起皮肤黏膜反应,主要表现为局部红斑、脱皮、干燥、瘙痒、灼痛等刺激症状,与剂量有关。多发生在外用的第 1 个月,此后逐渐减轻。因此外用浓度不宜过大,以 0.3% 以下为宜。

【注意事项】 维 A 酸不宜用于急性皮炎、湿疹等疾病。与其他药物如皮质激素、抗生素合用,可以增加疗效。

异维 A 酸

异维 A 酸又称 13-顺维 A 酸,系维 A 酸的异构体。治疗指数为维 A 酸的 2.5 倍。

【体内过程】 口服后迅速由肠道吸收,首关效应明显,生物利用度约为 25%,与食物同服其生物利用度比空腹服增加 2 倍。30 min 血中可测得异维 A 酸,2～4 h 达到峰浓度。进入血液中与白蛋白结合,分布在肝、肾、输尿管、卵巢与泪腺等许多组织中。半衰期为 10～20 h,在肝脏或肠壁代谢,以原型及代谢产物的形式由肾脏和胆汁排出,血药浓度存在双峰现象,说明存在肝肠循环。本品在体内可发生氧化代谢,主要代谢物为 4-氧异维 A 酸,给药后 6 h 该代谢物浓度已超过原型药。血液中还发现微量的维 A 酸和 4-氧维 A 酸。几乎 50% 的给药剂量以结合型代谢物形式从胆汁和尿中排泄。

【作用】

1. 抗角化、抗增生 该药对细胞的增殖和分化具有极强的抑制作用,机制如下。①减少患者皮肤多胺的含量,能增强正常细胞的自身修复能力而使癌变停止,并能降低银屑病皮损的增生,因此具有抗增生作用。②调节表皮细胞的终末分化阶段,使角质形成细胞数目减少,平均体积减小,从而发挥抗角化作用。

2. 免疫调节作用 对细胞免疫和体液免疫均有调节作用,低剂量有免疫刺激作用,高剂量有免疫抑制作用,能辅助抗体的产生,增强同种异体移植的排斥反应。

3. 抑制皮脂生成 本品呈剂量依赖性地抑制皮脂分泌,1.0～0.5 mg/kg 抑制作用最明显,可使皮脂分泌减少 70%～80%。机制是使基底细胞成熟过程延长,从而使皮脂腺细胞数目减少,体积减小,缩小皮脂腺组织,抑制皮脂腺活性,减少皮脂分泌。

4. 其他作用 异维 A 酸还具有抗炎,减少痤疮丙酸杆菌数目,抑制超氧阴离子生成,抑制胶原酶和明胶酶生成及鸟氨酸脱羧酶的活性,抑制肿瘤发生,减少表皮黑素细胞形成等作用。

【应用】 异维 A 酸是治疗痤疮的首选药物,特别对重度顽固囊肿性痤疮及聚合性痤疮有很好的疗效,消退率为 80%,优于芳香维 A 酸(消退率为 20%);在 FDA 批准系统应用的维 A 酸中,只有异维 A 酸具有疗效。重度痤疮(包括结节型和囊肿型痤疮)口服异维 A 酸 8 周内显效,轻度和中度痤疮间歇冲击疗法治疗 1 周,每个月用药 1 周,连用 6 个月。副作用轻微,复发率较低。对毛发红糠疹、红斑狼疮、硬皮病、多发性脂囊瘤、酒渣鼻、革兰阴性菌毛囊炎、扁平苔癣等也有一定的治疗作用。但对银屑病效果差。

【不良反应及其防治】 异维 A 酸的毒副作用低于维 A 酸。

1. 皮肤黏膜改变 这是口服异维 A 酸最常见的不良反应,发生率与剂量呈正相关。唇炎最常见,表现为口唇黏膜干燥、皲裂、脱皮、出血,类似于剥脱性皮炎。30%～50% 患者鼻黏膜干燥、出血、皮肤干燥瘙痒、眼干燥、眼结膜炎,尤以过敏体质患者明显。

2. 引起骨质疏松等 长期应用可引起骨质疏松,骨骺闭锁,骨生长迟缓等。儿童与少年长期应用时每 6～12 个月应做腰部与长骨的 X 射线检查。以剂量 1～2 mg/(kg・d) 和疗程 4～5 个月为宜。口服治疗痤疮时,约 10% 患者检出骨肥大。应避免与糖皮质激素和其他维 A 酸类(包括维生素 A)同用。

3. 其他不良反应 有头痛、头昏、困倦、肌痛、肝损害、致畸作用等。主要发生在脊椎系统、中枢神经系统和内脏。胚胎毒性表现为流产和死产。异维 A 酸致畸率为 25.6%,妊娠前 4 周以及妊娠 3 个月内应禁用此药。

二、第二代单芳香维 A 酸类

该类药物通过改变维 A 酸类化合物中环己烯环结构而形成,由于它的分子结构中含有单个芳香基团,故称为第二代单芳香维 A 酸类,代表药物有依曲替酯、依曲替酸、乙基氨甲维 A 酸等。

依曲替酯

依曲替酯,即三甲基甲氧苯维 A 酸乙酯,又称芳香维 A 酸、阿维 A 酯、银屑灵,为人工合成的第一个芳香性维 A 酸,它的问世标志着严重银屑病和其他皮肤病治疗学的突破,该药治疗指数高使其在临床上得到广泛应用。

【体内过程】 口服吸收好,1 h 血中可检测出,2～4 h 血药浓度达峰值。口服生物利用度约为 40%,原药及其主要代谢物依曲替酸与血浆蛋白结合率达 98%。前者主要与脂蛋白结合,后者主要与白蛋白结合。可透过胎盘屏障,并能分泌至乳汁中。本药脂溶性高,易蓄积于皮下脂肪组织中,在用药期间及停药后 6～12 个月血中仍可测出该药,单次给药半衰期为 6～13 h,长期服用半衰期为 120 d。

【作用】

1. 抗角化作用 该药具有抑制上皮细胞的异常增殖和分化,促进上皮组织正常的角化过程,能够溶解角质,使皮肤过度角化逆转,以上作用与本品抑制多肽激素有关。在皮肤中,本品可减少颗粒层葡萄糖 6-磷酸脱氢酶的活性,并可抑制细胞溶酶体释放和中性粒细胞趋化性,以调节角化的后阶段,使表皮恢复正常代谢,并使角质形成细胞数目减少,平均体积明显缩小。

2. 免疫调节作用　低剂量有免疫刺激作用,高剂量有免疫抑制作用。

3. 抗肿瘤作用　通过特异的糖蛋白与肿瘤细胞接触,并以药物的毒性导致胞浆膜及胞浆内超微结构改变,使肿瘤细胞溶解。

【应用】　主要用于治疗严重银屑病,尤其是对脓疱型和红皮病型银屑病疗效好。但不能根治,停药后常有复发。对痤疮、各型先天性鱼鳞病、红斑角化症、毛发红糠疹、扁平苔癣、掌跖角化病、跖疣等角化性皮肤病及角层下脓疱病、掌跖脓疱病等无菌脓疱性皮肤病均有效。还可用于多种皮肤、黏膜癌及癌前病变,如鳞癌、基底细胞癌、食道癌以及黏膜白斑、日光性角化病等。

【不良反应及其防治】　不良反应较轻,常见的有皮肤和黏膜干燥、唇炎、掌跖脱屑及瘙痒,偶见脱发、鼻出血、嗜睡、恶心、呕吐。部分病例可出现肝功能异常、血脂升高,停药后均可恢复。有致畸作用,最好不用于生育期妇女,如必须服用,在服药期间及停药 1 年内绝对禁止怀孕。

依 曲 替 酸

依曲替酸(阿维 A 酸,三甲基甲氧苯维 A 酸),系依曲替酯在体内水解形成的活性代谢产物。

【体内过程】　依曲替酯是依曲替酸的前体药物,依曲替酸在体内缺乏稳定性,又可互变为 13-顺依曲替酸。口服后 1～4 h 血药浓度达峰值,其口服生物利用度差异较大(36%～90%),与食物同服和提高生物利用度。血浆白蛋白结合率可超过 99%,通过同分异构作用、葡萄糖醛酸化作用以及侧链分裂而被代谢,其代谢物由肾脏和胆汁排泄。与原药依曲替酯相比,本品主要特点是消除较迅速,单次给药半衰期仅为 2 h,多次给药半衰期为 55～60 h。

【作用和应用】　依曲替酸可调节皮肤的增生和分化,使角化过度的表皮正常化,主要用于治疗中、重度银屑病。尤其对红皮病、脓包型银屑病、掌跖脓包病疗效较好,单独应用治疗重度慢性斑块型银屑病疗效较差。依曲替酸和光化疗法联合治疗银屑病与单剂治疗相比,可以增强疗效,降低治疗频率和药物累积量,患者耐受性更好,更为便利、经济,长期治疗更为安全。有报道称,本品对红斑狼疮,尤其是对盘状红斑狼疮、亚急性皮肤型红斑狼疮、环形肉芽肿、扁平苔藓和毛发红糠疹等有一定疗效。

【不良反应及其防治】　最常见的副作用是黏膜刺激症状,例如眼干、皮肤脱屑和血清甘油三酯水平升高,而服用降脂药物可以控制血脂水平。依曲替酸系统性治疗一年以上有可能产生不可逆的骨质改变如骨质疏松和骨肥厚。儿童患者使用期间要密切监测骨改变。依曲替酯会引起患者眼睛疼痛、视力下降,使患者对隐形眼镜的耐受力下降。由于有致畸作用,服药期间及停药后两年内要采取避孕措施。依曲替酸可使转氨酶升高,但急性肝毒性反应罕见。此外,患者在治疗期间及停药后一年内不能献血;避免使用四环素、角质层剥脱剂、过度暴晒和服用大剂量维生素 A。糖尿病、肥胖症、酗酒和脂类代谢异常者慎用。

三、多芳香维 A 酸类

第三代多芳香维 A 酸类药物是通过改变基本结构的侧链部分而形成的,分子结构中含有多个芳香基团,因此称为第三代多芳香维 A 酸类。主要包括阿达帕林、他扎罗汀、芳香甲乙酯和贝占罗汀。

阿 达 帕 林

阿达帕林,化学名为 6[3-(1-金刚烷基)-4-甲基苯基]-2-萘甲酸,是将维 A 酸中间结构的烯键部分直链环化而得到的具视黄醇样活性的萘甲酸类衍生物。由于分子中的烯直链被萘替换,增强了分子结构的刚性,其化学及光化学性质稳定,在空气和光照下不易分解。阿达帕林分子中引入了一个亲脂性较强的金刚烷-甲氧苯基部分,此药效基团使该化合物具有特殊的生物效应。

【体内过程】　阿达帕林脂溶性强,易溶于皮脂,毛囊中含量高。实验证实,无毛大鼠局部涂用醇性或水性 0.3% 阿达帕林凝胶,24 h 后在角质层、表皮和真皮分别为局部给药剂量的 6%、0.8% 和 1.4%,说明本品具有较好的皮肤渗透性,多渗透至毛囊皮脂腺,但经皮吸收进入体循环量极少。

【作用】

1. 抗痤疮作用　本品能选择性地作用于毛囊角质形成细胞的终末分化阶段,并能纠正表皮的异常角化和分化,通过调节毛囊上皮细胞的分化,减少微粉刺的形成,有溶解粉刺作用,从而抑制痤疮的发生。体外试验表明本品在调节细胞分化过程中活性较全反式维 A 酸强 3 倍以上。

2. 抗炎作用　本品具有中等强度的局部抗炎作用,其作用机制主要是抑制环加氧酶活性,减少炎症介质 PG 的合成和释放,同时可抑制炎症细胞的趋化,亦可抑制 5 和 15-脂氧化酶,从而减少白三烯类的合成和释放,可改善炎性皮损,使痤疮消退。抗炎作用与戊酸倍他米松及消炎痛类似而明显高于其他外用维 A 酸类药物。

【应用】　阿达帕林溶解粉刺作用强,刺激性小,患者依从性好,外用主要用于治疗痤疮,适合多粉刺型及轻度丘疹脓疱型。临床试验表明外用其 0.1% 凝胶或洗剂,其作用类似于或优于 0.025% 全反式维 A 酸。患有轻到中度痤疮的患者外用后,其面部的非炎性、炎症性以及总皮损的数目均减少。

【不良反应及其防治】　性质稳定,无光毒性。外用仅有皮肤刺激症状,如红斑、灼烧感,减少用药次数或暂时停药可减轻症状。该药几乎不会进入体循环,所以外用无全身性不良反应。破损皮肤或皮炎湿疹部位不能使用。正在使用表皮剥脱剂的患者,应等待皮肤刺激反应完全消退后方可使用。

乙炔维 A 酸乙酯

乙炔维 A 酸乙酯别名他扎罗汀,为首个依据受体选择性研制的第三代维 A 酸类化合物。其化学结构具有以下特征:①本品以他扎罗汀酸为前体,具有酯型结构,该结构使其具有较高的治疗指数;②本品无异构体,因其结构中含有线性三键系统,与全反式维 A 酸不同;③分子中引入烟酸结构,促使药物在体内迅速代谢为活性游离酸形式,降低了药物在体内的蓄积以及亲脂性维 A 酸在体内半衰期过长的问题;④亲脂环状结构中引入硫原子,加速了药物在体内氧化失活过程。

【体内过程】　本品外用生物利用度低,经皮吸收进入体循环的药量极少,外用治疗痤疮时,血浆药物浓度低于 1 μg/L,银屑病皮损在非封包条件下其全身吸收量小于 1%。该药在体内迅速被酯酶代谢为活性的他扎罗汀酸,后者进一步代谢为非活性的亚砜和砜类化合物,经尿、粪便排出体外,脂肪中蓄积量极少。他扎罗汀体内消除快,半衰期为 2~18 min,他扎罗汀酸为 1~2 h,亚砜和砜类代谢物为 16 h。

【作用】

本品具有较高的受体选择性,其本身不与维 A 酸核受体结合,其活性代谢产物他扎罗汀酸与维 A 酸核受体有高度亲和力。其药理作用主要有以下几个方面。

1. 抑制细胞增殖和分化 能选择性地作用于毛囊细胞角质形成细胞的终末分化阶段,下调表皮生长因子受体、鸟氨酸脱羧酶、谷氨酰胺转移酶等多种细胞增殖标志物的过度表达,能拮抗干扰素-γ 对角质形成细胞或细胞因子的诱导作用,从而抑制细胞增殖和分化。

2. 抗炎作用 本品具有局部抗炎作用,其机制主要与抑制人多核白细胞的化学趋化反应有关,并可通过抑制花生四烯酸经环氧化酶、脂氧化酶途径转化为致炎介质如前列腺素和白三烯等的生成。此作用与戊酸倍他米松和吲哚美辛类似,明显高于其他外用维 A 酸类药物。

3. 抗痤疮作用 外用具有溶解粉刺、抑制痤疮丙酸杆菌的作用,并能纠正表皮细胞异常分化和表皮异常角化,进而抑制痤疮的发生。

【应用】

1. 银屑病 本药 0.1% 凝胶制剂主要用于银屑病的治疗,对轻、中度斑块型银屑病疗效好,可使症状明显好转,并促进皮损消退。先用高浓度的他扎罗汀,见效后,用低浓度药物维持。外用治疗银屑病有效率达 86%,大多数患者用药后 1 周见效,12 周达到最高治疗效果。

2. 痤疮 主要治疗粉刺、丘疹和脓包型轻中度寻常型痤疮,刺激性小,患者依从性好。

3. 其他 可有效治疗角化异常性疾病,如毛囊角化症、融合性网状乳头瘤病、层板状鱼鳞病、寻常型鱼鳞病、黑棘皮病等。

【不良反应】 本品多数为外用制品,体内生物利用度低,清除迅速,故不良反应少而轻,主要表现为轻、中度皮肤刺激症状,如瘙痒、烧灼、刺痛和红斑等。动物实验表明,该药外用无致畸和致突变作用,但长期大剂量口服可致畸,因此育龄妇女用药应避孕。如皮肤出现瘙痒等刺激症状,尽量避免搔抓,可涂抹适量润肤剂,症状严重时应停药或隔日使用。

芳香甲乙酯

芳香甲乙酯即芳香维 A 酸乙酯,分子侧链上含有两个芳香环,属于多芳香维 A 酸类,具有强大的抗角化功能,对银屑病有特效。

【作用与应用】 芳香甲乙酯抗银屑病的机制主要是对细胞增殖和分化的调控作用。动物实验和细胞培养证明该药能影响核苷酸转录过程,抑制 DNA 合成和细胞增殖。主要用于对阿维 A 酯效果不佳的严重患者,包括关节型银屑病和严重寻常型银屑病。

【不良反应】 常见的不良反应较轻,主要为口干、眼干燥、手足脱皮、皮肤瘙痒等,口服会产生致畸作用,因此育龄妇女禁用。

小结

维 A 酸类药物按其发展过程和化学结构分为三代,包括非芳香维 A 酸类、单芳香维 A 酸类、多芳香维 A 酸类。本类药物能有效调节角质形成细胞的增殖与分化,抑制角化过程,并具有调节免疫,抑制皮脂分泌、护肤养颜等作用。临床上主要用于治疗痤疮、银屑病、角化性皮肤病、日光性皮炎和美容治疗等,常采用外用给药途径,主要有皮肤黏膜刺激症状。最严重的不良反应为致畸作用和胚胎毒性。

复习思考题

1. 简述维 A 酸类药物的基本作用。
2. 分别叙述各代维 A 酸类药物的作用、临床应用及不良反应。

制剂与用法

维 A 酸　胶囊和片剂:5 mg/片、10 mg/片、20 mg/片。10 mg/次,2～3 次/天,口服。洗剂、凝胶、霜剂和乳剂:0.025%～0.1%。2 次/天,局部涂查或遵医嘱。

异维 A 酸　胶囊和胶丸:2.5 mg/粒、5 mg/粒、10 mg/粒、20 mg/粒。常用剂量为 1～2 mg/(kg·d),2 次/天,口服。霜剂:0.05、0.1%。2 次/天,局部涂查或遵医嘱。

依曲替酯　胶囊剂:10 mg/粒、25 mg/粒。剂量一般为 1 mg/(kg·d),分 2～3 次口服。维持量为 10～25 mg/d。

依曲替酸　胶囊剂:10 mg/粒、25 mg/粒。25～50 mg/d,分 2～3 次口服。

芳香甲乙酯　0.1～0.4 mg/次,1 次/周,口服。

阿达帕林　凝胶剂:0.1%。1 次/天,局部涂于痤疮部位。

乙炔维 A 酸乙酯　凝胶剂:0.05% 和 0.1%。1 次/天,外用。

(高明春)

第九章 生物制剂

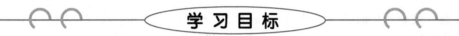
生物制剂是指利用基因工程、细胞工程或抗体工程等现代生物技术生产的源自生物体内的天然物质,用于预防、诊断或治疗疾病。现代生物工程技术的飞速发展,以及生物工程技术向医学整形及美容化妆品制造领域的渗透和广泛应用,给整形外科学、美容化妆品学等学科都带来了全新的发展机遇。目前,用于美容的生物制剂主要有细胞因子、核酸类、酶类等。

第一节 细胞因子

细胞因子(cytokine,CK)是由人体内活化细胞分泌的具有高活性、多功能的可溶性多肽、蛋白质或糖蛋白,是体内细胞间相互调控的介质,能够调节细胞的分化和增值,诱导细胞充分发挥其功能,在机体的生长发育、免疫应答和炎症反应中起着重要作用。

干 扰 素

干扰素(interferon,IFN)是最先发现的细胞因子,因具有干扰病毒感染和复制的能力,故称为干扰素。根据来源和理化性质,可将干扰素分为白细胞干扰素(IFN-α)、成纤维细胞干扰素(IFN-β)和 T 淋巴细胞干扰素(IFN-γ)三种类型。IFN-α 和 IFN-β 也称为 Ⅰ 型干扰素,IFN-γ 称为 Ⅱ 型干扰素。

【作用】 IFN 有抗病毒、抗细胞增殖和免疫调节作用。

1. 广谱抗病毒作用 对所有 RNA 病毒、DNA 病毒均有抑制作用。

2. 抗肿瘤细胞增殖作用 对肿瘤细胞有直接抑制其生长、繁殖作用。

3. 免疫调节作用 ①调节 NK 细胞杀伤活性;②激活 B 细胞,促进抗体的生成;③激活单核细胞的吞噬功能;④诱导白细胞介素、肿瘤坏死因子的产生。

【应用】

1. 慢性肝炎 能使轻度慢性肝炎患者的转氨酶恢复正常,病理组织学好转,重者缓解病情。

2. 恶性肿瘤 IFN-α 是治疗多细胞白血病首选药,也用于慢性白血病的治疗。

3. 皮肤科应用 IFN-β 能抑制胶原蛋白和 IgE 抗体的生成,临床上常用于治疗硬皮病、瘢痕病、高 IgE 综合征、特发性皮炎等。

4. 其他 获得性免疫缺陷综合征;IFN-γ 用于治疗类风湿关节炎。

【不良反应】 IFN 的不良反应因给药途径、制剂的纯度和种类、疗程的长短而异。

1. 流感样症状 常见的有发热、寒战、疲乏、厌食等症状,多见于大剂量早期使用时。随着用药时间延长,其发生率减少,停药 1～2 d 后症状完全消失。

2. 胃肠道反应 恶心、呕吐,少数有腹泻、腹痛症状。

3. 神经系统反应 1/3 的患者出现嗜睡、精神紊乱,有的出现肌痛。大剂量应用时,60 岁以上者易于发生。用药一段时间后,此类不良反应减少,停药 1～2 周可完全恢复正常。

4. 心血管系统反应 如低血压、心动过速等,与剂量及年龄有关。

5. 其他 有皮疹、脱发、肝功能损害、白细胞减少等,与剂量有关;少数有血小板减少、血红蛋白减少等。

【注意事项】 泼尼松或其他糖皮质激素可降低干扰素生物活性;用前必须做过敏试验,以防发生过敏性休克;严重肝、肾功能不全,骨髓抑制,心肌梗死,重症高血压,脑血管疾病患者慎用。

表皮生长因子

1962 年,美国 S.Cohen 博士发现小鼠身上一活性物质可直接促进表皮生长,将其命名为"表皮生长因子"(epidermal growth factor,EGF),并因此获得 1986 年诺贝尔生理学和医学奖。EGF 是一类广泛存在于人和动物皮肤、黏膜和唾液中的小分子多肽,现已有重组人表皮生长因子。不同来源的 EGF 都有增加细胞内 DNA、RNA 和蛋白质的合成,促进细胞增殖和组织生长的作用。

【作用与应用】 表皮生长因子能从细胞内部调节皮肤组织细胞营养水平,促进物质转运、合成和代谢,使新生的细胞迅速代替衰老凋亡的细胞,从而降低构成皮肤组织的细胞平均年龄,使皮肤弹性增强并延缓衰老。具有抗溃疡、促进角膜创伤修复和皮肤创伤愈合的作用,还可以促进皮肤表皮细胞的新陈代谢,具有消炎和镇痛作用。因此用于美容和皮肤护理可获得良好的美容保健效果,在一定程度上可防治痤疮和黄褐斑等。通过加速皮肤细胞的新陈代谢,对颜色较深的皮肤和各种皮肤瘢痕达到修复美化作用。

临床主要用于治疗烧伤面(包括Ⅰ度、深Ⅱ度,肉芽创面)、溃疡创面(如口腔、胃肠等)、新鲜创面(如外伤、手术创伤、整容等),以及糖尿病坏疽。表皮生长因子作为生物添加剂用于美容护肤品中,可以改善和提高美容护肤品的质量,在国际上这种美容制品非常流行。这类产品可以促进人体皮肤新陈代谢,重组皮肤表皮,改进皮肤结构,延缓皮肤衰老,减少皮肤皱纹,防止皮肤毛囊发炎,并对受损皮肤提供养分。

【不良反应】 不良反应较少,仅见极轻微皮肤刺激反应和一过性的轻微疼痛。

碱性成纤维细胞生长因子

【作用与应用】 碱性成纤维细胞生长因子(bFGF)是具有广泛功能的细胞因子,对多种细胞有刺激效应。外用治疗烧伤和外周神经系统疾病。在霜剂中加入 EGF 和 bFGF 能促进表皮、真皮中细胞的增殖与分化,使面容饱满,皱纹减少,面色红润。但时间不宜太长,剂量不宜过大,因为 EGF 可引起角化过度,bFGF 能增加黑素分泌。

第二节 核 酸 类

免疫核糖核酸

免疫核糖核酸(immuneRNA,iRNA)是采取抗原免疫的动物的脾、淋巴结,分离淋巴细胞而提取的核糖核酸。患者注射后可获得体液免疫及细胞免疫。目前主要用于恶性肿瘤的辅助治疗,也适用于慢性乙型肝炎和流行性乙脑等疾病。

瘦 素

瘦素(leptin)是肥胖基因的表达产物,它可以抑制过食,增加能量消耗,促进脂肪分解,治疗肥胖症。

第三节 酶类及其他类

超氧化物歧化酶

超氧化物歧化酶(superoxide dismutase,SOD)又称抗氧化酶或抗衰酶,它广泛存在于自然界一切生物体内,目前能从原生动物、海洋生物、微生物、昆虫类、鱼类、蔬菜、野生植物及其他高等植物和哺乳动物的脏器、组织细胞中分离提取出 SOD。目前有基因工程重组人 SOD。SOD 能特异性地清除体内具有细胞毒性的超氧阴离子自由基,保护皮肤中具有保湿作用的透明质酸酶不被破坏,调节体内的氧化代谢,达到抗衰老的目的。SOD 应用广泛,化妆品中亦多应用。

【体内过程】 采用肠溶片或脂质体包裹技术可使 SOD 口服通过胃进入小肠吸收,可通过肠系膜下毛细淋巴管经淋巴循环或汇流至静脉经血液循环到达各个组织器官,免除肝脏首过效应的影响,最后经肾脏排出。SOD 作为完整分子吸收的生物利用度低,半衰期短。但外源性 SOD 在生物体内的降解产物可诱发内源性 SOD 的产生,提高生物体内整体 SOD 水平。

【作用与应用】

1. 抗炎作用 SOD 对角叉菜胶、巴豆油、蛋清引起的炎症反应以及佐剂关节炎都有显著的抗炎作用,并呈剂量依赖性。其抗炎作用对防治皮肤病有一定疗效,也可治疗骨关节炎、类风湿关节炎。

2. 抗自由基 SOD 能专门清除生物体内有害的超氧阴离子自由基,防治由其引起的各种疾病,如癌症、老年性白内障、自身免疫性疾病以及各种皮肤病。

3. 延缓皮肤衰老 衰老的基本特征:皮肤脂褐质积聚,体内 SOD 水平逐渐降低,各种自由基引发脂质过氧化产生脂质过氧化物(LPO)。超氧阴离子自由基是最初的引发剂,SOD 是专门清除超氧阴离子自由基的酶,能有效地防止脂质过氧化,延缓皮肤衰老,有祛斑、抗皱作用。

4. 抗辐射作用 对辐射所致的脂质过氧化、红细胞损伤及全身照射小鼠的存活率有明显的保护作用。对放射疗法引起的不良反应有抑制作用,且能减轻放射疗法引起的口腔黏膜、脏器及全身的副作用。这一作用的产生来自于进入细胞内的 SOD 的功能,外源性 SOD 可适当补充因辐射导致的内源性 SOD 的失活和消耗。

5. 防晒作用 光照使皮肤变黑的主要原因是氧自由基损害,SOD 可有效防止皮肤受电离辐射(特别是紫外线)的损伤,从而产生防晒效果。

6. 抑制瘢痕增生 SOD 具有一定的防治瘢痕形成的作用。

7. 抗溃疡作用 SOD 能抑制应激、结扎幽门和阿司匹林性胃溃疡的形成,降低溃疡形成中丙二醛(MDA)含量,保护胃黏膜上皮,促进其黏液的分泌。

【不良反应】 本品较安全,无明显毒副作用。

胶 原 蛋 白

胶原蛋白(collagen)广泛存在于动物细胞中,是动物结缔组织中最主要的一种结构性蛋白质。人体蛋白质中有 30%～40% 是胶原蛋白,成年人身体中大约有 3 kg 胶原蛋白,主要存在于皮肤,是表皮的主要成分,亦广泛存在于肌肉、骨骼、牙齿、内脏等。药用胶原蛋白来源较多,主要原料来自于牛、猪、家禽及鱼类的皮肤、骨骼等组织。

【作用与应用】

本品能吸收大量水分,在皮肤表面形成保护膜,对皮肤具有良好的保湿性,并补充皮肤中流失的胶原,重整皮肤纤维组织结构,促进细胞新陈代谢,使皮肤柔润光滑,富有弹性,皱纹得到舒展,延缓皮肤老化。本品可以诱导血管内皮细胞生长,加快血管化速度,促进血液循环,使面部红润,消除皱纹,增加皮肤弹性。此外还可以减少黑色素的生成,改善晦暗肤色,美白皮肤。

本品常与生长因子配合使用,加速损伤部位的皮肤修复,使皮肤细嫩,不留瘢痕。长期使用可使皮肤柔软、有光泽,消除皮肤皱纹,淡化色斑及美白。对老年人的眉间纹、额纹、鼻唇沟过深有良好的改善作用。对面部畸形,也可注射矫正。注射给药,疗效维持 3～9 个月,根据情况需要重复注射。

【不良反应】 外用制剂安全、无毒、无刺激性。局部注射反应较轻,可出现皮疹、红斑等过敏症状,通常发生在注射后几天,一般可自行消退,必要时用糖皮质激素类和抗组胺药,以缓解症状。

肉毒杆菌毒素

肉毒杆菌毒素(Botulinum Toxin,BTX)也被称为肉毒毒素或肉毒杆菌素,是由肉毒杆菌在繁殖过程中所产生的一种神经毒素蛋白。依其毒性和抗原性不同,分 A、B、C、D、E、F、G、H 八种类型。肉毒杆菌毒素是毒性最强的天然物质之一,也是世界上最毒的蛋白质之一。纯化结晶的肉毒毒素 1 mg 能杀死 2 亿只小鼠,对人的 LD_{50} 为 40 IU/kg。其性质稳定,易于生产、提纯和精制,最早被利用于实验研究及临床。

【作用与应用】

由于肉毒杆菌毒素是一种神经麻醉剂,能使肌肉暂时麻痹,医学界自 1979 年第 1 次将其作为一种治疗药物应用于临床治疗斜视,至今已有 30 多年的历史,目前已发展为治疗各种局限性张力障碍性疾病,其疗效稳定而可靠。

起初,医生将肉毒杆菌毒素用于治疗面部痉挛和其他肌肉运动紊乱症,用它来麻痹肌肉神经,以此达到停止肌肉痉挛的目的。治疗过程中医生们发现,肉毒杆菌毒素在消除皱纹方面具有更加显著的功效。很快,注射肉毒杆菌毒素的美容手术应运而生,并迅速风靡全球。

肉毒杆菌毒素通过麻痹松弛的皮下神经,可以在一段时间内消除皱纹或者避免皱纹的生成,从而达到美容的效果。肉毒杆菌毒素是只有好莱坞女星和名媛太太们才能长年消费得起的奢侈品。

肉毒杆菌毒素注射手术有一定风险,必须要由专业的皮肤科医生或颜面整形医师施行,才比较安全可靠,一般意义上的美容院应该不具备这种能力。

【不良反应】 肉毒杆菌毒素不是万能药物,毕竟是一种毒素,有副作用。肉毒杆菌毒素是由于麻痹了肌肉使得肌肉没有跳动能力而消除了皱纹,所以偶尔会产生头痛、过敏、复视、表情不自然的不良反应。这仅仅是对正常人来说的,对于特殊人群来说,有五类人不能使用肉毒杆菌毒素去皱美容:①孕妇、哺乳期妇女;②重症肌无力症、多发性硬化症患者;③上睑下垂患者;④身体非常瘦弱,有心、肝、肾等内脏疾病的人;⑤过敏体质者。

玻 尿 酸

玻尿酸(Hyaluronic acid, HA)也称透明质酸,是一种高分子多醣,大量存在于人体的结缔组织及真皮层中。本品为一种透明的胶状物质,具有强大的保湿功能,1 g 玻尿酸可以吸收 500 mL 的水分,相当于甘油 500 倍吸水能力。玻尿酸在人类皮肤的真皮层中扮演了基质的重要角色,无论是组织结构上整体的保养还是细胞之间的运送都具有很重要的功能。根据维持时间不同,分为小颗粒与大颗粒玻尿酸,此外有化妆品级和医药级之分。玻尿酸是目前自然界中发现的能用于化妆品的保湿性能最好的物质,被国际上称为理想的天然保湿因子。

【作用与应用】
玻尿酸主要用于医疗和美容两大领域,大有取代胶原蛋白、肉毒杆菌毒素之势。注射玻尿酸美容有除皱以及延缓肌肤衰老的作用,这是由于玻尿酸中含有多种营养物质,具有补充肌肤胶原蛋白以及促进肌肤重新加速新陈代谢的作用。通过注射玻尿酸可以有效地解决多种皱纹:眉间纹、鱼尾纹、嘴角纹及法令纹等。人的嘴唇会随着年龄的老化而萎缩,出现皱纹,嘴角也会因老化而出现下垂的现象,玻尿酸填充丰唇获得了一定的好评;人的老化会造成皮下组织分布的改变,颞部、脸颊、眼眶和嘴唇周围均会凹陷,还会出现法令纹,玻尿酸用于面部填充受到欢迎,效果也比较好;尽管隆鼻技术的发展已经到达了一定的高度,然而自玻尿酸注射用于隆鼻以来,因玻尿酸隆鼻成型快,无需开刀,无痛苦等优势使得假体隆鼻等隆鼻术受到了一定的挑战;玻尿酸还可用于填充一些痘瘢的坑洞、外伤、手术造成的瘢痕,以及先天缺损的不对称等;玻尿酸是一种高分子的多糖体,外观透明、具有黏性的胶状物质,医学上所注射的玻尿酸是经过纯化的成分,注入额头,会与体内原有的透明质酸融合,皮肤会膨胀、额头变平隆起,安全性极高,效果非常显著。

【不良反应】
一般情况下,在正规美容整形医疗机构接受玻尿酸注射不会有副作用发生。注射玻尿酸在使用上相当安全,过敏的概率十分低,一般而言不需要先做皮肤的敏感测试。不过,仍然有一些并发症是值得我们注意的,如动脉栓塞、纤维化及肉芽组织的形成、局部的红、肿及疼痛、局部血肿甚至感染、患者的焦虑及异物感等。

辅酶 Q

辅酶 Q(coenzyme Q,CoQ)是生物体内广泛存在的脂溶性化合物,在人类和哺乳动物体内被称为辅酶 Q_{10}。辅酶 Q 是细胞呼吸和细胞代谢的激活剂,也是重要的抗氧化剂和非特异性免疫增强剂。

【作用与应用】

辅酶 Q 是人体内的自由基清除剂,对细胞能量产生起着重要作用。随着年龄的增加,人体自身的辅酶 Q_{10} 水平下降,皮肤胶原蛋白抵御紫外线损伤的能力下降,出现皮肤光老化。长期使用辅酶 Q_{10} 能够有效防止皮肤光老化,减少眼部周围的皱纹。辅酶 Q_{10} 能渗透到皮肤生发层,减弱光子的氧化反应,激活特异性磷酸酪氨酸激酶,防止 DNA 的氧化破坏,显著抑制成纤维细胞中胶原蛋白酶的过度表达,保护皮肤免受损伤。

辅酶 Q_{10} 能抑制脂质过氧化反应,减少自由基的生成,保护 SOD 活性与结构不受自由基氧化损伤,提高体内 SOD 等酶的活性,抑制氧化应激反应诱导的细胞凋亡,具有显著的抗氧化、延缓衰老的作用。

本品主要用于预防和治疗皮肤光老化性损伤,添加于化妆品中,使肌肤紧致光滑,柔软透明,弹性靓丽。

小结

目前,用于美容的生物制剂主要有细胞因子、核酸类、酶类等。细胞因子能够调节细胞的分化和增值,诱导细胞充分发挥其功能,主要包括干扰素、表皮生长因子。核酸类免疫核糖核酸注射后可获得体液免疫及细胞免疫,瘦素则可用于肥胖症的治疗。酶类中的超氧化物歧化酶能特异性地清除体内具有细胞毒性的超氧阴离子自由基,保护皮肤中具有保湿作用的透明质酸酶不被破坏,调节体内的氧化代谢,达到抗衰老的目的,应用广泛。药用胶原蛋白来源广泛,对皮肤具有良好的保湿性,促进细胞新陈代谢,延缓皮肤老化,常与生长因子配合使用。肉毒杆菌毒素通过麻痹松弛的皮下神经,可以在一段时间内消除皱纹,从而达到美容的效果。玻尿酸中含有多种营养物质,具有补充肌肤胶原蛋白以及促进肌肤重新加速新陈代谢的作用,有化妆品级和医药级之分,是目前自然界中发现的能用于化妆品的保湿性能最好的物质,被国际上称为理想的天然保湿因子。辅酶 Q 是人体内的游离基清除剂,能够有效防止皮肤光老化,减少眼部周围的皱纹。

复习思考题

1. 肉毒杆菌毒素在医学美容中的应用和注意事项是什么?
2. 玻尿酸在医学美容中的应用和注意事项是什么?

制剂与用法

干扰素　注射剂:对扁平疣的治疗可用人脐血干扰素,100 万~300 万 U/mL,一次 2

mL,肌内注射,1次/日,7～10日为1个疗程;同时此药可局部外搽,1次/2 h,7日为1个疗程。单纯疱疹、带状疱疹:100万～300万 U,肌内注射,1次/日,5～7日为1个疗程。

重组人 EGF 溶液　喷雾剂:700U/mL、8 mL/支。烧伤创面治疗:用药部位先用生理盐水擦净,取 10 cm×10 cm 双层纱布一块,置于上述洗净部位,在纱布上滴加 700U 4 mL 使纱布全部湿透,用硫酸纸覆盖固定,1次/日,连续 3 日。

SOD 复合酶美容霜:用于美容,3次/日,外用,可长时间应用。

SOD 复合酶外用霜剂:用于治疗某些皮肤病,2～3次/日,外用。

SOD 复合酶牙膏:2次/日。

蛋白揭剥面膜　外用。

弹性硬蛋白乳　外用。

黏蛋白护肤液　外用。

辅酶 Q_{10}　片剂、胶囊剂:5 mg、10 mg、15 mg。胶丸:10 mg。一次 10 mg,3次/日,口服。注射液:5 mg/2 mL,一次 5～10 mg,1次/日,肌内注射或静脉注射。

（张戟风）

第十章 α-羟酸类

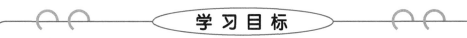
α-羟酸类(alpha hydroxy acids，AHAs)是一类 α 位有羟基的有机酸类，是自然存在的无毒物质和相关的化合物，使用广泛、便捷，如枸橼酸钠常用于血液的储存，枸橼酸铁铵常用于缺铁性贫血的治疗。近年来人们越来越重视 α-羟酸类制剂应用于医学美容和皮肤病学的研究进展。

第一节 概　　述

α-羟酸因其主要来自水果，所以俗称果酸。α-羟酸广泛存在于苹果、柠檬、甘蔗、酸奶和葡萄中，是天然的有机酸。目前常见的有甘醇酸、乳酸、枸橼酸、苹果酸、杏仁酸等。本类物质分子结构简单、相对分子质量小、渗透性强、能透过角质层被皮肤吸收，不破坏表皮屏障功能，且在用于医学美容和皮肤病学治疗时具有相似的药理作用、临床应用及不良反应。

【作用与应用】

1. 加快角质层细胞脱落　　低浓度的 α-羟酸类制剂涂抹于皮肤表面后，利用其渗透性强的优点快速到达皮肤表皮内部，进而破坏角质层细胞与细胞之间的连接，使连接变得松散，易于角质层细胞的脱落，去除过厚、老化的角质层。与此同时，通过角质层的剥脱去除浅表的暗疮、痤疮、粉刺、色素，使皮肤柔软、亮丽、娇嫩，富有光泽，呈现出青春活力。还能清除堆积在皮脂腺开口处的死亡细胞，利于皮脂的排泄，因此常用于治疗痤疮、粉刺、黄褐斑、炎症后色素沉着、脂溢性皮炎等的治疗。此外，通过使角质层细胞脱落可以帮助外用药物的透皮渗入，所以也常用于皮肤外用药的助透剂。

2. 促进表皮与真皮剥离　　高浓度的 α-羟酸类制剂涂抹于皮肤表面后，能够促进表皮分解，达到从真皮层分离、剥离表皮的效果。通过多次使用将表皮剥离的过程分为数次进行，作用温和，痛感不明显，不良反应少，患者易于耐受，且能达到深层剥离，因此常用于换肤术。

3. 保持皮肤湿润　　α-羟酸类制剂通过使皮脂排泄通畅，在皮脂混合汗液等物质后经过乳化作用在皮肤表面形成皮脂膜，达到减少水分的丢失，保水锁水的作用。此外，α-羟酸类制剂还能够增加保湿剂透明质酸的释放。因此,能够产生增加皮肤含水量、润泽皮肤的作用。因此常用于皮肤干燥症、老年性皮肤瘙痒症等。

4. 促进皮肤血液循环、改善皮肤光老化 α-羟酸类制剂通过作用于真皮层内的肥大细胞,使其脱颗粒并释放某些血管活性物质如组胺、5-羟色胺等。组胺、5-羟色胺等物质能够扩张毛细血管,增加皮肤血流量。皮肤光老化是由于大量的户外活动且很少遮蔽日光,紫外线长期照射导致的皮肤衰老,α-羟酸类制剂通过增加透明质酸的含量、干预黑色素的合成与代谢,淡化色斑等作用,达到增加皮肤弹性、减少皮肤皱纹、改善肤色肤质的效果。因此常添加于具有美白祛斑、抗皱延缓衰老功效的化妆品中。

【不良反应与防治】

α-羟酸类制剂具有多种剂型,如凝胶剂、洗剂、软膏剂,所以由其带来的不良反应主要来自外用有机酸制剂对皮肤的灼伤性损害,表现为皮肤红肿、刺痛、紧绷、脱屑等现象。由于 α-羟酸类具有一定的抗原性,所以尚可引起过敏反应,表现为皮肤红斑、水肿、渗出、丘疹、瘙痒等局部症状,甚至个别敏感患者会引起全身反应。此外,使用含有 α-羟酸类的护肤品后,会增加皮肤对紫外线的吸收。

α-羟酸类制剂不良反应的防治一般遵循"开始低浓度、涂抹干皮肤、避开薄嫩处",即从低浓度制剂开始使用,清洗皮肤后必须等待干透后再使用,不在眼睛、口唇等处使用,并且应在皮试无异常时才能使用。因换肤术治疗后可能诱发患者既往皮肤病复发,所以,治疗前应注意患者是否有皮肤感染史,每次治疗后患者可用遮阳伞防止紫外线照射。

【禁忌证】

对 α-羟酸类制剂过敏者,治疗局部正处于细菌、病毒、真菌感染者,正在口服抗凝剂或吸烟者,瘢痕体质者,患皮肤鳞癌、基底细胞癌者,孕妇。

第二节 常 用 药 物

甘 醇 酸

甘醇酸(glycolic acid)为白色粉状结晶,从甘蔗中获得,相对分子质量是 α-羟酸类中最小的,易被皮肤吸收,是最常用的皮肤剥离剂。甘醇酸水溶液的 pH 值与甘醇酸的浓度有关,浓度为 5％的甘醇酸水溶液 pH 值为 1.7,浓度为 70％甘醇酸水溶液 pH 值为 0.6。

低浓度的甘醇酸水溶液主要用于保湿和延缓皮肤衰老,高浓度的甘醇酸水溶液主要用于痤疮、换肤术等的治疗,以改善肤质。

在应用甘醇酸的过程中要注意其光敏性,可用防晒霜进行缓解。

乳 酸

乳酸(lactic acid)是正常机体内葡萄糖经酵解生成的,也存在于自然界的酸奶和西红柿中。乳酸水溶液的 pH 值也与乳酸的浓度有关,浓度为 5％的乳酸水溶液 pH 值为 1.8,浓度为 90％乳酸水溶液 pH 值为 0.5。

低浓度的乳酸水溶液主要用于皮肤干燥症、老年性皮肤瘙痒症等,高浓度的乳酸水溶液主要用于脂溢性角化病、皮肤干燥症和寻常疣等。

枸 橼 酸

枸橼酸(citric acid)是柠檬、柑橘等水果中含有的一种天然有机酸,浓度为 5％的枸橼酸常加于护肤化妆品中,通过增加皮肤含水量、促进角质层脱落等作用,达到润肤、嫩肤、美肤的作用。

苹 果 酸

苹果酸(malic acid)可溶于水和乙醇中,常用于护肤化妆品中。临床上外用可使皮肤衰老延缓、皱纹产生减少,甚至能控制某些皮肤病的特征变化。

杏 仁 酸

杏仁酸(mendaric acid)可溶于水和乙醇中,为白色结晶,来自杏仁籽,作用与枸橼酸、苹果酸相仿。

小结

随着对美的需要越来越强烈,鉴于 α-羟酸类制剂的优异功效,无论是皮肤科医师还是居家主妇都在治疗及保养上使用来淡化色斑、去除痤疮、消除皱纹等,以期获得娇柔嫩滑的肤质。但在使用过程中要注意药物制剂浓度、个人肤质、既往史等问题,以免适得其反。

复习思考题

1. 控制 α-羟酸类制剂浓度的原因是什么?
2. α-羟酸类制剂进行换肤术时的注意事项是什么?
3. α-羟酸共同的药理作用是什么?

制剂与用法

甘醇酸　溶液剂:59 mL/瓶,浓度依次为 20％、35％、50％、70％,用于换肤术。

乳酸钠　注射剂:250 mL/瓶,250 mL/软袋。①1％溶液冲洗阴道治疗滴虫性阴道炎。②空气消毒,每立方米用 1 mL,稀释 10 倍后加热熏蒸 30 min。③本品与水杨酸 1∶1 比例混合治疗寻常疣,还可用于治疗鸡眼。

（赵　超）

第十一章 抗过敏药与抗炎药

学习目标

1. 掌握常用抗过敏药和抗炎药在美容中的应用。
2. 熟悉抗过敏药和抗炎药的用药注意。

第一节 抗过敏药

过敏反应也称变态反应,是机体收到抗原刺激后产生的免疫应答,可导致机体组织损伤和(或)生理功能紊乱。引起过敏反应的抗原称为变应原,其种类繁多,可以是完全抗原、半抗原,也可以是外源性抗原或自身抗原。主要为蛋白质与某些药物,动、植物蛋白质如食物中的鱼、虾、乳、蛋,药物如异种动物血清、青霉素、链霉素、普鲁卡因等以及空气、粉尘、花粉、动物皮屑都可以作为变应原。变应原经呼吸道、消化道、皮肤接触和注射等途径进入体内后,刺激机体产生相应抗体,当相同变应原再次进入处于致敏状态的机体时,引起抗原、抗体反应,释放组胺、缓激肽、白三烯等生物活性物质,从而引起血管扩张、毛细血管通透性增加,支气管平滑肌收缩等。

抗过敏药包括抗组胺药、抗五羟色胺药、抗激肽药和过敏介质阻释药。

一、抗组胺药

组胺是普遍存在于人体组织中,参与多种生理功能调节的自体活性物质。组胺在正常情况下以无活性形式存在于肥大细胞或嗜碱性粒细胞颗粒中。在组织损伤、炎症及过敏反应等条件下,组胺以活性形式释放出来,通过与靶细胞膜上的相应受体(组胺受体)结合并激动受体,产生多种生物学效应,从而在炎症及过敏反应中起重要作用。组胺受体有 H_1、H_2、H_3 三种亚型,各亚型受体的分布和效应见表 11-1。

表 11-1 组胺受体的分布及生理效应

受体类型	分布部位	生理效应
H_1	支气管、胃肠、子宫平滑肌	收缩
	血管	扩张
	心房、房室结	收缩增强、传导减慢

续表

受体类型	分布部位	生理效应
H_2	胃壁细胞	分泌增加
	血管	扩张
	心室、窦房结	收缩增强、节律加快
H_3	中枢与外周神经末梢	负反馈调节组胺的合成与释放

抗组胺药通过阻断组胺与其受体的结合,产生抗组胺作用。根据其对组胺受体选择性的不同,可分为 H_1 受体阻断剂和 H_2 受体阻断剂。后者可抑制胃液分泌,用于消化性溃疡的治疗。

（一）H_1 受体阻断剂

本类药物可竞争性地阻断组胺与 H_1 受体的结合,降低毛细血管通透性,缓解皮肤黏膜充血、水肿、痒痛及皮疹等症状,主要用于治疗皮肤黏膜的变态反应性疾病,也可防治过敏反应所致的瘢痕。

氯雷他定

氯雷他定又名克敏能、开瑞坦,是第二代长效抗组胺药物,口服吸收良好,药效发挥迅速而持久。

【作用与应用】 本药可高度选择性地阻断外周 H_1 受体,抗炎、抗过敏作用强;对中枢受体亲和力低,无中枢抑制和抗胆碱等作用。氯雷他定及其活性代谢产物-去羟基乙氧基氯雷他定可阻断组胺诱导的上皮细胞激活,具有长效和速效的特点。广泛应用于各种变态反应性皮肤病,口服可治疗急性或慢性荨麻疹、昆虫叮咬所致的皮肤瘙痒和水肿、接触性皮炎等皮肤病。

【不良反应】 偶有眩晕、头痛、疲劳和口干等轻微副作用。偶可导致心脏的不良反应,使用时应高度重视。避免与大环内酯类抗生素、咪唑类抗真菌药及西咪替丁合用。极个别患者可有荨麻疹、血管性水肿等反应。严重肝、肾功能减退者慎用,酌情减量。

地氯雷他定

【作用与应用】 新一代抗组胺药,是氯雷他定的活性代谢产物,与组胺 H_1 受体的结合能力明显强于氯雷他定,同时具有抗炎作用。与氯雷他定比较,具起效快,作用强,作用时间长,毒副作用低的特点。1 次/天可有效改善季节性过敏性鼻炎的症状,消除充血。对慢性特发性荨麻疹能减轻瘙痒,减少风团,有效减轻或消除症状。

【不良反应】 不良反应轻微。偶有眩晕、头痛、疲劳和口干等。对中枢神经系统、心血管系统以及消化系统无副作用,无嗜睡现象,不影响精神运动功能和驾驶。无明显的药物相互作用,可与酮康唑、红霉素等细胞色素 P_{450} 酶系统抑制剂合用。

西替利嗪

【作用与应用】 西替利嗪又名仙特敏,能选择性阻断外周 H_1 受体,有效降低过敏反应部位的组胺浓度,抑制组胺诱导的风团,作用强而持久。还可抑制血管活性肽、P 物质及神经肽引起的过敏反应;降低支气管哮喘患者对组胺的敏感性;显著抑制嗜酸性粒细胞的趋化和激活作用,抑制迟发性过敏反应,是长效 H_1 受体阻断剂。本药吸收迅速,选择性高,抗炎作用强,不易透过血-脑屏障,无明显中枢抑制作用。

口服 1 次/天,可用于治疗荨麻疹、湿疹、皮肤划痕症等多种过敏性瘙痒性皮肤病,以及过敏性皮炎、支气管哮喘、异位性皮炎等。

【不良反应】 不良反应轻微。偶有困倦、头痛、眩晕、口干等。肝、肾功能不全者慎用。

依 巴 斯 汀

【作用与应用】 又名苏迪,是第二代外周 H_1 受体拮抗剂,无中枢抑制作用和抗胆碱作用。可用于治疗季节性、常年性过敏性鼻炎和慢性荨麻疹。

【不良反应】 轻微,可有轻至中度嗜睡、头痛、口干等,长期使用有头痛和胃肠功能紊乱等。

氯 苯 那 敏

【作用与应用】 又名扑尔敏,为强效抗组胺药物,药效持续时间约为 4 h。口服可治疗湿疹、虫咬及多种皮肤黏膜的过敏反应性疾病,也可与解热镇痛药配伍使用,缓解感冒症状。外用可配制成软膏(5 mg/g),亦可与水杨酸甲酯、薄荷油和樟脑(三者用量均为 5 mg/g)配伍使用,治疗皮肤过敏性疾病。

【不良反应】 外用安全,全身给药时个别患者可诱发癫痫。癫痫患者禁用。

苯 海 拉 明

苯海拉明又名苯那君,是最早应用的 H_1 受体阻断药。碱性盐性质稳定,透皮吸收性能佳,可局部应用。

【作用与应用】 为 H_1 受体拮抗剂,能对抗或减弱组胺对血管、胃肠道和支气管平滑肌的作用,有较强的中枢抑制作用。

口服可用于治疗皮肤黏膜的过敏反应性疾病,如荨麻疹、过敏性皮炎、血管神经性水肿、湿疹、瘙痒性皮肤病等。配制成乳膏局部涂搽可缓解皮肤黏膜的充血、水肿、皮疹、瘙痒、疼痛等症状,用于虫咬、湿疹、水痘、神经性皮炎等疾病的治疗。瘢痕内注射可抑制瘢痕增生,缓解瘢痕症状。亦可防治对全血或血浆的变态反应、晕动症。

【不良反应】 偶有头晕、头痛、嗜睡、口干、恶心、疲乏及便秘、尿潴留等。偶见皮疹、粒细胞减少,长期应用可引起贫血。驾驶员及高空作业者工作时不宜使用。局部外用偶有皮肤红肿等过敏症状。

多 塞 平

多塞平又名多虑平,是高效的 H_1 和 H_2 受体阻断药,具有强大的抗组胺作用。

【作用与应用】 本品对 H_1 受体和 H_2 受体有双重拮抗作用。对 H_1 受体的亲和力约为苯海拉明的 775 倍,能竞争性地与 H_1 受体结合,阻断组胺的 H_1 型效应,抑制人体皮肤对组胺的风团反应,止痒效果显著;对 H_2 受体的亲和力也高于西咪替丁。本品还具有明显的抗胆碱作用。用于慢性荨麻疹、皮肤划痕症、带状疱疹和老年性瘙痒等皮肤疾病的治疗。可配制成乳剂,局部外用。

【不良反应】 口服副作用较明显,可有失眠、口干、乏力、便秘、视物模糊、眼压升高等。可引起心电图 P-R 间期延长,老年人及心脏病患者慎用。不宜与中枢抑制药和抗胆碱药合用,单胺氧化酶抑制剂可抑制本品代谢,用药前 2 周应停止使用。青光眼、前列腺肥大者禁用。儿童及哺乳期妇女不宜使用。

（二）H_2 受体阻断剂

西 咪 替 丁

西咪替丁又名甲氰咪胍,为 H_2 受体阻断剂。

【作用与应用】

1. 抑制胃酸分泌 通过阻断胃黏膜壁细胞 H_2 受体,显著抑制胃酸的基础分泌及进食、胃泌素和迷走神经兴奋等诱导的胃酸分泌。

2. 保护胃黏膜 对化学刺激引起的腐蚀性胃炎有预防和保护作用。

3. 增强免疫功能 本品可增强机体免疫功能,抑制肿瘤生长和病毒生长。

4. 抗雄激素作用 可抑制皮脂分泌并能与雄激素受体结合,拮抗雄激素的作用。

5. 其他 能部分对抗组胺的扩血管效应。

用于胃十二指肠溃疡、急性胃黏膜出血和应激性溃疡、上消化道出血等消化系统疾病及妇女多毛症、脂溢性脱发的治疗。

与 H_1 受体阻断剂合用可治疗慢性荨麻疹、色素性荨麻疹、皮肤瘙痒症、皮肤划痕症、血管神经性水肿、过敏性紫癜和银屑病等。

【不良反应】 偶有恶心、乏力、皮疹,及头晕、头痛、言语不清、出汗、局部抽搐和癫痫样发作、幻觉、妄想等。长期或大剂量应用时发生男性乳腺发育、阳痿、性欲减退及女性溢乳、闭经等,停药后可消失。与 H_1 受体阻断剂联用可抑制运动后的血管扩张,加重心绞痛和间歇性跛行等症状。孕妇和哺乳期妇女禁用,儿童慎用,肾功能不全者慎用。

雷 尼 替 丁

雷尼替丁又名呋喃硝铵,为 H_2 受体阻断剂,具有速效、长效、使用更加安全的特点。

【作用和应用】 可选择性阻断 H_2 受体,其作用比西咪替丁强 5～8 倍。临床上用于胃及十二指肠溃疡、手术后溃疡、反流性食管炎和上消化道出血等的治疗;与 H_1 受体阻断剂合用可用于荨麻疹等过敏性疾病的治疗。

【不良反应】 不良反应较轻。偶有头晕、头痛、皮疹、腹泻、白细胞减少、血小板减少性紫癜及贫血、哮喘等。注射部位有时有瘙痒,1 h 后可消失。妊娠、哺乳期妇女及婴幼儿慎用。肝病及青光眼患者禁用。对本品过敏者禁用。

（三）其他

酮 替 芬

富马酸酮替芬片又名甲哌噻庚酮,为新型强效抗过敏药物,有中枢神经抑制作用,安全有效,价格低廉。

【作用与应用】 药理学效应较为复杂。可强力拮抗组胺 H_1 受体,抑制过敏介质的释放。其抗组胺作用较氯苯那敏强约 10 倍,作用时间长。同时具有抑制白三烯的作用,可抑制血小板活化因子所致的呼吸道敏感性增强。

用于湿疹、荨麻疹、异位性皮炎、皮肤瘙痒症及过敏性鼻炎等的治疗。亦用于各型哮喘的防治,对喘息型支气管炎有较好疗效。

【不良反应】 可有明显嗜睡、疲乏无力等中枢神经抑制作用,影响患者生活质量。时有皮疹、水肿、恶心、胸痛、腹泻等。偶有头晕、头痛、走路蹒跚、呕吐、食欲不振、便秘、碱性磷酸酶升高、体重增加等。滴鼻液应用可有鼻腔干燥和刺激症状。滴眼液应用可有结膜充血、刺激感及过敏性睑缘炎、睑皮炎等。与口服降糖药合用部分患者可出现血小板减少,应用口服降糖药治疗的糖尿病患者慎用。

二、抗 5-羟色胺药

5-羟色胺(5-HT)通过相应受体介导多种生物学效应。抗 5-HT 药通过阻断 5-HT 受体,产生抗 5-HT 作用:①抑制 5-HT 作用于神经末梢引起的痛痒症状;②阻断 5-HT 与 T 淋巴细胞上的受体结合,抑制迟发型超敏反应的发生。临床上主要用于皮肤黏膜超敏反应性疾病的治疗。

赛 庚 啶

赛庚啶又名二苯环庚啶,是经典的抗 5-羟色胺和抗组胺药。

【作用与应用】 本品能选择性阻断 5-HT 受体,亦可强效阻断 H_1 受体;同时可抑制中枢并具有轻度抗胆碱作用;尚可抑制下丘脑饱觉中枢,刺激食欲。

本品具良好止痒效果,主要用于荨麻疹、湿疹、过敏性和接触性皮炎、皮肤瘙痒症,以及鼻炎、支气管哮喘等的治疗。

【不良反应】 可有嗜睡、口干、乏力、头晕、恶心、体重增加等。青光眼和前列腺肥大患者、早产儿和新生儿禁用。机动车驾驶员、高空作业者及年老体衰者慎用。

苯赛啶与赛庚啶化学结构相似,具有抗 5-羟色胺、抗组胺及较弱的抗胆碱作用。其临床应用和不良反应均与赛庚啶类似。

三、抗激肽药

激肽是血液中 α-球蛋白经专一的蛋白酶作用后释放的一类活性多肽,是重要的炎性介质,具有多方面的作用,如扩张血管,提高毛细血管通透性;刺激感觉神经末梢,引起剧烈疼痛;促进白细胞的游走和聚集;增加前列腺素的合成等。抗激肽药可减少激肽的生成,从而减轻炎症反应。

抑 肽 酶

抑肽酶是从牛肺中提取的由 58 种氨基酸组成的碱性多肽,是激肽释放酶抑制剂,具有一定抗炎作用。

【作用与应用】 本品能抑制激肽释放酶等多种蛋白酶,从而使激肽原不能释放缓激肽,减少激肽的生成,减轻炎症反应。此外,对胰蛋白酶、糜蛋白酶、纤维蛋白酶、凝血酶等也有抑制作用。主要用于急性胰腺炎、中毒性休克等的治疗。

【不良反应】 偶有恶心、腹泻等。可引起过敏反应,如荨麻疹、红斑等,过敏体质者慎用。用药前应做皮内试验,避免在 6 个月内重复使用。

四、过敏介质阻释药

本类药物可抑制组胺、5-HT、白三烯等过敏介质的释放而发挥抗过敏作用。副作用小,疗效明显。

曲 尼 司 特

【作用与应用】 曲尼司特又名肉桂氨茴酸,能稳定肥大细胞和嗜碱性粒细胞的细胞膜,抑制其脱颗粒,从而阻止组胺、5-HT 等过敏介质的释放,降低血清中 IgE 水平,减少外周血中嗜酸性粒细胞的绝对计数等。还可选择性地抑制瘢痕组织中成纤维细胞的胶原合成,而对正常成纤维细胞无影响。

用于痤疮、瘢痕疙瘩、过敏性皮炎、荨麻疹、银屑病、局限性硬皮病、特异性皮炎、肥大细胞增生症、肉芽肿性唇炎和变应性鼻炎等的治疗。亦可用于支气管哮喘,有效阻止哮喘发作。

【不良反应】 可有轻度的胃肠道反应,如恶心、食欲不振等。偶见皮肤瘙痒、皮疹等,症状严重时应及时停药。少数患者有头痛、嗜睡、倦怠等症状。孕妇忌用。对本品过敏者忌用。

色 甘 酸 钠

色甘酸钠又名咽泰,胃肠道吸收少,口服或灌肠能在胃肠道内维持较高的药物浓度,从而发挥局部抗过敏作用。

【作用与应用】 本品可抑制磷酸二酯酶的活性,使细胞内环磷腺苷(cAMP)浓度增加,从而阻止钙离子向肥大细胞内转运,稳定肥大细胞膜,阻止肥大细胞脱颗粒,抑制组胺等过敏介质的释放而发挥抗过敏作用。还可抑制反射性支气管痉挛、特异性支气管高反应性及血小板活化因子引起的支气管痉挛等。

软膏剂局部应用可治疗皮肤瘙痒、慢性湿疹、接触性皮炎等。吸入可用于各型哮喘的防治及过敏性鼻炎等其他过敏性疾病的治疗。口服可用于胃肠变态反应性疾病、异位性皮炎、肥大细胞增生症等。滴眼液用于结膜炎、角膜炎和花粉症等。

【不良反应】 吸入刺激可引起支气管痉挛、咳嗽和鼻黏膜充血等。口服偶有头痛、失眠。对本品过敏者可发生血管性水肿和荨麻疹等。

五、其他

葡萄糖酸钙

【作用与应用】 葡萄糖酸钙为非特应性脱敏剂,皮肤科用于荨麻疹、湿疹、皮炎、血管性水肿、紫癜、多形红斑、老年瘙痒症等。

【不良反应】 静注时全身发热,注射太快或者用量过大时,可发生心脏骤停。本品对血管壁有刺激。少数人静注时可引起软组织钙化,并发严重手臂前臂胸膜室综合征,一过性失声及过敏性休克。

肝　素

肝素是一种抗凝剂,在体内、外都有抗凝血作用。此外,还具有多种非抗凝活性,如免疫调节、抑制细胞生长及抗炎等。肝素可通过抑制黏附分子而阻止白细胞的黏附、聚集,发挥抗炎作用。通过对其进行化学修饰,可降低其抗凝活性,增强抗炎作用。

第二节　抗　炎　药

炎症是由各种致炎因子对机体的损害所引起的以防御为主的病理过程。基本病理变化为细胞和组织变性或坏死、渗出和增生。炎症的局部表现有红、肿、热、痛和功能障碍,全身症状有发热、外周白细胞增加,全身淋巴结肿大以及特异性抗体生成等。

抗炎药在医学美容领域主要是用于消除炎症的局部症状,抗炎药包括甾体类抗炎药和非甾体类抗炎药。非甾体类药物包括抗组胺药、抗激肽药、抗 5-羟色胺药和解热镇痛抗炎药。甾体类抗炎药主要有糖皮质激素类药物。

一、非甾体类抗炎药

乙氧苯柳胺

乙氧苯柳胺软膏又名艾迪特。皮肤局部用药后少量透皮吸收,同等面积用药剂量越大,吸收越不完全。

【作用】

1. 抗炎作用　本品能抑制组胺、前列腺素和 5-HT 等炎性介质引起的炎症反应,降低毛细血管通透性,减少炎症渗出、充血、水肿和疼痛;其作用强度与氟轻松软膏相似。还可抑制肥大细胞释放组胺,以及炎性肿胀和炎症增殖过程的肉芽组织增生。

2. 抗过敏作用　通过抑制肥大细胞释放过敏介质及直接拮抗炎症介质,对多种变态反应均有明显拮抗作用。

3. 抗菌作用　本品具有抗痤疮丙酸杆菌的作用,其最低抑菌浓度(MIC)为 $62.5\ \mu g/mL$。

【应用】　外用软膏剂治疗慢性湿疹、神经性皮炎和寻常型痤疮等。对皮肤瘙痒有明显缓解作用。

【不良反应】　本品安全性好,无光毒性和诱发染色体畸变的作用。常见不良反应如下:①红、痒、灼热、脱屑等局部反应;②接触性皮炎等过敏反应,表现为红斑、湿疹、水疱、瘙痒等,应立即停药;③临床研究中个别患者出现血小板下降,具体机制不明。

用药前忌用肥皂等刺激性清洁产品清洗患处,用药期间忌食辛辣刺激性食物。若发生接触性皮炎,应立即停药,严重者采取相应治疗措施。面部慎用。

吲哚美辛

吲哚美辛又名消炎痛,是常用的非甾体类抗炎药,具有显著的解热、镇痛、抗炎、抗风湿作用。其抗炎作用强于阿司匹林,与氢化可的松相似。

【作用】

（1）本品为强效环氧酶抑制剂，可抑制花生四烯酸产生细胞内过氧化物，从而抑制前列腺素等炎性介质的合成。

（2）可强效抑制磷酸二酯酶活性，提高细胞内 cAMP 水平，稳定肥大细胞膜，抑制组胺等炎性介质的释放。

（3）抑制白细胞向炎症组织的趋化及淋巴细胞的增殖。

【应用】 乳膏剂局部外用，可减轻炎症引起的红、肿、热、痛、瘙痒等症状，临床用于过敏性皮炎、光感性皮炎、日晒伤等。亦可用于红斑狼疮、硬皮病、结节性红斑、贝赫切特（白塞）综合征、关节型银屑病等。急性风湿性关节炎和类风湿关节炎、强直性脊椎炎、骨关节炎也可以用。对恶性肿瘤引起的发热及其他难以控制的发热有效。

【不良反应】 本品外用未见明显不良反应。

丁 苯 羟 酸

丁苯羟酸又名皮炎灵，是外用的非甾体抗炎药。

【作用与应用】 本品具有抗炎、镇痛和抑菌作用，不影响组织修复。作用机制与吲哚美辛相似。可用于急、慢性湿疹，接触性皮炎，神经性皮炎，皮肤瘙痒症，银屑病等的治疗；对婴儿湿疹、念珠菌感染也有较好疗效；亦可缓解带状疱疹的疼痛，促进水疱干涸和表皮形成。本品 5％霜剂对急性湿疹、接触性皮炎的疗效与 0.1％地塞米松、缩酮二氟羟泼尼松龙的疗效大致相当。

【不良反应】 外用偶有红斑、肿胀、疼痛、烧灼等刺激症状或皮肤干燥。无糖皮质激素类药物的不良反应。长期使用可引起皮肤色素异常、沉着。

氟灭酸丁酯

氟灭酸丁酯为外用非甾体抗炎药，主要抑制皮肤炎症反应。

【作用与应用】 本品可降低血管通透性，从而抑制急性炎症反应和紫外线红斑。通过抑制肉芽组织增生而抑制慢性炎症。其主要抗炎机制是通过稳定细胞膜并抑制超氧阴离子的形成，从而抑制二者的相互作用。与肾上腺皮质激素的释放无关。

主要用于湿疹等过敏性皮炎，及带状疱疹等的治疗。本品 5％浓度与 0.12％戊酸倍他米松制剂的疗效大概相当。

【不良反应】 偶有过敏反应、酒渣样皮炎、口周皮炎等。停药后可有反跳现象。本品勿入眼内。

抗 炎 松

由 1 分子孕烯诺龙和 1 分子乙酰水杨酸缩合而成。前者具有抗炎、抗风湿作用，而后者具有解热、镇痛和抗炎作用。医学美容方面主要用于过敏性皮炎的治疗。局部外用，无明显不良反应。

皮考布洛芬

皮考布洛芬外用有良好的镇痛、抗炎作用。临床上可用于皮炎、湿疹、酒渣样皮炎、口周皮炎、带状疱疹等的治疗。偶有局部刺激症状。长期应用可出现过敏反应,应及时停药。眼部禁用。无糖皮质激素类的不良反应。

二、甾体类抗炎药

糖皮质激素类

糖皮质激素有强大的抗炎和免疫抑制作用,局部外用可透皮吸收。不同部位的皮肤对激素的吸收存在差异,毛囊多的部位吸收量大,角质层厚的地方吸收量小。在皮脂膜、角质层和皮肤附属器存在潴留现象。在医学美容领域应用广泛,局部给药可治疗多种损容性皮肤病。但长期大量应用会带来多种严重不良反应。

【作用与应用】

1. 抗炎作用 糖皮质激素有强大的抗炎作用,对多种原因引起的急性或慢性炎症均有明显缓解作用。可收缩血管,减轻充血;降低毛细血管通透性,减少渗出,缓解红、肿、热、痛等症状和机能障碍。还可抑制毛细血管和成纤维细胞增生,延缓胶原蛋白和黏多糖的形成,提高胶原酶的活性以促进胶原降解等,从而抑制瘢痕的形成。

糖皮质激素与糖皮质激素受体结合后,发挥其生物学效应。表皮、真皮和成纤维细胞中均存在糖皮质激素受体,在不同解剖部位的分布有所不同,因而不同部位可产生不同的药理作用。

2. 免疫抑制作用 糖皮质激素对免疫反应的多个环节均有抑制作用,小剂量主要抑制细胞免疫,大剂量抑制体液免疫。

3. 抗过敏作用 本品能减少组胺、5-HT、缓激肽等过敏介质的产生,抑制因过敏反应引起的病理变化。

本品外用可治疗多种影响美容的皮肤病,包括日光性皮炎、神经性皮炎、异位性皮炎和接触性皮炎等皮炎类疾病;以及丘疹性荨麻疹、结节性痒疹、荨麻疹样苔藓等痒疹性疾病;还可治疗湿疹、严重的过敏性疾病、增生性瘢痕和瘢痕疙瘩、女性颜面黑皮、斑秃和全秃、进行性指掌角化病等。

【不良反应】 糖皮质激素长期外用,尤其是在皱褶部位和面部,可引起皮肤萎缩、毛细血管扩张、色素沉着、类固醇性痤疮等。还可造成伤口愈合缓慢、口周皮炎、多毛症、皮肤软组织感染等。长期大面积应用可导致医源性肾上腺皮质功能不全。

皮肤结核、病毒感染、烧伤、冻伤、烫伤等患者禁用;青光眼、白内障患者慎用。颜面部及皱褶多汗部位慎用。妊娠和哺乳期妇女、婴幼儿避免长期大量应用。

小结

(1)第一代传统抗组胺药,如氯苯那敏、赛庚啶、异丙嗪等,可用于一般变态反应性疾病。重度变态反应可选用高效、速效的第二代抗组胺药,如阿司咪唑、特非那定、西替利嗪、氯雷他定等。慢性变态反应可选用高效长效的抗组胺药,如阿司咪唑、曲尼斯特、酮替芬等。

(2)药物单独应用 主要用于荨麻疹,尤其是急性荨麻疹的治疗,通常一种抗组胺药即可有效控制病情。尽量减少用药种类。

(3)药物联合应用 ①两种以上的抗组胺药联合:第一代与第二代抗组胺药联合较为常

用,如氯苯那敏和氯雷他定的联用。②H₁受体阻断药和 H₂受体阻断药联合:个别慢性荨麻疹的治疗采用此种用药方式有较好疗效,如西替利嗪与雷尼替丁联用。③抗组胺药和其他抗过敏药物的联合:如抗组胺药可与维生素 C、葡萄糖酸钙、糖皮质激素等联用,可有效治疗荨麻疹、湿疹、神经性皮炎、皮肤瘙痒症、药疹等多种皮肤变态反应性疾病。

(4)在组胺释放之前给予拮抗药更为有效。

(5)糖皮质激素不良反应多,不宜久用。

复习思考题

1. 常用抗过敏药物的作用和应用。
2. 抗炎药物的分类及常用药物的作用和应用。
3. 糖皮质激素的不良反应及使用注意事项。
4. 抗组胺药应用注意事项。

制剂与用法

盐酸苯海拉明　　片剂:25 mg;50 mg。口服:25～50 mg/次,3 次/天。注射剂:20 mg(1 mL)。肌内注射,20 mg/次。

茶苯海明(晕海宁)　　片剂:为苯海拉明与氨茶碱复合物,预防晕动病,行前半小时服50 mg。

异丙嗪(非那根)　　片剂:12.5 mg;25 mg。12.5～25 mg/次,1～2 次/天。针剂:25 mg(1 mL);50 mg(2 mL)。肌注 25 mg～50 mg/次,1 次/天。也可加在 500 mL 生理盐水或 5% 葡萄糖溶液中静滴,1 次/天。

氯马来酸苯那敏　　片剂:4 mg。口服:成人 4 mg/次,3 次/天。

非索非那定　　片剂:60 mg。口服:60 mg/次,2 次/天。

氯雷他定　　片剂:10 mg。口服:10 mg/次,1 次/天。

西替利嗪　　片剂:10 mg。成人或 12 岁以上儿童,一次 10 mg,1 次/天。口服。

西咪替丁　　片剂:0.2 g;0.8 g。胶囊剂:0.2 g。口服:200～300 mg/次,3 次/天。注射剂:200 mg(2 mL)。静滴:0.4 g 加入 5% 葡萄糖液 250～500 mL 中,1 次/天。

雷尼替丁　　片剂(胶囊剂):150 mg。口服:150 mg/次,2 次/天。注射剂:50 mg(2 mL);50 mg(5 mL)。静滴:150 mg/次,2 次/天。

(姚苏宁)

第十二章 防光剂

防光剂(sun screens)是能预防和治疗日光照射引起皮肤及其附属结构损伤的化学物质，按其使用方法分为外用和内用两大类。

第一节 日光的组成及生物学作用

日光可分为紫外线(UV,波长为 200～400 nm)、可见光(波长为 400～800 nm)和红外线(波长为 800 nm 以上)。紫外线又可分为短波紫外线(UVC,波长为 200～290 nm)、中波紫外线(UVB,波长为 290～320 nm)和长波紫外线(UVA,波长为 320～400 nm)。日光中主要是中波紫外线和长波紫外线的辐射引起皮肤病变。红外线也可引起皮肤病变。

不同的紫外线生物学效应不同。短波紫外线经过大气同温层时，被臭氧层吸收而达不到地面，对人体无害；而中波紫外线长期照射，可引起皮肤光老化、免疫抑制和皮肤肿瘤；长波紫外线的强烈照射，也可产生皮肤红斑和血管损伤，诱发皮肤癌。

第二节 防光剂的作用及防晒效果评价

一、防光剂的作用

(一)预防和治疗皮肤光老化

1. 皮肤光老化

皮肤的老化分为光老化和自然老化，两者在临床表现和组织学上的特征是不同的。

皮肤自然老化的临床表现为皮肤松弛下垂，皱纹多而细密，可有点状色素斑，无皮肤毛细血管扩张及角化过度。皮肤组织学上表现为表皮和真皮均萎缩变薄，二者的连接处界面变平;黑素细胞和朗格汉斯细胞(LC)减少,真皮体积减小约20%;皮肤附属器结构改变和功能减退。

皮肤光老化是由于皮肤反复暴露于紫外线后引起皮肤组织结构和功能发生了特征性改变。特点是皮肤皱纹较深,出现橘皮样或皮革样外观,有不规则色素沉着斑,如老年斑、皮肤毛细血管扩张、角化过度。光老化有着不同的组织学表现,表皮呈不规则增厚或萎缩,毛细血管网排列紊乱,并弯曲扩张;真皮内Ⅰ型胶原数目减少,而网状纤维数目增加,弹性纤维变性;皮脂腺不规则增厚。

长期在日光下暴晒是引起和促进皮肤光老化最重要的环境因素。日光中的长波紫外线和中波紫外线可通过损伤DNA并使蛋白质产生进行性交叉连接,导致真皮炎性反应并缓慢降解真皮基质成分,从而使皮肤产生光老化性损伤。采取合理的防晒措施或避免进一步日光照射,可以预防或减轻皮肤光老化损伤,甚至使受损的组织修复。防光剂的合理应用正是重要的防晒措施之一。

2. 防光剂防治皮肤光老化作用

防光剂可以防止或减轻紫外线照射对皮肤的损伤,并防止受损害皮肤进一步损伤,还有利于损伤修复,合理使用防光剂可有效预防皮肤光老化的发生,并可以治疗光损伤。防光剂的防晒指数(SPF)越高,使用越早,对皮肤的保护作用越有效。

值得注意的是,目前所用的广谱防光剂可有效吸收330 nm左右的光谱,而对大量有潜在危害的长波紫外线却只有微弱的保护作用,对红外线则无效。

(二)防治某些与日晒相关的疾病

日光是许多皮肤病的主要致病因素。临床上所见的日晒伤(日光皮炎)就是强烈的日光照射后引起的一种急性炎症性反应,主要表现为暴露部位皮肤出现红斑、水肿,甚至水疱,之后为色素沉着、脱屑等。若事先涂以防光剂可有效预防。

其他由日光直接引起的光毒性或光变态反应皮肤病,如多形性日光疹、日光性荨麻疹,光线性药疹、卟啉病等急性发作,以及由日光照射而诱发或加重的某些皮肤病,如红斑狼疮、水疱大疱性皮肤病等,使用防光剂等防护措施有一定的防治作用。

(三)预防日晒引起的免疫抑制

中波紫外线照射可抑制被照射的局部和系统免疫,其抑制程度与照射剂量相关。短时间或长时间大剂量照射,除产生局部免疫抑制外,还产生全身性免疫抑制;短时间小剂量照射仅产生局部免疫抑制。局部免疫抑制效应主要包括抑制表皮细胞和混合淋巴细胞反应;引起表皮朗格汉斯细胞形态改变,数目减少,功能降低;抑制接触性超敏反应(CHS)和迟发型过敏反应(DTH);抑制皮肤对感染的抵抗力;系统免疫抑制效应主要是抑制机体对皮肤的免疫反应;抑制免疫细胞的功能。

防光剂外用能防护局部和全身的免疫抑制,其防护作用与防光剂吸收光谱的广泛性密切相关。吸收光谱范围越广,防护效果越好,反之则差。应指出,防光剂防护全身性免疫抑制的作用小于防护炎症的作用。只有应用SPF高的广谱防光剂且剂量(浓度)高于防护炎症时,才能防护全身性免疫反应的抑制。

(四)预防日晒引起的皮肤癌

紫外线照射可引起皮肤癌。当暴露部位长期处于紫外线的照射时,可增加发生皮肤癌的危险性,如出现光化性角化病(为癌前病变),还可引起基底细胞癌、鳞状细胞癌以及恶性黑素瘤等。有规律地使用防光剂能抑制癌前皮肤损伤,可明显减少皮肤癌的发生。其抗皮肤癌的机制如下。①预防紫外线照射引起基因突变:中波紫外线直接损伤皮肤细胞 DNA,导致基因突变,诱发皮肤肿瘤。防光剂可预防中波紫外线照射诱导的多种类型的基因突变,也可有效地预防紫外线引起的皮肤细胞 DNA 损伤,从而防止皮肤细胞的增殖失控而发生皮肤癌。②预防紫外线照射引起的免疫抑制:防光剂通过预防紫外线照射引起的全身性或局部性免疫抑制,从而预防皮肤癌的发生。

二、防晒效果评价

(一)中波紫外线防护效能的评价

防晒指数(sun protection factor,SPF)是评价防光剂防止中波紫外线晒伤作用的一个重要指标。中波紫外线照射主要引起皮肤红斑,因此,SPF 可定义为,涂与不涂防光剂时,紫外线引起红斑所需最小光量的比值。即 SPF＝使用防光剂防护皮肤的 MED/未防护皮肤的 MED。其中,MED(minimal erythema dose)为在皮肤上产生红斑所需的最小光量。

SPF 用来表示防光剂的防晒效能是较为科学的指标。目前国际上通常用 SPF 对防光剂的防晒效果进行分类。美国食品与药品管理局(FDA)将防光剂分为五类(表 12-1)。

表 12-1 防光剂的分类(FDA)

类　　别	SPF
1. 弱防光剂(minimal sun protection)	2～6
2. 中等防光剂(moderate sun protection)	6～8
3. 强防光剂(extra sun protection)	8～12
4. 最强防光剂(maximal sun protection)	12～20
5. 超强防光剂(ultra sun protection)	20～30

SPF 为 8～15 时,晒斑及晒黑现象均被抑制;该值在 15 以上时,晒斑及晒黑现象完全被抑制。因此,现今的防光剂要求有较高的 SPF,一般为 15～30。应当指出,SPF 只表示防御中波紫外线所致晒伤的效能,而与长波紫外线的防御效果无关。

(二)长波紫外线防护效能的评价

目前对于评价防光剂防护长波紫外线的能力来说,尚无统一的标准。在我国目前使用长波紫外线防护指数(protection factor of UVA,PFA)作为长波紫外线防护效果的指标。PFA 是涂防光剂部位与未涂防光剂部位产生持续色素沉着(persistent pigment darkening,PPD,一般色素沉着可稳定在 2～24 h)的长波紫外线最小剂量(MPPD)的比值。即 PFA＝使用防光剂防护皮肤的 MPPD/未防护皮肤的 MPPD。

采用 PFA 分级值(protection of UVA,PA)可用来标明其防护长波紫外线的效能。长波紫外线防护效果的标识方法见表 12-2。

表 12-2 长波紫外线防护效果的标识方法

PFA	长波紫外线的防护等级与防护效果
PFA＜2	无长波紫外线防护效果
PFA2～3	PA＋,有防护效果

PFA	长波紫外线的防护等级与防护效果
PFA4~7	PA＋＋,有良好防护效果
PFA≥8	PA＋＋＋,有最大防护效果

注:其中 PFA 越高,防晒效果越好。

第三节　常用的防光剂

目前使用的防光剂主要根据其作用特点和应用方法进行分类。

一、外用防光剂

理想的外用防光剂应具备下列条件:①有高效的防晒作用,能很好地吸收或反射各波段的紫外线;②防晒作用持久,不因多汗、水洗等迅速减低防晒效能;③不透皮吸收;④安全性好,对皮肤无毒性和刺激性,不易引起皮肤接触过敏、光毒性和光变态性反应等;⑤化学性质稳定,在强光作用下,不发生光分解,吸收紫外线后能迅速转变为无害的热能;⑥使用后不影响皮肤的生理功能;⑦能满足化妆上的要求,无色、无臭,且应用方便。

外用防光剂一般很少有毒副作用,但对氨基苯甲酸(PABA)在日光照射后,可引起接触性皮炎。对普鲁卡因、苯唑卡因和磺胺类过敏者,与本品可能发生交叉过敏反应。也可因使用甲氧基肉桂酰乙氧乙酯、PABA 甘油酯、2-羟基-4 苯基二苯甲酮引起光接触性皮炎的报道。水杨酸苄酯、PABA 甘油酯也可引起皮肤接触过敏。有试验表明,SPF 值高的防晒品容易引起皮肤损害,且随 SPF 值增加而呈加重趋势;液质类防晒品较膏类、粉饼类防晒品对皮肤影响更大。

关于化学防光剂是否有致癌性,目前还没有研究能够证实。但有研究表明,表皮的基底层是癌变和基因突变的重要靶位,即使防光剂产生对基因有毒性的基团,包括生成的氧自由基,也因距离基底层较远,而不易诱发癌变或基因突变。

(一) 外用防光剂

1. 物理性防光剂(紫外线散射剂) 能反射光线的一些不透明的无机物质。它们在皮肤表面形成阻挡层,以防紫外线直接照射到皮肤上,通过紫外光的反射或散射作用,减少紫外线对皮肤的侵害,进而对皮肤起保护作用。物理性防光剂对长波紫外线和中波紫外线均有散射作用。常用的有二氧化钛(TiO_2)、氧化锌(ZnO)、滑石粉、高岭土等。其散射作用强弱与这些粉末散射剂的折射率和颗粒大小有关。粉末散射物质的折射率越高,散射能力越强;粉末颗粒越小,散射能力越强,以小于 1 μm 者为佳。这类防光剂的不足之处是其不自然的颜色,在皮肤上呈现白色及留有固态黏稠团,因而使用起来有一定的局限性。但是这类防光剂有着很好的安全性和稳定型。近年来,将纳米技术应用于防光剂的研究,改善了该类物质的性能,如超细(纳米级)的二氧化钛,其无毒、无味、无刺激,对光和热稳定,为良好的物理性防光剂。

2. 化学性防光剂(紫外线吸收剂) 能吸收高能量的紫外线,并使其转变为热能或无害的低能辐射而释放出来,从而减少紫外线对人体伤害的物质。化学性防光剂可吸收使皮肤产生红斑的中波紫外线,也可部分吸收使皮肤变黑的长波紫外线,从而可防护日晒伤或黑斑。

常用的化学防光剂有对氨基苯甲酸(PABA)等。

对氨基苯甲酸

【作用与应用】 PABA 为中波紫外线吸收剂,对长波紫外线基本不吸收,其最大吸收波长(λ_{max})为 300 nm。人体试验表明 PABA 能很好地渗入角质层,含有 PABA 的防光剂有较持久的防护作用。5% PABA 乙醇制剂的 SPF 值在 20 以上,即使在夏季中午的强光照射 7 小时,亦不引起日晒伤。

为了提高防晒效果,应在日晒前 20 min 使用,这是防晒剂被皮肤吸收所需要的有效时间。但由于 PABA 是渗入角质层,而不是与之结合,故在水中浸泡时即迅速向水中扩散,10 min 后防晒作用已基本消失。PABA 的使用浓度以 5% 为宜,超过 5% 后,其防护作用不再增强。在游泳、大量出汗后应补用防晒剂。

【不良反应】 PABA 是应用最早的紫外线吸收剂,目前仍为防晒伤的首选防光剂。但由于它可使衣物着色,并可发生光变态反应性接触性皮炎,体外具有致癌性等缺点,故限制了它在化妆品中的应用。

(二)外用维 A 酸类

全反式维 A 酸

外用的 0.05% 全反式维 A 酸润肤霜是目前唯一被美国 FDA 批准的可用于预防和治疗皮肤光老化的药物。

【作用与应用】 外用维 A 酸类药物可用于皮肤光老化的预防和治疗。患者经维 A 酸类治疗一定时间,可明显改善皮肤的细小皱纹、粗糙度、松弛度和点状色斑。组织学也和临床改善相对应,这些均可以证明局部外用维 A 酸后,可以修复光损伤后的皮肤,而且与浓度呈正比,在试验的浓度范围内(0.05%~0.5%),维 A 酸的浓度越高,修复作用越明显。其作用可以通过如下机制完成:①抑制角朊细胞(C-Jun)转录因子;②抑制异常弹性纤维的合成;③增加胶原纤维合成。

【不良反应】 维 A 酸类局部应用,对皮肤有刺激性,如产生红斑、皮炎、干燥、脱屑、瘙痒、烧灼感等,应及时停药。对颜面干燥者,为降低刺激性,宜于洁面后 20~30 min 使用。勿用于口、鼻和眼黏膜。维 A 酸类也可能增加皮肤的光敏性,因此使用时应避免日光照射,最好在晚上单独使用。

他扎罗汀

他扎罗汀为目前最有效的第三代外用维 A 酸类药物之一,用于治疗皮肤光老化。

(三)外用抗氧化剂

紫外线照射在皮肤中产生大量的氧自由基,使皮肤中酶和非酶的抗氧化能力明显下降,导致皮肤过早老化、免疫抑制或皮肤癌。采用氧自由基清除剂可防止皮肤光过氧化性损伤。抗氧化剂局部外用,对紫外线照射引起的皮肤急性和慢性损伤均有防护作用。外用抗氧化剂的作用特点是进入皮肤,形成抗氧化剂储库,产生防护作用。因此和一般防光剂相比,外用抗氧化剂在日光防护中更有效。同时在一定程度上也克服了一般防光剂不能防护所有光谱的缺陷。常用的外用抗氧化剂如下。

茶 多 酚 类

茶多酚类(tea polyphenols,TP)是绿茶中含有的多羟基酚类化合物的总称,包括黄烷醇类、花色苷类、黄酮及黄酮醇类和酚酸类等成分,其中以黄烷醇类物质(儿茶素)最为重要,是绿茶中主要的多元酚类成分。

【作用与应用】

1. 防晒作用 茶多酚类可吸收紫外线,尤其对波长 $280\sim320$ nm 的紫外线吸收最强,从而阻止紫外线对皮肤的损伤。外用绿茶萃取物,可有效降低日光照射产生的各种不良反应,如抑制紫外线照射所诱发的红斑反应,减少日光晒伤细胞数目,保护朗格汉斯细胞不受紫外线损伤,减轻紫外线照射后的 DNA 损伤。因此绿茶萃取物可用于保护日光对皮肤的损伤,也是一种有效、天然的防光剂。本品还能抑制酪氨酸酶活性,减少紫外线诱导的黑色素合成的异常增加,美白皮肤;也可防止因紫外线照射所诱发的皮肤癌。

2. 抗氧化作用 茶多酚类外用或内服均可有效延缓皮肤老化,消除皱纹,增加水分含量,增强弹性,改善皮肤质地,使皮肤润泽靓丽。

红茶的主要活性成分为茶色素,它由茶红素、茶黄素和黄酮醇苷组成,也有明确的抗氧化作用,能防治紫外线照射引起的自由基损伤,延缓皮肤光老化。

3. 抗菌作用 茶多酚是一种广谱、高效、低毒的抗菌药物,它对多种细菌、真菌等都有抑制或杀灭作用。茶多酚类能抑制痤疮丙酸杆菌,并抑制 5α-还原酶的活性和皮脂腺的分泌,用于防治痤疮有良好疗效。

4. 抗肿瘤作用 口服或局部应用能预防日光照射诱导的人皮肤癌发生,并能抑制良性皮肤乳头状瘤恶变为鳞状细胞癌。

乙酰半胱氨酸

乙酰半胱氨酸(acetylcysteine)为含硫醇基的化合物。本品可防止全身性光免疫抑制,并能防止中波紫外线照射后表皮 DNA 的改变,也能加速色素的形成过程。外用可防治由长波紫外线和中波紫外线导致的皮肤光老化。

辅酶 Q_{10}

详见第九章生物制剂。

二、内用防光剂

(一)ω-3 脂肪酸

二十碳五烯酸和二十二碳六烯酸

ω-3 脂肪酸(ω-3 fatty acids)为来自深海鱼油中的动物脂肪,富含多种不饱和脂肪酸。主要有二十碳五烯酸(eicosapentaenoic acid,EPA)和二十二碳六烯酸(docosahexaenoic acid,DHA)。

【作用与应用】 本品具有抗氧化、抗衰老、增强大脑功能、改善血液循环、降血脂、降血糖以及抗过敏反应、抗癌等作用。临床用于防治高脂血症、动脉粥样硬化,防治脂肪肝和延缓衰老。近年发现有良好的防光损伤的作用,大量使用含多种 ω-3 脂肪酸的 MaxEPA 胶丸,可明显减轻日晒伤反应。用于多形性日光疹患者,可使中波紫外线的 MED 值明显增加。长波紫外线激发试验显示,在连续服用一定时间后,皮肤对其敏感性明显下降。动物实验证明,长期喂饲富含 ω-3 脂肪酸的食物,可抑制紫外线照射诱发的皮肤癌。

ω-3 脂肪酸类对抗紫外线诱发的皮肤炎症反应和癌症的作用机制与其在多个环节上影响前列腺素类(如 PGs)的合成有关。此外还与自由基反应,防止机体重要的器官组织受到损伤,进而减少受损组织释放前列腺素 PGE 等致炎介质;同时也减少白介素-1(IL-1)和肿瘤坏死因子-α(TNF-α)等细胞因子的产生有关。

临床上用于防治皮肤光老化、日晒伤和多形性日光疹等光过敏疾病。

【不良反应】 不良反应较少。大剂量时可有消化道不适等。偶见轻微的血小板暂时性减少,出血时间延长,故有出血性疾病患者禁用。儿童过量服用可导致性早熟,应加以注意,儿童每日剂量以不超过 4 mg 为宜。

（二）抗氧剂

β-胡萝卜素

β-胡萝卜素(β-carotene)在许多天然食物中如绿色蔬菜、甘薯、胡萝卜、木瓜、南瓜、芒果等含量丰富。药用的 β-胡萝卜素为呈深红色或紫红色有光泽的脂溶性化学成分,可分为天然品与化学合成品两种。β-胡萝卜素是一种抗氧化剂,具有解毒作用,是维护人体健康不可缺少的营养素,在抗癌、预防心脑血管疾病、治疗白内障及抗氧化方面有显著的功能,并能防止老化和衰老引起的多种退化性疾病。

【作用与应用】 本品有明显的抗氧化损伤作用,是公认的良好防光剂。β-胡萝卜素口服后转变为维生素 A,用于减轻脂质过氧化的损伤。健康人群通过有针对性地补充 β-胡萝卜素,数周后可使 MED 值升高。对那些由于光照所引起的皮肤病,服药后数周症状可逐渐改善。在小鼠饲料中添加本品,可延长肿瘤出现的潜伏期,而且肿瘤数目也较对照组少。

用作口服防光剂,也可用于治疗光敏感性皮肤病,尤其适用于红细胞生成性原卟啉病。

【不良反应】 大量摄入胡萝卜素可使血中胡萝卜素水平增高,发生胡萝卜素血症。停用此类食物后,可在 2～6 周内逐渐消退。

（三）微量元素

硒

硒是一种非金属,化学元素符号是 Se。硒可以通过一系列含硒酶,使体内脂质过氧化物、过氧化氢等得到有效的清除,提高机体抗氧化能力,有效防止皮肤光老化。此外,硒能改善人体免疫功能,提高抵抗力,临床上给肿瘤患者适量补硒,可有效提高患者机体免疫功能,增强机体防癌和抗癌能力。

补硒不能过量。过量地摄入硒可导致中毒,出现脱发、脱甲等。中国大多数地区膳食中硒的含量是足够而安全的。临床上所见的硒过量而致的硒中毒分为急性、亚急性及慢性。最主要的中毒原因是机体直接或间接地摄入、接触大量的硒,包括职业性、地域性原因,饮食习惯及滥用药物等。所以补硒要严格精确摄入量,建议服用有国家认证的补硒品。

铜

铜是一种柔软的金属,化学元素符号是 Cu。铜是人体健康不可缺少的微量营养素,对于血液、中枢神经和免疫系统、头发、皮肤和骨骼组织以及脑、肝、心等内脏的发育和功能、抗衰老等有重要影响。铜主要从日常饮食中摄入。世界卫生组织建议,为了维持健康,成人每公斤体重每天应摄入 0.03 mg 铜。孕妇和婴幼儿应加倍。缺铜会引起各种疾病,可以服用含铜补剂和药丸来加以补充。

铜在人体内含量 $100\sim150$ mg,血清铜正常值 $100\sim120$ $\mu g/dL$,是人体中含量位居第二的必需微量元素。铜对血红蛋白的形成起活化作用,促进铁的吸收和利用,在弹性蛋白的合成、结缔组织的代谢、磷脂及神经组织形成、清除超氧阴离子自由基等方面有重要意义。化妆品中加入铜,能减轻皮肤炎症、防晒、防止皮肤粗糙,去除皱纹、雀斑、粉刺、皮肤白斑。

小结

防晒指数(SPF)是评价防光剂防止中波紫外线晒伤引起皮肤红斑的一个重要指标,而长波紫外线防护指数(PFA)则作为在我国目前使用的长波紫外线防护效果指标。外用物理性防光剂对长波紫外线和中波紫外线均有散射作用。常用的有:二氧化钛、氧化锌、滑石粉、高岭土等。化学性防光剂对氨基苯甲酸为中波紫外线吸收剂,对长波紫外线基本不吸收,目前仍为防晒伤的首选防光剂,在日光照射后,可引起接触性皮炎。外用维 A 酸类药物可用于皮肤光老化的预防和治疗,对皮肤有刺激性,也可增加皮肤的光敏性。茶多酚类有吸收紫外线防晒作用,抗氧化延缓皮肤衰老作用,及抗菌抗肿瘤作用。乙酰半胱氨酸和辅酶 Q_{10} 可用于防治皮肤光老化。内用防光剂 ω-3-脂肪酸类主要有二十碳五烯酸和二十二碳六烯酸,用于防治皮肤光老化、日晒伤和多形性日光疹等光过敏疾病。抗氧剂 β-胡萝卜素用作口服防光剂,也可用于治疗光敏感性皮肤病。微量元素硒、铜能防止皮肤光老化,但摄入不宜过量。

复习思考题

1. SPF、PA 的防晒效能分类。
2. 常用防光剂有哪些? 注意事项是什么?

制剂与用法

二氧化钛　乳剂、软膏:5%。2 次/日,局部外用。

对氨基苯甲酸　软膏、洗剂、乳剂、凝胶剂、酊剂:5%~10%(酊剂用 50%~60%的乙醇溶液配制)。2 次/日,外用,或在日晒前 2 h 外用。

对氨基苯甲酸乙酯　软膏、栓剂:5%~10%(栓剂 0.2~0.3 g)。外用。

对氨基苯甲酸异丁酯　软膏:20%。2 次/日,外用。

辛基二甲基对氨基苯甲酸酯　乳剂、酊剂:7%。2 次/日,外用。

全反式维 A 酸　霜剂:0.05%。2 次/日,外用。

辅酶 Q_{10}　片剂、胶囊剂:5 mg、10 mg、15 mg。胶丸:10 mg。10 mg/次,3 次/日,口服。注射液:5 mg/2 mL,5～10 mg/次,1 次/日,肌内注射或静脉注射。

乙酰半胱氨酸　颗粒剂、胶囊剂:0.1 g、0.2 g。口服。0.2 g/次,2～3 次/日。泡腾片:0.6 g。0.6 g/次,1～2 次/日。注射液:4 g/20 mL,8 g/次,1 次/日,稀释滴注。

β-胡萝卜素　胶囊剂:6 mg。6 mg/次,1 次/日,口服。

(张戟风)

第十三章　皮肤增白药和着色药

学习目标

1. 掌握氢醌、壬二酸和补骨脂素的作用与应用、不良反应和禁忌。
2. 熟悉熊果苷、抗坏血酸和凯林的作用与应用、不良反应和禁忌。
3. 了解黑素代谢的基本原理。
4. 能正确使用各种皮肤增白制剂和着色制剂。
5. 能准确分辨出化妆品中皮肤增白剂和着色剂的成分。

第一节　概　　述

一、黑素代谢

人体肤色分为固有肤色和继发性肤色：前者为遗传的基本肤色，不同人种的基本肤色或许有区别；后者代表紫外线、疾病或药物等因素导致的后天肤色改变。人类皮肤的颜色不同主要取决于皮肤黑素代谢的差异。

人体表皮和真皮交界处的黑素细胞，是合成黑素的唯一细胞。黑素细胞的细胞质内有一种特殊的细胞器，称为黑素小体，黑素的合成在黑素小体内完成。

黑素小体的形成分为四期。①Ⅰ期：黑素小体为球形或卵圆形空泡，内有少量蛋白质微丝；酪氨酸酶活动性很强，但尚无黑素形成。②Ⅱ期：黑素小体为卵圆形，其中大量微丝蛋白交织成片；酪氨酸酶活性很强，仍无黑素形成。③Ⅲ期：黑素小体仍为卵圆形，酪氨酸酶活性较小，其中已有部分黑素合成。④Ⅳ期：黑素小体内已充满黑素，酪氨酸酶已无活性。在白种人的黑素细胞内不能形成Ⅳ期黑素小体，黑种人黑素细胞内有大量的Ⅳ期黑素小体，而黄种人则介于其间，黑素细胞内可见到各期黑素小体。黑素小体黑素化的程度是不同种族肤色差异的原因。在咖啡斑的皮损内，可见到巨大的黑素小体。

一个有活性的黑素细胞，胞浆内含有各期黑素小体。黑素细胞对内分泌、日光及各种理化因子的刺激发生反应，表现为黑素小体的合成增加，树枝突增多，输送黑素颗粒的速度加快。每一个黑素细胞与其四周的20～30个角朊细胞相联系，构成一个表皮黑素单元，又称黑素细胞角朊细胞单元。黑素颗粒合成后由树枝突输送到表皮角朊细胞内，在此被逐渐降解，最后随表皮角质细胞排出体外。黑素的合成和降解是由黑素细胞和角朊细胞共同完成的。

当黑素颗粒的传输受到影响时,皮肤黑素也会受到影响,如湿疹后的色素减退斑。

二、皮肤色素沉着异常的分类

黑素或黑素细胞的增多、减少或消失导致皮肤颜色异常,临床上大体可分为色素沉着增多性疾病和色素减退性疾病。

(一)色素沉着增多性疾病

黑素沉着于表皮时,呈黑色或褐色,在真皮上层呈灰蓝色,在真皮深层呈青色。临床上常见的疾病主要包括如下几类。

1. 黑素细胞活性增加

(1)遗传性雀斑、种族性黑皮肤。

(2)继发性的改变,如紫外线和 X 线照射、内分泌改变所致的黄褐斑和妊娠斑。

(3)炎症后色素沉着。

2. 黑素细胞数目增加 包括色痣、咖啡斑和黑痣。

(二)色素减退性疾病

皮肤呈白色或略浅,与正常肤色不同,临床上常见的疾病主要有如下几种。

1. 黑素细胞活性减退 如银屑病和麻风病引起的皮肤异常改变。

2. 黑素细胞数目减少 如白癜风和斑驳病引起的皮肤异常改变。

3. 酪氨酸及酪氨酸酶异常 如白化病和苯丙酮尿症引起的皮肤异常改变。

第二节　皮肤增白药

皮肤增白药是通过干扰色素的生物合成,减轻皮肤异常色素沉着,临床上用于治疗色素沉着增多性疾病和美白皮肤的药物。角质剥脱药如硫黄、水杨酸等,使角质层脱落,促进或缩短表皮细胞更替,从而加速黑素的移行并随角质层一并脱落,也可外用治疗色素沉着增多性疾病。

一、酪氨酸酶抑制型皮肤增白药

(一)单酚与多酚类

氢　醌

氢醌(hydroquinone)化学名为 1,4-二羟基苯酚,为白色针状结晶,遇光和空气易被氧化成深褐色。有特殊臭味。易溶于热水,能溶于冷水、乙醇及乙醚。熔点 172～174 ℃。

【作用】 氢醌能够抑制酪氨酸和酚氧化酶的酶促氧化作用,具有明显的皮肤脱色作用。氢醌的分子较小,易扩散进入黑素细胞的黑素小体内,由于氢醌与酪氨酸酶的底物酪氨酸结构相似,可竞争性抑制该酶活性,从而抑制黑素的合成。低于 5% 浓度的氢醌,不被代谢成细胞毒性基团而对黑素细胞产生毒性作用。

【应用】 本品为皮肤外用脱色剂,常用于雀斑、黄褐斑,色素性化妆品皮炎、瑞尔黑病变,特发性多发性斑状色素沉着症,炎症后色素沉着,色素性口周红斑,色素性玫瑰糠疹等色素沉着性皮肤病。

本品的疗效受其浓度、所用的基质和产品化学稳定性影响,2%~8%氢醌具有良好的脱色作用,浓度越高,效果越好,但刺激性也越大。因此,氢醌浓度不应大于5%,否则有可能造成不可愈性皮肤白斑。氢醌制剂的基质,以水醇基质(等量的丙二醇和无水乙醇)为最合适的赋形剂。氢醌易发生自动氧化而失效,因此常用0.1%的亚硫酸氢钠和0.1%的维生素C来抗氧化以保持氢醌制剂的稳定性。近年来,研制出氢醌干乳剂和氢醌衍生物,以提高其抗氧化性能和疗效。氢醌与维A酸和糖皮质激素合用,既可提高疗效,又可避免不良反应。三重联合霜(含4%氢醌,0.01%氟轻松,0.05%维A酸)是美国FDA批准的唯一含氢醌的黄褐斑治疗药物,但考虑到其中激素的副作用,疗程限制在每日2次且不超过6个月。

【不良反应】 氢醌制剂外用可产生红斑、脱屑、瘙痒和刺痛等刺激性皮炎症状,也可产生基础过敏性皮炎和炎症后色素沉着,上述不良反应在停药后可恢复正常。长期大面积使用浓度高于5%的氢醌,可能导致严重的和不可逆的外源性黄褐斑。

【禁忌证】 破损皮肤禁用。

熊 果 苷

熊果苷(arbutin)又名β-熊果苷、熊果素,是从杜鹃花科植物熊果的叶中分离得到的一种具有脱色作用的单质,是氢醌的一种天然存在形式。

【作用与应用】 本品具有良好的减少皮肤色素沉着和增白皮肤的作用。与氢醌相比,熊果苷为纯天然植物成分,化学性质稳定,细胞毒性小。抑制黑素合成的效果强于曲酸和维生素C。作用机制:一方面竞争性抑制酪氨酸酶与酪氨酸的结合,阻断黑素的形成;另一方面,加速黑素的分解与排泄,从而减少皮肤色素沉着。

本品临床用于治疗黄褐斑和增白皮肤,疗效良好。

【不良反应】 本品是天然的葡萄糖苷,外用无毒副作用。浓度过高可导致正常皮肤脱色。

【禁忌证】 破损皮肤禁用。

N-乙酰-4-S-半胱氨酸酚

【作用与应用】 本品是一种新型的脱色增白剂,为酪氨酸酶的底物,能有效抑制酪氨酸酶的活性,从而抑制黑素合成,减少功能性黑素细胞以及黑素小体的数量,并抑制黑素小体向角质形成细胞的转运。本品仅作用于有黑素合成活性的黑素细胞,对处于休止期无酪氨酸活性的黑素细胞没有影响,在新的细胞周期中,这些细胞仍能产生黑素。光镜和电镜的观察可见本品治疗后,表皮中黑素数量明显减少,黑素细胞的树突明显缩小,核周体较小,有功能的黑素细胞数减少,黑素小体减少,黑素小体转运至表皮细胞的过程减弱。

本品用于治疗黄褐斑和黑斑病等色素沉着性疾病,效果良好。大部分患者症状可明显改善,少数人可使黑斑完全消退。

【不良反应】 本品毒性小,偶有局部皮肤刺激、接触性皮炎和点状变色。

壬 二 酸

壬二酸(azelaic acid,AZA)是一种天然的有9个碳原子的直链饱和的二元羧酸,可通过蒾麻油氧化裂解制得,为无色到淡黄色晶体或结晶粉末,熔点 106.5 ℃,微溶于冷水,较易溶于热水、乙醇和乙酸。

【作用】 壬二酸可阻止酪氨酸酶蛋白的合成,从而抑制酪氨酸酶活性,干扰黑素生物合成。其优点是对活性高的黑素细胞有选择性抑制作用,但不影响正常黑素细胞。

1. 皮肤增白作用 20%壬二酸的皮肤增白作用优于 2%氢醌,其选择性作用于异常黑素细胞,抑制其过度活性,对正常皮肤无脱色作用。

2. 抗恶性黑素瘤作用 本品对体外培养的鼠或人恶性黑素瘤细胞有抗增生和细胞毒作用,因此可以阻止恶性雀斑样痣发展成皮肤恶性黑素瘤。还可增加化疗药对恶性黑素瘤的敏化作用。

3. 抑制角质形成细胞增生 抑制表皮的异常角化过程,对角质形成细胞有抗增生作用,主要干扰培养的角质形成细胞的早期和终末期,对正常细胞无影响。用本品治疗前,志愿者粉刺内充满角质和脂滴,并有许多细菌的卵圆酵母孢子,治疗后,毛囊口虽有脂滴,但角质减少,仅见极少的细菌和孢子。

4. 抑菌和杀菌作用 有广谱抑菌作用,对革兰阳性菌、革兰阴性菌、痤疮丙酸杆菌、需氧菌、厌氧菌均有抑制作用。对皮肤上的金黄色葡萄球菌、表皮葡萄球菌、铜绿假单胞菌、白色念珠菌、痤疮丙酸杆菌等具有抑制和杀灭作用。外用其吸收和抗菌活性受 pH 值影响,pH 值低时,能较快地进入细胞内,在病变细胞内的浓度高于正常细胞内浓度,抗菌活性也较强。

【应用】 本品用于皮肤色素沉着过多症,用于治疗黄褐斑,与广谱防晒剂合用疗效增强。治疗黑斑病、老年斑以及物理因素或化学因素引起的皮肤色素沉着也有良好疗效;用于恶性雀斑样痣和恶性黑素瘤,可作为联合化疗方案的用药;本品外用治疗结节型、聚合型、丘疹脓疱型和粉刺型痤疮均有明显疗效,可减轻炎症性和非炎症性损害;同时本品对丘疹脓疱型酒渣鼻患者,局部涂药可明显减轻炎症,红斑的严重程度降低,但对血管扩张无明显改善。

【不良反应】 本品外用无全身不良反应。少数患者在外用霜剂的初期,有轻度、短暂的皮肤刺激和皮肤干燥,治疗 2～4 周后逐步消失。

（二）酪氨酸酶铜离子螯合剂

曲酸及其酯化物

曲酸(kojic acid)化学名为 5-羟基-2-(羟甲基)-4-吡喃酮,是黄曲霉菌、米曲霉菌用糖和无机盐在 30 ℃条件下培养获得的代谢产物。曲酸酯化后能改善其对 pH 值变化的稳定性,还能增强其作用,对皮肤的刺激性也小。

【作用】 曲酸是安全可逆的酪氨酸酶抑制型脱色剂。通过与铜离子螯合,抑制酪氨酸酶活性,还可抑制多巴色素互变异构酶的活性,减少多巴色素转变为 5,6-二羟吲哚羧酸,并能抑制真黑素的形成。在培养的 B-16 黑素细胞内加入 2.5 mmol/L 的曲酸,黑素多聚体的含量减少,产生可逆的脱色作用。通过多巴反应监测酪氨酸酶活性时,可见到曲酸处理的黑素细胞,酪氨酸酶活性也明显降低。

【应用】 本品用于黄褐斑治疗,其酯化物增白效果更佳。曲酸与 α-羟基酸类合用可增加疗效。治疗其他色素沉着性皮肤病如蝴蝶斑、妊娠斑、老年斑、光照引起的黑素沉着、继发性色素沉着(痤疮结节愈后、激光或液氮冷冻后的色素沉着、外伤炎症色斑等)也有良好疗效。也用于化学剥脱,磨削术后期防止色素反弹的护理。无斑的皮肤应用本品可预防色斑形成,润白嫩肤、保持亮泽。

【不良反应】 本品很安全,局部应用的剂量小,无毒性。

（三）阻止酪氨酸酶向前体转移的药物

葡 萄 糖 胺 类

葡萄糖胺类包括葡萄糖胺(glucosamine)及其衍生物,如四氧乙基葡萄糖胺、2-脱氧葡萄糖和盐酸葡萄糖胺。本类药物均有脱色素作用,可减轻异常色素沉着。其中四氧乙基葡萄糖胺比葡萄糖胺有更高的脱色活性。2-脱氧葡萄糖和盐酸葡萄糖胺由于其2位的氨基发生改变,均显示较强的脱色能力。该类药物脱色作用是通过干扰酪氨酸酶-III(T3)蛋白在高尔基复合体的糖基化和组织活性酶分子向前黑素小体转移而抑制该酶活性。可用于增白皮肤或治疗色素异常沉着性疾病。

（四）改变前黑素体超微结构的药物

五 癸 烯 酸

五癸烯酸(penta-decenoic acid)轻度抑制酪氨酸酶-I和酪氨酸酶-II的活性,抑制黑素多聚体的形成。可用于治疗色素异常沉着性疾病和增白皮肤。

（五）促进酪氨酸酶蛋白降解的药物

不 饱 和 脂 肪 酸

亚油酸(linoleic acid)为不饱和脂肪酸,含纯亚油酸65％以上,并加有维生素E作为抗氧化剂。亚油酸有降低血浆胆固醇和三酰甘油的作用,可用于防治动脉粥样硬化。

γ-亚麻酸为十八碳三烯酸,即维生素F。γ-亚麻酸是人体必需的不饱和脂肪酸,是组成人体各组织生物膜的结构材料,也是合成前列腺素的前提。具有降低胆固醇、抑制血小板聚集及血栓素A_2(TXA_2)合成、抗脂质过氧化和减肥等作用。临床上用于防治某些老年性疾病、延缓衰老、健身美容。

在皮肤美容方面,以上两种药物均有抑制黑素合成的作用,能使中波紫外线诱导的色素沉着斑减退,尤其以亚油酸的脱色作用最明显,可用于防治色素性皮肤病和增白皮肤。两种药物无明显不良反应。

（六）竞争性酪氨酸酶抑制剂

氨 甲 环 酸

【作用与应用】 氨甲环酸(tranexamic acid)为止血药。在美容方面,本品有减轻皮肤过度色素沉着,增白皮肤的作用。其机制在于抑制酪氨酸酶活性,减少黑素的合成。这可能由于氨甲环酸和酪氨酸的部分结构相似,故可竞争性地与酪氨酸酶结合,从而抑制该酶的活性。本品临床用于治疗黄褐斑,合用维生素C和维生素E可明显提高疗效。

【不良反应】 本品口服无明显不良反应。个别人在服药早期有轻度反酸、恶心、呕吐,不影响继续服药。

【禁忌证】 有血栓形成倾向及有心肌梗死倾向者慎用。

氨甲苯酸

【作用与应用】 氨甲苯酸(aminomethylbenzoic acid)也是抑制纤维蛋白溶解的止血药,外用或口服均有明显的皮肤增白作用,作用与氨甲环酸相同。除治疗纤维蛋白溶解症所致的出血外,也用于治疗湿疹、荨麻疹和口炎。外用或静脉注射治疗色素沉着性疾病,如每天静脉注射 1～1.5 g,治疗黄褐斑的总有效率在 90% 以上。

【不良反应】 偶有头晕头痛、腹部不适。

【禁忌证】 同氨甲环酸。

(七) 其他

胎盘提取物

胎盘提取物(extracts of placenta)含有多种激素,如黄体生成素,促卵泡素、雌二醇、孕酮、绒毛膜促性腺激素、睾酮,也含有生长因子、酶类、干扰素、核酸、免疫调节肽、脂多糖等生物活性物质。

本品能抑制酪氨酸酶的生物合成,加速黑素细胞的角质化。还能促进细胞新陈代谢,增强细胞活力,增加血液循环,减轻表皮角质层水分丢失,具有明显的增白作用。还有防晒、保湿和抗皱的作用。临床上用于增白皮肤、防治日晒、皮肤保湿、减轻或去除皱纹;也用于"换肤"、化学剥脱、激光、磨削术后的皮肤修复和护理。

二、非酪氨酸酶抑制型皮肤增白药

(一) 抗坏血酸及其衍生物

抗坏血酸及抗坏血酸二棕榈酸酯

【作用】 抗坏血酸也称维生素 C,可抑制多巴和多巴醌的自动氧化,从而抑制黑素的合成;同时本品是胶原生物合成的必需物质,能活化胶原转录和稳定前胶原 mRNA 而增加胶原合成。

抗坏血酸二棕榈酸酯为维生素 C 与棕榈酸所成的酯,其作用与维生素 C 相似,但其稳定性优于维生素 C。

【应用】

1. 美白皮肤 用于治疗多种原因引起的色素沉着性皮肤病,如黄褐斑、瑞尔黑病变、特发性斑状色素沉着、药疹后色素沉着、持久性色素异常性红斑、色素性玫瑰糠疹、紫癜性皮肤病、银屑病、创伤愈合不良和痤疮等。静脉给药疗效明显优于口服。也可经皮肤直流电离子导入给药,疗效好而不良反应少。

2. 延缓皮肤老化 本品通过促进皮肤胶原合成,用于防治皮肤自然老化和光老化。

【不良反应】 长期服用大量维生素 C 偶可引起尿酸盐、半胱氨酸盐或草酸盐结石。快速静脉注射可引起头晕、晕厥。大量应用可引起腹泻、皮肤红而亮、头痛、尿频、恶心、呕吐、胃痉挛。

【禁忌证】 以下情况应慎用:半胱氨酸尿症;痛风;高草酸盐尿症;草酸盐沉积症;尿酸盐性肾结石;葡萄糖-6-磷酸脱氢酶缺乏症等。

（二）角质溶解剂

α-羟酸类

α-羟酸类包括羟基乙酸、乳酸、柠檬酸、苹果酸、苯乙醇酸和酒石酸等。其作用广泛（详见第十章），下面仅叙述本品在美白方面的作用和应用。

本品水溶性好，能够透过角质层被皮肤吸收，促进表皮细胞的新陈代谢，消除皮肤皱纹，淡化色斑，使皮肤光滑细嫩，可作为化妆品原料使用，发挥抗皱、延缓皮肤衰老和美白去斑功效。当皮肤有较严重的色斑及皱纹时，可替代化学剥脱剂（如苯酚、三氯乙酸），使表皮完全从真皮层分离而剥落，无剥脱后的色素沉着，作用较温和且有营养皮肤的作用。

维 A 酸类

维 A 酸有广泛的药理作用和用途（详见第八章）。维 A 酸霜外用有去斑和美白皮肤的作用。本品影响酪氨酸酶基因表达或酶蛋白合成中的某个步骤，使酪氨酸酶活性下降;还通过角质松解和加快表皮细胞更新作用，使皮肤表面的黑素颗粒脱落。临床上用于治疗黄褐斑，也用于治疗日光照射后或炎症的色素沉着。

水 杨 酸

【作用与应用】 本品浓度不同药理作用各异，1％～2％具有角质促成和止痒作用;5％～10％具有胶质溶解作用，能将角质层中细胞间黏合质溶解，从而使角质松开而脱落。涂于皮肤可使表皮脱落，黑素颗粒也同时脱落，减轻皮肤异常色素沉着，使皮肤美白细嫩。临床上用于化学剥脱术，治疗如下疾病:①色素性皮肤病，如黄褐斑、炎症后色素沉着、雀斑样痣和纹身;②光老化性疾病，如日光性角化、日光性弹力纤维变性等;③皮肤皱纹;④其他，如痤疮、浅表瘢痕、酒渣鼻、皮脂腺增生和睑黄瘤等。

【不良反应】 可引起接触性皮炎。大面积使用吸收后可出现水杨酸全身中毒症状，如头晕、神志模糊、精神错乱、呼吸急促、持续性耳鸣、剧烈或持续头痛、刺痛。

【禁忌证】 避免接触眼睛和其他部位黏膜。

（三）抑制黑素细胞增殖药

内皮素受体阻断剂

内皮素是内皮细胞分泌的一种缩血管活性因子，具有多种生物学效应，如使血管收缩、促进血管平滑肌细胞生长和增殖;提高中枢神经和外周交感神经活性;也参与肾小球滤过率的调控。内皮素在多种疾病的发生中有重要作用。内皮素受体阻断剂可治疗多种与内皮素有关的疾病。

在美容方面，内皮素受体阻断剂也有重要的作用和临床用途。它可阻断黑素细胞的内皮素受体，阻断受体介导的信号传递，从而抑制蛋白激酶途径引起的酪氨酸酶活化和细胞内cAMP 增加，发挥抑制色素沉着的作用。内皮素受体阻断剂如母菊的提取物每天外用后立即进行紫外线照射,可明显抑制紫外线照射引起的皮肤色素沉着。

第三节　皮肤着色药

皮肤着色药是能使皮肤色素异常减退恢复正常肤色的药物。皮肤着色药涂于皮肤后,在角质层产生颜色,治疗白斑,可增加美容效果。

一、增加黑素形成药

补骨脂素及其衍生物

补骨脂素(psoralen)属于呋喃香豆素类。包括8-甲氧基补骨脂素(肤乐仙,8-MOP)和5-甲氧基补骨脂素(5-MOP)及人工合成的三甲基补骨脂素(TMP)。

【作用】　本类药物不能直接产生黑素,但是为光敏性化合物,用后能增加机体对紫外线的敏感性。注射或内服,再加以长波紫外线或日光照射,可显著增加皮肤黑素。

其主要作用机制如下。①增加功能性黑素细胞数量:补骨脂素及其衍生物可刺激那些尚未完全破坏或正常的黑素细胞,使功能性黑素细胞数量增加,其内的黑素小体数量也增加,而且增加向角质形成细胞内输送的黑素小体数量。②增加黑素合成:使皮肤产生临床或亚临床的炎症反应,可以破坏皮肤中的巯基化合物,减少巯基,增加酪氨酸酶活性,使黑素合成增加。③促进黑素氧化:可促使色淡的还原型黑素转化为色深的氧化型黑素。④改变黑素小体聚集的形式:可使复合黑素小体减少,单个黑素小体增多。

【应用】　补骨脂素通常制成内服和外用制剂,供光化学疗法(PUVA)应用。该疗法是口服或局部应用补骨脂素加照射长波紫外线。

1. 白癜风　PUVA疗法分为口服光化学疗法和局部光化学疗法。口服光化学疗法适用于泛发型(皮损面积大于20%)白癜风或局部光化学疗法无效者。局部光化学疗法适用于皮损面积小于20%的患者。白癜风应尽早在未完全白斑阶段开始治疗,效果较好。一般而言,暴露部位比遮蔽部位疗效好,面部躯干较四肢及手足效果好。开始见效时间多在3周以后,3个月之内。若持续治疗3个月仍无色素再生者,可改用其他疗法。

2. 银屑病　用PUVA疗法治疗,可使寻常型银屑病患者的皮损消退或明显减轻。本疗法对脓疱型和红皮型银血病以及斑块型副银屑病也有较满意的疗效。大多数病例在皮损消退后,还需进行维持治疗。

3. 斑秃　8-MOP配合UVA照射可治疗斑秃,使头发再生,并产生可接受的美容效果。斑秃的类型对疗效的影响不大。PUVA治疗斑秃所需的UVA照射剂量大而且次数多,当获得了头发完全再生后,不可能再做维持治疗,这是本疗法的主要缺点。

【不良反应】

1. 胃肠道反应　口服补骨脂素可产生胃肠道反应,如恶心、呕吐、食欲缺乏等。可通过在用药前服用抗组胺药,或与牛奶、食物同服等方法来减轻反应。

2. 皮肤反应　常见的有皮肤色素沉着、红斑、瘙痒、干燥等。偶有局限性水疱形成、银屑病突然加重、多形性日光疹、光感性皮炎、痤疮样皮疹、大疱性类天疱疮、甲板压痛、甲床分离、甲下出血等。皮肤干燥可涂抹润滑油或浴油;有指甲方面的不良反应时,可在光照时戴指套防护。动物实验证明本疗法可引起皮肤肿瘤,对人的致癌性尚未肯定,但应警惕皮肤癌的发生。

3. 对视觉的影响 动物实验证明,照射长波紫外线后,视网膜上的光感受器发生特殊改变,且晶状体发生浑浊。对人体是否诱发白内障尚不肯定。然而,预防是必需的。患者除在长波紫外线照射时戴上墨镜外,在服药 48 h 内需戴防长波紫外线的太阳镜,且应定期做眼科检查。

【禁忌证】 10 岁以下儿童不宜应用。糖尿病、肝功能异常、皮肤癌、白内障、妊娠、哺乳期妇女、黑素瘤、大疱性类天疱疮及光过敏性疾病的患者。

凯　林

【作用与应用】 凯林(khellin)是从植物中提取的呋喃类色素,其结构与补骨脂素类似。两者的光化学、光生物学和光治疗学性质相似。但凯林的光毒性小,对 DNA 无光动力学影响,体内、外均不使 DNA 链形成交叉连接。凯林的作用与补骨脂素相似。凯林＋长波紫外线即 KUVA 疗法可治疗白癜风,疗效比 PUVA 疗法明显,有效率达 70% 以上。但无补骨脂素的光毒性反应,基因毒性也小,非白斑区也不出现过度色素沉着,患者乐于接受。

【不良反应】 短期的转氨酶轻度升高、轻度恶心、眩晕与直立障碍等,停药后可恢复。凯林外用可避免上述不良反应。

【禁忌证】 肝功能不全患者慎用。

氮　芥

【作用与应用】 抗肿瘤药,外用治疗白癜风。氮芥进入体内可形成乙烯亚胺基,与皮肤中的巯基结合,使巯基损耗,提高酪氨酸酶活性,加速黑素的合成。适用于稳定期或好转期白斑。

【不良反应】 骨髓抑制,停药后 2~4 周多可恢复。胃肠道反应,包括恶心、呕吐,使用本品前宜加用止吐药。本品可致生殖功能紊乱,包括月经不调、卵巢功能衰竭、睾丸萎缩、精子减少等。对局部组织的刺激作用较强,多次注射可引起血管硬变。

【禁忌证】 孕妇禁用,对本品过敏者禁用。

二、免疫调节剂

肾上腺皮质激素类

肾上腺皮质激素类具有广泛的药理作用和临床用途。局部外用、皮损内注射和口服通过调节免疫功能或增强皮肤对黑素细胞的保护使白癜风白斑处出现色素沉着。临床上用于治疗白癜风,对一些不适应 PUVA 疗法或进展期患者,可全身应用该类药物,使白斑好转。对进展期、病程短、暴露部位、局限型或散发型白斑者疗效显著;反之,对稳定期、病程长、非暴露部位、节段型或泛发大片型白斑则疗效差。局部用药时,应用时间过长或次数过多可产生局部痤疮样皮疹、毛囊炎、毳毛增粗及增多、皮肤萎缩或毛细血管扩张等,且长久不愈,故面部白斑忌用。采用间歇、交替用药的方法可减少减轻上述不良反应的发生。

环 孢 素

【作用与应用】 本品是含有 11 个氨基酸的环状多肽,是一种强力的免疫抑制药,临床上主要用于皮肤、心脏、肾脏、胰腺、骨髓、小肠及肺移植的排斥反应。皮肤美容方面主要用于白癜风和银屑病的治疗,本品可使毛囊色素再生,对白斑的治愈率较高;还可治疗严重斑秃、板状鱼鳞病、掌跖脓疱病、寻常性大疱性表皮松解症等。

【不良反应】 肾功能障碍、高血压、高脂血症、震颤、头痛等。

【禁忌证】 对环孢素过敏者禁用。肾功能异常、患高血压未经控制或患有恶性肿瘤的银屑病患者禁用。

三、纠正细胞内钙紊乱药

钙 泊 三 醇

【作用与应用】 本品是合成的维生素 D_3 的类似物,能作用于黑素细胞内的维生素 D_3 受体而纠正细胞内钙紊乱,使酪氨酸酶恢复正常活性,增加白癜风皮损区黑素的形成;抑制皮肤角质形成细胞的过度增生和诱导其分化,从而使银屑病表皮细胞的增生及分化异常得以纠正。临床上外用于白癜风、寻常性银屑病的治疗。

【不良反应】 常见皮肤刺激症状,如红斑、烧灼感和瘙痒。

【禁忌证】 对本品过敏者禁用,钙代谢性疾病禁用。

四、减轻氧化应激药

假过氧化氢酶和氯化钙

白癜风患者 4-α-OH-四氢生物蝶呤脱氢酶(DH)活性低,表皮过氧化氢酶活性低,而 6 与 7 生物蝶呤浓度高,由此造成过氧化氢蓄积,对黑素细胞产生毒性作用。

外用假过氧化氢酶制剂能渗入到角质层,有效清除过氧化氢,使 DH 活性恢复,5、6、7、8-四氢生物蝶呤(6BH4)再循环利用过程恢复正常,异构体产生减少,促进的黑素生成。

假过氧化氢酶和氯化钙的乳膏外用于白癜风皮损处,并配合中波紫外线照射,可促进色素恢复。由于白癜风患者皮肤中的钙离子浓度低于正常,合用氯化钙可增强疗效。用中波紫外线照射也可活化假过氧化氢酶,从而使疗效增强。临床用于治疗白癜风,合用中波紫外线照射,促使大多数患者色素恢复,面部和手背效果好;但节段型白癜风生效慢,手指和足部皮损未见色素恢复。治疗期间病变停止发展,停止治疗后也有不复发者。本品外用,无明显不良反应。

小结

1. 皮肤增白药

(1) 酪氨酸酶抑制型皮肤增白药如下。

①单酚与多酚类:氢醌、熊果苷、N-乙酰-4-半胱氨酸酚、壬二酸。

②酪氨酸酶铜离子螯合剂:曲酸及其酯化物。

③阻止酪氨酸酶向前体转移的药物:葡萄糖胺类。

④改变前黑素体超微结构的药物:五癸酸。

⑤促进酪氨酸酶蛋白降解的药物:不饱和脂肪酸。

⑥竞争性酪氨酸酶抑制剂:氨甲环酸、氨甲苯酸。

⑦其他:胎盘提取物。

(2)非酪氨酸酶抑制型皮肤增白药如下。

①抗坏血酸及其衍生物:抗坏血酸、抗坏血酸二棕榈酸酯等。

②角质溶解剂:α-羟酸类、维A酸类、水杨酸。

③抑制黑素细胞增殖药:内皮素受体阻断剂。

2. 皮肤着色药

(1)增加黑素形成药:补骨脂素及其衍生物、凯林、氮芥。

(2)免疫调节剂:肾上腺皮质激素类、环孢素。

(3)纠正细胞内钙紊乱药:钙泊三醇。

(4)减轻氧化应激药:假过氧化氢酶和氯化钙。

复习思考题

1. 常见的外用美白药有哪些?其作用特点分别是什么?

2. 氢醌的作用和应用有哪些?

制剂与用法

氢醌　霜剂:2％、3％。3％外用,持续数月有效。2％的浓度用于维持治疗,以减少刺激性。

氢醌单苯醚　溶液剂:10％、20％。2次/日,涂搽色素残留区。

氢醌单戊酸酯　霜剂:3％。下班后和睡前各外用1次,连用3个月以上。

熊果苷　霜剂、洗剂:1％～3％。2次/日,外用。

N-乙酰-4-S-半胱氨酸酚　乳剂:4％。2次/日,外用,连用6个月。

壬二酸　霜剂:10％～20％。2～3次/日,外用,可长期使用。

曲酸　霜剂:1％～3％。2次/日,外用,3个月为1个疗程。

氨甲环酸　片剂、胶囊:0.25 g。0.25 g/次,3次/日,口服。注射剂0.25 g/5 mL。0.25 g/次,用25％葡萄糖溶液稀释,静脉注射。也可用5％～10％葡萄糖溶液稀释,静脉滴入,1～2次/日。

氨甲苯酸　注射剂:0.1 g/10 mL,0.1～0.2 g/次,与葡萄糖溶液10～20 mL混合后,缓慢静脉注射。

维生素C　片剂:50 mg、100 mg。50～100 mg/次,3次/日,口服。注射液0.1 g/2 mL,1 g/次,静脉注射,1次/日。或2～5 g/次,加入液体中静脉注射,1次/日,20次为1个疗程。

维A酸　霜剂0.1％。每晚1次,外涂,连续应用,约半年后可生效。

水杨酸　杰森溶液含水杨酸14％,用于美容嫩肤。

补骨脂素　注射液(油溶液):1 mg/2 mL。外用溶液:25 mg/50 mL。胶囊剂:40 mg。

8-甲氧基补骨脂素(8-MOP)制剂　白癜风药水:含 0.1%～1%8-MOP。白癜风软膏:含 0.3% 8-MOP。敏白灵:包括口服 8-MOP 片剂和外用 0.75% 8-MOP 乙醇溶液。为减轻不良反应,可将其用乙醇稀释 2、5、10 倍后再用。片剂:10 mg。

5-甲氧基补骨脂素(5-MOP)　片剂:10 mg。

三甲基补骨脂素(TMP)　片剂:10 mg。

补骨脂　酊剂:30%。外用,配合长波紫外线照射。

凯林　片剂:100 mg。100 mg/次,早餐后口服,1 次/日。服药 2.5 h 后照射长波紫外线,1 周 3 次,长波紫外线剂量为 5～15 J/cm²。凝胶剂:1%。凝胶基质为水:2-丙醇:丙二醇(2:2:1)。将凝胶剂外搽,30 min 后用清水洗净,照射长波紫外线(0.3 J/cm²),开始 5 min,逐渐增加照射剂量直至出现轻微红斑,照射时间最长可达 90 min。3 次/周,可连续照射 6 个月。

醋酸泼尼松　片剂:5 mg。5 mg/次,3 次/日或 15 mg/次,1 次/日,早 8 时口服。见效后每月递减 5 mg,至 5 mg/日,维持 3～6 个月。如服药 4～6 周无效,停止治疗。

氯倍他索　软膏 0.02%(含 2%月桂氮卓酮)。乳剂:0.05%。2 次/日,涂搽患处,连用 6 周为 1 个疗程,停药 2 周,若需要,可继续下 1 个疗程。

醋酸地塞米松　软膏:0.05%。2～3 次/日,外搽。

环孢素　胶囊剂:25 mg、100 mg。口服油溶液 5 mg/50 mL。静滴浓缩液 250 mg/5 mL。每次 3～12 mg/kg,1 次/日,于饭前分次服,视病情连用数日至数周。静脉注射(仅用于不能口服者):每次 3～5 mg/kg,用生理盐水或 5%葡萄糖溶液稀释 20～100 倍,于 4～6 h 内缓慢滴入,1 次/日。

钙泊三醇　软膏:50 μg/g。治疗白癜风时,口服 8-MOP,0.6 mg/次,2 h 照射日光,3 次/周,皮损处外用本品,2 次/日。

（戚丹菊）

第十四章　延缓皮肤老化药

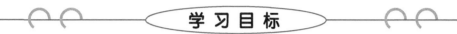
第一节　皮肤老化的表现及机制

皮肤主要受生理功能衰退因素影响而较少受到外界不良因素刺激、逐渐出现自然衰老的过程,称皮肤自然生理衰老。

皮肤自然生理衰老的主要临床表现及机制有如下几点:①皮肤表面干燥、粗糙、脱屑、沟纹加深,皮肤弹性降低、松弛,眼睑下垂和眼袋加重;②皮肤灰暗、失去光泽;③出现老年白斑或褐色斑,并逐渐加重,呈广泛性全身分布;④皮肤表层血管逐渐暴露、扩张,皮肤可见红色细丝或片状红斑。随着年龄的增长,表皮、真皮、皮下组织和皮肤附属器均出现衰老性改变,皮肤表面水脂乳化物含量减少,角质层的水合能力降低,角质层难以保持正常水分含量,从而使老年人的皮肤干燥、粗糙;真皮胶原纤维合成减少及弹力纤维变性、断裂而失去弹性,细胞间质透明质酸减少,也使皮肤变薄、干燥、失去弹性,产生皱纹、皱襞、松弛、萎缩,表皮毛细血管扩张而呈现出皮肤老化的外貌。

第二节　美容嫩肤术用药

本类药物为较高浓度的有机酸和酚,对真皮产生分解作用,使皮肤发生角质层分离和角蛋白凝固,表皮和真皮乳头不同程度坏死、剥脱,随之被新生表皮代替,从而达到改变皮肤颜色、光滑度、张力和去除皱纹的目的。

【作用与应用】

1. 皮肤角质层剥脱作用　较低浓度的美容嫩肤药能渗透到表皮内部,使角质形成细胞的结合变松散,使皮肤角质层剥脱。因此,可除去过厚的角质,使皮肤柔软、亮丽。高浓度的美容嫩肤药有表皮分解作用,使表皮完全从真皮层分离而剥落。其作用温和,无全身毒性,同时还有营养效果。较深层剥脱可分数次完成。

2. 改善皮肤质地,延缓皮肤老化　可增强细胞新陈代谢,使堆积的角质细胞脱落,也使角质形成细胞和真皮含水量、真皮内黏多糖、胶原纤维、弹力纤维数量增加。此外,尚可扩张真皮层毛细血管,改善皮肤血液循环。因此,使真皮充实、丰满红润、皱纹消除,明显地改善皮肤质地,延缓皮肤自然老化和光老化。

3. 皮肤保湿润泽作用　使真皮浅层的透明质酸含量增加,后者是一种优良的保湿剂,使皮肤角质形成细胞和真皮含水量增加,使皮肤外观有润泽感和柔软性。

【不良反应】　有刺激性,可使皮肤发红、烧灼、不适,严重时可发生皮炎,皮肤发紧潮红、水肿、渗出、起鳞屑等。故应用时,并从低浓度开始。应避开眼和口唇。面部清洁后 20～30 min,待皮肤干透时才可使用。皮肤敏感者应慎用。

水　杨　酸

水杨酸(salicylic acid)为白色针状结晶或结晶粉末,溶于水和醇,饱和水溶液 pH 值为2.4。

【作用与应用】　低于 0.1% 的水杨酸有防晒作用;0.1%～0.3% 浓度对革兰阳性和阴性细菌及致病性真菌有抑菌作用;1%～3% 浓度具有角质促成作用,可使皮肤角质层恢复正常,同时有止痒作用;5%～10% 浓度具有角质溶解作用;高浓度(10% 以上)呈中强酸性,产生化学腐蚀作用,使角质层剥脱,用于表浅皮肤剥脱,治疗角质增生、痤疮、黄褐斑、皮肤干燥症及皮肤真菌感染等,也用于养发剂配方,起止痒及杀菌作用。

三　氯　醋　酸

三氯醋酸(trichloroacetic acid,TCA)为中强有机酸,高浓度可产生蛋白质凝固,用于中度皮肤剥脱,常用浓度为 10%～50%,剥脱深度限于表皮全层和真皮乳头层。

【作用与应用】　可治疗面部浅表皱纹,如老年皮肤浅表的皮肤皱纹,口周、眼周的放射皱纹等,还可去除表皮色素斑和痣。通常需要多次使用,以获得满意疗效,并常与其他酸类或酚类药物合用。本品无毒,性质稳定,常温下可保存 2 年。适应不同深度的剥脱术,不需要使用中和剂终止反应。

【注意事项】　高浓度(40% 以上)的本品容易出现瘢痕和色素脱失。

苯　酚

苯酚(phenol)又名石炭酸,为五色针状结晶或白色结晶。溶于水、醇等,水溶液呈酸性。高浓度的苯酚腐蚀性强,为强效的深层剥脱剂,常用浓度为 50%～80%,常与维 A 酸、三氯醋酸等合用。

【作用与应用】　主要用于面部粗糙的皱纹、皮肤色斑、因暴露于日光下造成的损伤或皮肤的癌前病变。

【不良反应】　较常见,因此,必须由医师使用,并从低浓度用起。此外,苯酚经皮吸收后可引起全身毒副作用,不建议推广使用。

间 苯 二 酚

间苯二酚(resorcinol,resorcin)为白色针状结晶,有强还原性,易溶于水、醇、醚。

【作用与应用】 本品有杀菌作用,通常与乳酸、水杨酸配制成杰森溶液,该溶液常用于化学剥脱,简单易行,不会出现深度剥脱。还可治疗痤疮、黄褐斑等,也用作防腐剂添加于化妆品和皮肤病外用制剂中,在化妆品工业中用于染发剂配方。

【注意事项】 可引起全身中毒反应,且术中、术后疼痛明显。

第三节 促进表皮细胞生长药

促进表皮细胞生长药主要有生长因子、蛋白及酶类。

一、生长因子

生长因子(growth factor)是存在于人体中的一种极微量的活性物质,应用于美容的主要有表皮生长因子(epidermal growth factor,EGF),碱性成纤维细胞生长因子(basic fibro-blast growth factor,bFGF),转化生长因子(transformation growth factor,TGF),肝细胞生长因子(hepatocyte growth factor,HGF),胰岛素样生长因子(insulin - like growth factor,IGF)等。目前已用于化妆品中的主要有表皮生长因子和碱性成纤维细胞生长因子。

【作用与应用】

1. 皮肤护理 可延缓皮肤老化,使用 3 周后,可使皮肤厚度增加,有弹性,细小皱纹变浅或消失,皮肤红润,有光泽。对减少鱼尾纹及改善黑眼圈效果显著。

2. 皮肤损伤 用于创伤性美容术后,如换肤、磨皮、文眉、洗纹、祛痣和整形术后;也可用于治疗一般性皮肤创伤、烧伤、皮肤溃疡等。

3. 面部局限性萎缩、皮肤发育障碍 应用本品后,使皮肤恢复弹性,改善面部局限性萎缩和皮肤发育障碍。

4. 美白、祛斑 减轻皮肤色素沉着,改善皮肤色素代谢,达到美白祛斑的目的。

5. 防晒及晒后修复 预防光老化、减轻晒后皮肤损伤及色斑生成。

6. 防治痤疮 对预防痤疮发生和痤疮后瘢痕的形成具有较好的疗效。

【不良反应】无毒、无刺激性、无致突变作用。但由于 EGF 能使角化过度及 bFGF 能使黑素增加,故使用时间不宜过长。

二、蛋白质类药物

蛋白质是维持机体结构和功能的重要物质。蛋白质缺乏可出现消瘦、皮肤干燥、无光泽且易产生皱纹、毛囊角化等,儿童蛋白质缺乏还可见生长迟缓。应用于美容的主要有胶原蛋白、水解蛋白、木瓜蛋白酶等。

胶 原 蛋 白

胶原蛋白(collagen)广泛存在于动物细胞中,是细胞外基质最重要的组成成分,也是动物结缔组织中最主要的一种结构性蛋白质。胶原蛋白属糖蛋白的一种,人体蛋白质中有 30%～40% 为胶原蛋白,成年人身体中大约有 3 kg 胶原蛋白,主要存在于皮肤,是表皮的主要成分,亦广泛存在于肌肉、骨骼、牙齿、内脏等。药用胶原蛋白来源较多,工业生产主要原料来自牛、猪、家禽及鱼类的皮肤、骨骼等组织。

【作用与应用】 本品常与生长因子配合使用。

1. 皮肤护理 长期使用可使皮肤柔软、有光泽,消除皮肤皱纹。还用于修复皮肤瘢痕、淡化色斑及美白等。

2. 皮肤损伤 配合生长因子一起使用,可加速损伤部位的皮肤修复,使皮肤细嫩,不留瘢痕。

3. 面部局限性萎缩和皮肤发育障碍 通过补充皮肤组织的胶原蛋白,使皮肤恢复弹性。

4. 注射除皱,矫正面部不对称 对老年人的眉间纹、额纹、鼻唇沟过深有良好的改善作用。对面部畸形,也可注射矫正。注射给药,疗效维持 3～9 个月,根据情况需要重复注射。

【不良反应】 外用制剂安全,无毒、无刺激性。局部注射反应较轻,可出现皮疹、红斑等过敏症状,通常发生在注射后几天,一般可自行消退,必要时用糖皮质激素和抗组胺药,以缓解症状。

水 解 蛋 白

水解蛋白(proteinhydrolysate),常用于美容的水解蛋白制剂多为酶水解酪蛋白、动物血浆或卵蛋白提取物制成的化妆品原料。

【作用与应用】 水解蛋白制成的护肤品含有多种氨基酸,可被皮肤吸收,改善皮肤营养,促进新陈代谢,并增加皮肤含水量,营养和润泽皮肤。还可提高核糖体活性,对受损伤的核糖体有修复作用,促进损伤或衰老的皮肤细胞蛋白质合成,促进皮肤细胞再生,延缓皮肤老化,减轻或消除皱纹和眼袋。常用于润肤、美肤、除皱和除眼袋等。

【不良反应】 外用无不良反应的报道。

三、酶类

木瓜蛋白酶

木瓜蛋白酶(papain)取自未成熟番木瓜的果实,是含巯基(—SH)的肽链内切酶,具有蛋白酶和酯酶的活性,对动、植物蛋白质、多肽、酯、酰胺等有较强的水解能力。同时还能把蛋白水解物合成为类蛋白质。

【作用与应用】 以乳酸和木瓜蛋白酶为主要成分组成换肤乳剂。

1. 皮肤松弛和皱纹 使表皮代谢周期趋于正常,加速皮肤表面堆积的角质脱落,改善局部皱纹和皮肤松弛,使皮肤润滑而富有弹性,有持久的美容抗衰老效果。

2. 消除异常色素沉着 促进皮肤新陈代谢,加速色素分解,消除痤疮遗留的色素,且温和、安全、无刺激性。

3. 表浅瘢痕 对于表浅烫伤瘢痕效果好,对于手术瘢痕或完全纤维化瘢痕效果不理想,对瘢痕体质者的瘢痕无效。

4. 皮肤粗黑晦暗 可增白皮肤,缩小真皮乳头,使皮肤细腻光亮。

【不良反应】 外用温和、安全而无刺激性。

超氧化物歧化酶

超氧化物歧化酶(superoxide dismutase,SOD)存在于皮肤细胞、红细胞及其他组织细胞内。药用制剂是由哺乳动物的红细胞、肝和其他组织分离而得。其分子排列紧密,因此,SOD的溶解性和渗透性良好,皮肤外涂可透过皮肤吸收,使皮肤细胞内、红细胞内及其他组织细胞内的 SOD 活性提高。

【作用与应用】 具有除皱、消除粉刺、抗炎作用,还有预防、减轻和消除皮肤色素沉着作用。SOD 复合酶美容霜有良好的除皱作用,临床应用有效率达 80% 以上。

【不良反应】 长期应用的疗效更加明显。无皮肤或全身的蓄积毒性。极少数人在浴后应用 SOD 复合酶制剂有一过性潮红和痒感。故应避免浴后立即应用本类制剂。

第四节 保 湿 剂

一、防止水分蒸发的保湿剂

(一) 脂类

脂类(lipid)是脂肪酸和醇生成的酯及其类似物的总称,包括简单脂质和复合脂质。前者系脂肪酸、脂肪醛与醇类结合形成的酯或醚,如中性脂肪、固醇酯等。后者除含脂肪酸和醇类(丙三醇、肌醇等)外,尚含酸、糖、氮或硫等,如磷脂、糖脂、硫脂;广义而言,也包括脂蛋白和脂多糖。用于润肤、养肤的有糖脂类如甘油糖脂、鞘糖脂、硫脂、胆固醇糖脂等和磷脂类如甘油磷脂、磷脂酰肌醇、髓鞘磷脂、酰基鞘氨醇、角质脂质等。

【作用与应用】

1. 增加皮肤含水量 皮肤老化过程中,皮肤角质层脂质日趋减少,含水功能降低。磷脂类如酰基鞘氨醇属于角质层中的极性脂,对维持皮肤角质层含水量至关重要。故脂类对皮肤有维持皮肤含水及屏障功能。皮脂缺乏后,其屏障功能受损,皮肤的含水量减少而变得干燥。增加皮肤中脂类含量,可减少皱纹,使皮肤润泽、亮丽。主要用于护肤和美肤。脂类是多种化妆品的主要基质原料,如霜剂、乳剂、膏剂、香波等。

2. 减轻皮肤角化 皮肤角质层中脂质的减少可使表皮角化过度而发生某些皮肤病,如大疱性鱼鳞病样红皮病、非红斑性板层状鱼鳞病。此外,角质层的鞘脂类含量减少,可引起水屏障功能降低,从而引起毛囊表皮角化过度,发生黑头粉刺。外用脂质,可防治大疱性鱼鳞病样红皮病、非红斑性板层状鱼鳞病和黑头粉刺等。

【不良反应】 本类药物配成的乳剂、洗剂或软膏等外用,未见不良反应的报道。

(二) 脂肪酸类

脂肪酸(fatty acid)是人体必不可少的营养成分之一。脂肪酸分为饱和脂肪酸和不饱和脂肪酸,其中不饱和脂肪酸对机体最为重要,人和哺乳动物体内不能合成必需脂肪酸(如亚麻二烯酸、亚麻三烯酸),必须从日常饮食中有目的地补充。如亚油酸在植物油中的含量非常丰富。亚麻酸在海洋的鱼类、海藻类及贝类中含量比较高,某些坚果类食品如核桃等含量也较高。缺乏必需脂肪酸,可导致皮肤鳞屑增多、皮肤变薄、加速皮肤的衰老。

用于延缓皮肤衰老的脂肪酸类药物主要来源于多元不饱和必需脂肪酸,包括三酰甘油、游离多元不饱和脂肪酸或其碱金属盐及其铵盐,为美容护肤品的基本原料。

（三）油类

常用的动、植物油有鲸油、鱼油、肝油、水貂油、蛇油、绵羊油、月见草油、杏仁油等。油类具有营养皮肤、清洁皮肤、保护皮肤并减少皮肤表层水分的蒸发,防止皮肤干燥或皲裂等作用,是护肤品的基质原料。

月 见 草 油

月见草油（evening primrose oil）从月见草成熟种子中提取,含有棕榈酸、硬脂酸、油酸、亚油酸,此外还含有 7%～10% 的 γ-亚麻酸。月见草油可以外用,也可以口服。

【作用与应用】 在表皮中与鞘酯类酯化的亚油酸不足,或被油酸置换,可造成角质层屏障通透性异常,皮肤水分流失增多,使皮肤干燥。本品外用能减少经皮肤水分流失,使皮肤润泽而有弹性;其中所含的油酸以及 γ-亚麻酸与曲酸反应生成的曲酸单 γ-亚麻酸酯是酪氨酸酶的抑制剂,具有润肤、美白皮肤作用,为增白化妆品的有效成分;可补充角质层必需脂肪酸的不足,缓解毛囊过度角化和毛囊口阻塞,从而用于防治痤疮。

此外,对于特应性皮炎（又名遗传性湿疹）有良好疗效,可能是由于月见草油中所含的 γ-亚麻酸在人体内能自动分解并生成前列腺素 E,补充体内的不足。口服本品有降低血胆固醇、三酰甘油,提高高密度脂蛋白水平,抑制血小板聚集作用,用于防治高脂血症。此外,γ-亚麻酸具有明显的抗脂质过氧化作用,对保护人体的健康、强身养颜、延缓人体衰老有独特的作用。

【不良反应】 外用未见不良反应。口服可有轻度腹泻、头痛、头晕、恶心、便秘等不良反应。

水 貂 油

水貂油（mink oil）从水貂的脂肪提炼而来,富含不饱和脂肪酸,是美容常用的营养性油。常温下较稳定,熔点低,无黏性,无毒无臭,易乳化,渗透力强。

【作用与应用】 本品可滋润皮肤,是化妆品的优质原料,可用于膏霜、乳剂等护肤品中,皮肤感觉滑润、柔软、舒适。对皮肤干燥、黄褐斑、痤疮、干性脂溢性皮炎、手足皲裂、湿疹、过敏性皮肤病有良好的防治作用。还可润泽头发,使其柔软,富有光泽和弹性。

鱼 油

鱼油（fish oil）是指富含二十碳五烯酸（EPA）、二十二碳六烯酸（DHA）的鱼体内的油脂。普通鱼体内含 EPA 和 DHA 数量极微,只有寒冷地区深海鱼,如三文鱼、沙丁鱼等,体内含量极高,而陆地动物体内几乎不含有此类物质。

【作用与应用】 口服鱼油制品可降血脂、降血压、抗血栓、抗肿瘤、增强抗病能力、健脑促智、抗衰老。外用可润肤养颜,延缓皮肤衰老。

鲸 油

鲸油(whale oil)取自鲸类的皮下脂肪,为白色蜡状物质,用这种脂肪炼出来的鲸油是各种化妆品、润肤油的优良原料。其润肤功效优于其他鱼油。可应用于化妆品和药品方面。

此外,还有玉米胚芽油(corn plumule oil)、杏仁油(almond oil)、蛇油(snake oil)等,均具有润泽营养皮肤、延缓皮肤衰老的作用,常作为化妆品的油性原料用于护肤及护发。

二、吸湿性保湿剂

本类药物具有保持皮肤的屏障作用,能提高皮肤的水合能力,补充皮肤水分并可减少皮肤的水分丢失。

黏 多 糖

黏多糖(mucopolysaccharide,heteropolysaccharide)存在于人和动物结缔组织、动物和植物的黏液中,又称氨基葡聚糖,大多与蛋白质结合。成年人皮肤内黏多糖为1%～1.5%(干重),其中透明质酸占60%～70%,硫酸皮肤素占10%～20%,4-硫酸软骨素和6-硫酸软骨素占10%以内,还有少量的硫酸角质素和肝素。

【作用与应用】

1. 除皱、滋润和营养皮肤 常用透明质酸及其衍生物、硫酸软骨素和甲壳质等。低相对分子质量的透明质酸(相对分子质量<10000)或其钠盐,对皮肤的润泽效果尤其明显,使皮肤柔软而光滑。合用忽布酸钙,则可刺激皮肤细胞生长,促进角蛋白更替,使皮肤柔软而光滑。还有抑制酪氨酸酶活性和吸收紫外线的作用,可用于润肤、增白和防晒。

水解胶原和低相对分子质量透明质酸共聚物,能增加表皮角质层内保湿成分,且不影响皮脂排泄,可用于滋润皮肤。用透明质酸酶处理透明质酸盐,可得四糖、二糖己糖、脱氧二糖或开环二糖等低聚糖,均有良好的润肤增白和防晒效果。

低相对分子质量硫酸软骨素(相对分子质量2000～20000)或其盐与维生素E及其衍生物合用,具有使皮肤滋润和平滑的效果,并可改善皮肤代谢。

甲壳质也是一种天然黏多糖。常将其制成羧甲基壳质,供临床应用。后者与其他种类的黏多糖配伍,具有长效润肤和护肤效果。

2. 角化性皮肤病 低相对分子质量黏多糖或其盐,特别是与氨酪酸或其衍生物配伍应用治疗角化性皮肤病时,可改善皮肤的角化过程,使皮肤润泽光滑。

3. 异体皮肤移植 异体皮肤移植时,在植皮床及其周围注射高相对分子质量的透明质酸,能降低排异反应,延长移植物的存活时间。

4. 护发和美发 黏多糖可用于配制生发液、护发和养发制品。用于治疗脱发、护发和养发。

【不良反应】 外用无不良反应。

透 明 质 酸

透明质酸(hyaluronic acid,HA)是葡糖胺聚糖(GAGs)的主要组成成分,为组织基质中具有限制水分及其他细胞外物质扩散作用的重要成分。

【作用与应用】

1. 保持皮肤水分,使皮肤光滑、细嫩 HA 能保持真皮结缔组织中的水分,其分子结构像"分子海绵",可以吸收和保持其自身重量上千倍的水分,形成一层水化膜,使角质层始终处于湿润状态,HA 用于配制化妆品,有良好的保湿效果。HA 还有吸湿性润肤作用,使皮肤保持湿润,感觉舒适。

2. 填充美容 面部皮肤老化可出现皱纹,局部组织吸收萎缩而产生凹陷,HA 的减少是最主要的因素之一。在面部皱纹或凹陷部位注射 HA,可起到填充美容作用。临床上用于面部皱纹、凹陷部位的填充美容,可获得满意的效果。本品临床应用安全,无抗原性,不会产生排斥反应。

3. 抑制瘢痕 临床上可将 HA 注射于面颈部外伤及手术后的创面局部,用于抑制创面瘢痕形成,可使瘢痕变细小,且易软化,提高愈合质量。也可用 HA 软膏外敷,治疗增生性瘢痕,效果良好。

4. 防晒和美白 HA 有吸收紫外线的作用,也可抑制酪氨酸酶活性,减少黑素合成。可用于配制防晒和美白化妆品。

【不良反应】 不良反应的发生率较低。极少数人在皮下注射 6 个月后可能引起局部肉芽肿反应,可在病损部位皮下注射倍他米松以缓解症状。过敏反应发生率较低,但仍需做过敏试验。瘢痕增生体质、免疫治疗期间、自身免疫性疾病、过敏性疾病及对透明质酸钠过敏者禁用。

芦荟提取液

本品含有多糖类、糖醛酸及其衍生物氨基糖,具有增强皮肤角质层的吸附和结合水分子的能力

【作用与应用】 可增加皮肤角质层含水量,使皮肤光滑、柔软、有弹性。此外,还有皮肤美白、祛斑及防晒作用。含有芦荟的化妆品常用于美白皮肤、防晒护肤,也用于黄褐斑、雀斑、痤疮等治疗。

【不良反应】 极少数人用后可引起接触性皮炎,可口服 H_1 受体阻断药、外用 3% 硼酸液冷湿敷治疗。

三、修复角质细胞的保湿剂

鲨 烯

鲨烯(squalene)类是从生活在无污染的深海中的鲨鱼肝中提取的含有 6 个双键的不饱和脂肪酸,这种鲨烯涂在皮肤上,比化学合成的鲨烯易被吸收,安全性更好。

【作用与应用】

1. 美容护肤 鲨烯是一种优良的护肤原料,应用在多种化妆品中。

(1)按摩用品 由于鲨烯具有优良的润滑性,且能被皮肤迅速吸收,可以直接作按摩油使用。本品和高级醇、单甘酯、乳化剂配合,可制成水包油型按摩乳。这种按摩乳吸收快、不油腻,易于去除。

（2）护肤用品　与保湿剂甘油、山梨醇、乳酸钠、乳化剂等配合，可以制成保湿率高达 40％以上的高保湿护肤品，如保湿日霜、晚霜、高保湿霜等。

（3）特殊化妆品　与某些抗衰老的药物配合，可制成去皱霜等，具有显著的效果。

2. 强身养颜、防治疾病　本品全身用药具有保健功能，用于强身养颜、防治某些疾病，如消化性溃疡、各类肝炎、头晕、头痛、糖尿病等。

【不良反应】　本品涂在皮肤上无刺激性，不引起过敏反应，也不留下油腻感。

第五节　改善微循环的药物

衰老皮肤的血管相对减少，皮肤微循环不畅，影响组织细胞氧化代谢过程，出现面色晦暗、枯槁，同时由于皮肤微循环血流量减少，不能提供皮肤代谢所需营养成分，可产生皱纹及皮肤弹性降低。改善皮肤微循环的药物具有舒张皮肤毛细血管，增加其血流量，促进血液循环，改善皮肤血液供应，并加速皮肤营养物质和水分的吸收，从而达到美容、延缓皮肤衰老的作用。

银杏叶提取物

银杏叶提取物（Ginkgo biloba leaf extract，GBE）含异鼠李素、山柰酚、槲皮素、芸香苷、槲皮苷、白果双黄酮、白果萜内酯 A、白果萜内酯 B、白果萜内酯 C、儿茶素等成分。本品可扩张血管、降低血液黏滞度及阻止血小板聚集，改善皮肤血液供应，增加皮肤营养，使皮肤靓丽，延缓皮肤老化。还可调节血脂，提高高密度脂蛋白含量，降低血清胆固醇及三酰甘油，常用于防治高脂血症、动脉粥样硬化、心脑血管疾病等。

红　花

红花（safflower）是近年来世界上发展很快的油料作物，种子含红花油为35％～47％，高于大豆。红花油中富含亚油酸、油酸、豆蔻酸、棕榈酸以及丰富的维生素 E。其中亚油酸含量高达84％，居食用油之冠。红花油外用可扩张血管，改善血液循环，促进皮肤新陈代谢，有利于表皮细胞的再生，对抗氧自由基，延缓皮肤衰老。食用有降血脂和血清胆固醇、防止动脉粥样硬化的作用，是高级营养油和烹饪油。外用红花油是良好的养肤、护肤用品，还可预防冻伤。还用作抗氧化剂和维生素 A、D 的稳定剂。

小结

皮肤主要受生理功能衰退因素影响而较少受到外界不良因素刺激、逐渐出现自然衰老的过程，应用美容嫩肤术用药、促进表皮细胞生长药、保湿剂、改善微循环的药物，可缓解随着年龄的增长，表皮、真皮、皮下组织和皮肤附属器出现的衰老性改变。

复习思考题

1. 皮肤老化的其主要临床表现及其机制。
2. 水杨酸的作用与应用、不良反应和注意事项。
3. 皮肤光老化引起的结构和组织学改变有哪些?

制剂和用法

贝美活力眼霜　（含 bFGF、EGF、HA 等）外用，2～3 次/日。

蛋白揭剥面膜　外用。

弹性硬蛋白乳　外用。

黏蛋白护肤液　外用。

酿酒酵母润肤膏　外用。

复方氨基鞘氨醇洗剂　数次/日，外用。

角质脂质润肤乳　（含氨基鞘氨醇、甘油二酯等）数次/日，外用。

SOD 复合酶美容霜　用于美容，3 次/日，外用，可长时间应用。

SOD 复合酶外用霜剂　用于治疗某些皮肤病，2～3 次/日，外用。

SOD 复合酶牙膏　2 次/日。

鲨烯按摩油　数次/日，外用。

鲨烯保湿日霜　数次/日，外用。

鲨烯保湿晚霜　晚上外用。

鲨烯高保湿霜　数次/日，外用。

鲨烯眼角祛皱霜　数次日，外用。

透明质酸　注射剂：1.7％(0.5 mL、1 mL、2 mL)。用于预防创面瘢痕时，可在手术清创后，根据创口大小，立即在创口周围真皮乳头层内注射 0.5～2 mL。一般 4 cm 左右的创口注射 0.5 mL，注射时，针头距创缘约 0.5 cm，斜行插入创缘真皮层内，进针后，从创口一端向另一端缓慢边退边均匀注射，较长伤口可分多点注射，使创缘微突出皮肤，从缝合针孔或创缘渗出少许 HA 最好。于术后 1、7、14 天重复注射。

透明质酸氨基丁酸乳　数次/日，外用。

透明质酸整肤液　数次/日，外用。

果酸霜　1 号为1.5％，2 号为3.0％，3 号为4.5％，4 号为6.0％。化妆外用，数次/日。从低浓度开始应用，循序渐进至高浓度，以便使皮肤逐渐适应，防止不良反应。

令肤适溶液剂　（含乳酸和抗乳酸血清）数次/日，化妆外用。

乳酸胺洗剂　12％。数次/日，外用。

甘醇酸溶液剂　20％、35％、50％、70％，由医师外用，用于化学剥脱术。

壳质低聚糖乳　数次/日，外用。

壳质洗剂　数次/日，外用。

壳聚糖润肤液　数次/日，外用。

忽布酸钙透明质酸润肤乳　数次/日，外用。

硫酸软骨素维生素 E 润肤乳　数次/日，外用。

酸性黏多糖忽布酸乳　数次/日,外用。

糖族化合物霜　数次/日,外用。

芦荟　防晒霜、护肤霜、营养霜、营养蜜、芦荟人参胎盘霜、芦荟人参紧肤水、芦荟洗发精、护发素、染发剂及芦荟唇膏等,其中含有芦荟大多为1%～3%。数次/日,外用。

（许代福）

第十五章　治疗痤疮的药物

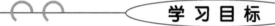

学习目标

1. 掌握常用治疗痤疮药物的分类和作用机制。
2. 熟悉螺内酯和过氧化苯酰的作用与应用、不良反应和禁忌。
3. 了解硫酸锌和红霉素的作用与应用、不良反应和禁忌。
4. 能准确判断痤疮的类型,并根据症状选用适宜的治疗药物。

第一节　痤疮的发生机制及药物分类

痤疮是发生于毛囊皮脂腺的一种慢性炎症性疾病,多发于青春期男女。痤疮好发于面部,尤其是皮脂分泌较旺盛的额部、鼻部、颊部等处,也可见于背部及上胸部等。痤疮皮损呈多形性,包括丘疹、脓疱、结节、囊肿等炎性损害,以及皮脂溢出、粉刺等非炎性损害,是常见的损容性皮肤病。

一、痤疮的发病机制

痤疮的发病原因较多,发病机制与皮脂分泌过多、毛囊管角化过度、异常菌群和炎症发生等有关。

（一）皮脂分泌过多

雄性激素睾酮在青春期时会分泌增多,其在皮肤 5α-还原酶的作用下转化为 5α-二氢睾酮(DHT),DHT 为雄性激素的主要活性形式,可与皮肤附属器中的雄性激素受体(AR)结合,从而刺激皮脂腺增生肥大、脂类合成,皮质分泌增加。

（二）毛囊皮脂腺导管异常角化

雄性激素也可以影响皮脂腺导管的角化过程。皮脂腺导管开口于毛囊上部,皮脂可以通过导管继而从毛囊在皮肤表面的开口排出,雄性激素分泌过多可使毛囊漏斗部及皮脂腺导管异常角化,导致毛囊口狭窄、变小甚至闭塞。

（三）微生物的作用

皮肤及毛囊内的常驻菌有痤疮丙酸杆菌、表皮葡萄球菌等。毛囊皮脂腺导管的异常角化及毛囊口脂栓的形成造成了相对缺氧的环境,使厌氧的痤疮丙酸杆菌大量繁殖,产生溶脂酶、蛋白分解酶及透明质酸酶等。溶脂酶将皮脂中的三酰甘油分解为甘油和游离脂肪酸,其中甘油为细菌自身生长所需的营养物质,而游离脂肪酸、蛋白分解酶及透明质酸酶可侵蚀破坏毛囊壁及周围组织,引起毛囊炎及毛囊周围炎。若继发其他细菌感染,则形成炎性丘疹、脓疱、结节、囊肿及瘢痕等。

(四)其他因素

遗传因素也会影响痤疮的类型、损害部分和严重程度。过多食用辛辣、高糖、高脂食物,使用不适当的化妆品,情绪因素,应用含溴、碘和激素类药物等均可诱发痤疮或加重痤疮症状。

二、治疗痤疮的药物分类

针对痤疮发生的各个环节,治疗痤疮的药物可以分为四大类:抗雄激素药,抗毛囊皮脂腺导管角化异常药,抗皮脂溢药和抗菌药。

第二节 治疗药物

一、抗雄激素药

螺 内 酯

螺内酯也称安体舒通,为人工合成的甾体化合物,为类白色或淡黄色结晶粉末,无臭或有轻微硫醇臭,味微苦,几乎不溶于水,溶于乙醇,易溶于苯和氯仿。

【作用】 螺内酯为醛固酮拮抗剂,有明显的利尿和抗雄激素作用,可抑制皮脂腺分泌、缓解痤疮的临床症状,其抗雄激素作用主要有以下三个方面。①减少雄激素的产生:螺内酯选择性地抑制睾丸及肾上腺皮质的微粒体细胞色素 P_{450} 酶系,使雄激素合成酶活性降低,雄激素的生成减少。②抑制 5α-还原酶的活性:螺内酯可抑制 5α-还原酶,阻止睾酮转化为二氢睾酮(DHT)。③阻断皮脂腺的雄激素受体:螺内酯与胞浆内雄激素受体的结合力是二氢睾酮的 10~20 倍,其与受体结合后,可阻断二氢睾酮与受体的结合,从而阻断雄激素的作用。

【应用】 本品用于以下皮肤科疾病的治疗。

1. 寻常痤疮 口服给药指征:①成年女性颜面部炎症性痤疮者;②提示受内分泌影响者,经前期发作、25 岁以后发病、面部油脂增多、合并面部多毛症者;③对常规局部治疗、用抗生素、异维 A 酸不耐受或疗效不佳者;④合并月经不调经前体重增加或其他经前综合征症状者。

本品除口服制剂外,也可局部外用,可单独使用,或与黄体酮搽剂联合外涂患处。

2. 多毛症 口服本品治疗女性特发性多毛症和高雄激素血症,安全有效,疗效优于雌激素,且不干扰排卵周期和正常月经周期,能使多囊卵巢综合征无月经者恢复月经周期。

3. 雄激素性脱发 本品口服可取得较好疗效,男性患者优于女性患者。

【不良反应】 不良反应较轻。少数患者可引起头痛、困倦、皮疹、乳腺分泌增多及男子乳房发育等,停药后可迅速消失,长期应用常见高钾血症和胃肠道反应,还可致荨麻疹和消化性溃疡。

【禁忌证】 对本品或其他磺酰脲类药物过敏者禁用。高钾血症患者、急性肾功能不全者、无尿者、肾排泄功能严重损害者禁用。

己 烯 雌 酚

【作用与应用】 己烯雌酚具有抗雄激素作用；促进未成年女性第二性征和性器官发育；保持成年女性性征，参与月经周期形成作用；小剂量能刺激腺垂体分泌促性腺激素和催乳素，大剂量则有抑制作用。用于女性严重或顽固性痤疮，尤其是对全身应用抗生素或异维A酸效果不明显或不耐受者，或伴有月经紊乱、多毛、雄激素性脱发等的患者。

【不良反应】 可引起月经紊乱、恶心、食欲不振、乳房胀痛及皮肤色素沉着等。无规律服药还可引起子宫出血。孕妇早期服用此药，其女性后代在青春期后宫颈和阴道的腺病及腺癌发生率升高，男性后代生殖道异常和精子异常发生率也增加。

【禁忌证】 乳腺癌患者、雌激素依赖肿瘤患者、急性血栓静脉炎或血栓栓塞患者禁用。

孕 激 素

常用黄体酮、醋酸环丙孕酮(色普龙)。

【作用与应用】 孕激素能与睾酮竞争雄激素受体，阻断睾酮的作用；抑制促性腺激素分泌，降低体内睾酮水平；还有抑制皮脂腺分泌作用。用于雄激素分泌过多引起的寻常痤疮伴皮脂溢出、炎症、结节、囊肿性痤疮。孕激素和雌激素治疗痤疮有协同作用，通常以口服避孕药(复方口服避孕药常含有雌激素和孕激素成分)的形式给药，并按避孕药的服用方法使用。也用于雄激素性脱发。

【不良反应】 较常见胃肠道反应，体重增加，过敏性皮肤炎症，月经紊乱，不规则出血或闭经。早期妊娠时应用可能使后代发生生殖道畸形，多见为尿道下裂。

【禁忌证】 心血管疾病和高血压者、肝肾功能损害者、糖尿病患者、哮喘病患者、癫痫患者禁用。

二、抗毛囊皮脂腺导管角化异常药

α-羟酸类

α-羟酸类包括羟基乙酸、乳酸、柠檬酸、苹果酸、苯乙醇酸和酒石酸等。其作用广泛(详见第十章)，其显著的抗角化作用和抑制皮脂分泌作用可用于寻常性痤疮的治疗。

维A酸类

维A酸类抗痤疮药包括阿达帕林、全反式维A酸、异维A酸、维胺酯等。维A酸有广泛的药理作用和用途(详见第八章)，本类药物能有效抑制毛囊皮脂腺导管的异常角化、抑制皮脂分泌和皮肤表面痤疮致病菌的作用，使其成为临床上常用的痤疮治疗药物。

三、抗皮脂溢药

硫 酸 锌

本品为无色透明的结晶或颗粒状结晶粉末,无臭,味涩。本品在水中极易溶解,易溶于甘油,不溶于乙醇。

【作用与应用】 本品有多方面的药理作用,其中抑制皮脂腺分泌的机制可能为:①锌有皮肤收敛作用,可吸收局部皮脂并减少皮脂分泌;②青春期可由锌的相对或绝对缺乏,影响到与锌相关的酶-雄激素系统的正常功能,使雄激素分泌增多,从而诱发或加重痤疮。硫酸锌可补充体内锌的缺乏,使皮肤含锌量增加,从而使雄激素系统功能正常;③锌能改善上皮细胞的异常角化,提高对维生素 A 的利用,改善皮脂腺导管的堵塞;④锌能促进细胞免疫,提高人体免疫力,减少皮肤感染。

本品用于治疗寻常性痤疮,尤其对丘疹性、脓疱性和囊肿性痤疮疗效明显,可减轻皮肤油腻,改善皮损症状;对聚合性痤疮疗效较差。口服给药的同时合用其他外用药物,可提高疗效。此外,还用于脂溢性皮炎、神经性皮炎、湿疹、银屑病、脂溢性脱发等。

【不良反应】 本品有胃肠道刺激,口服可有轻度恶心、呕吐、便秘,服用 0.2～2 g 可催吐。外用有局部刺激性。

四、抗菌药

过氧化苯酰

【作用与应用】 本品是一种氧化剂,外用于皮肤后,能缓慢释放出新生态氧,对痤疮丙酸杆菌具有抗菌作用。过氧化苯酰还具有轻度的角质溶解作用、脱屑作用及降低毛囊皮脂腺内游离脂肪酸的作用。局部外用治疗寻常痤疮。酒渣鼻、皮肤溃疡、皮肤真菌病及疖肿也可使用本品。

【不良反应】 用药后局部可有轻度痒感或灼热感,也可发生轻度红斑、脱皮和皮肤干燥等。偶有接触性皮炎发生。

【禁忌证】 皮肤急性炎症、破损者不应使用,对本品过敏者禁用。

米 诺 环 素

【作用与应用】 本品又名二甲胺四环素,是一种半合成的四环素类抗生素。本品具有高亲脂性和强渗透力,能很好地透入毛囊、皮脂腺,并在皮脂腺中达到有效浓度,抑制痤疮丙酸杆菌的生长,减少游离脂肪酸的产生,而减轻对皮脂腺的刺激,且可抑制白细胞的趋化。主要用于痤疮的治疗,对炎症性痤疮疗效良好,尤其适用于中、重度痤疮和炎症较重的痤疮患者,可使皮损区痤疮丙酸杆菌减少,炎症明显减轻。本品治疗痤疮的疗效优于四环素和红霉素、对四环素治疗无效的病例,本品治疗仍有效,本品耐药性低、疗效好,是目前首选的治疗痤疮的药物之一。

【不良反应】 不良反应较轻,可有胃肠道症状,如恶心、呕吐、腹部不适和腹泻。长期使用,眼、牙齿和皮肤等组织可发生明显的色素沉着性改变。

四 环 素

【作用与应用】 四环素具有广谱抗病原微生物作用,为抑菌药,高浓度时具杀菌作用。其作用机制在于能特异性地与核糖体 30S 亚基的 A 位结合,阻止氨基酰 tRNA 在该位置上的连接,从而抑制肽链的延长和影响细菌或其他病原微生物的蛋白质合成。临床上可以抑制痤疮丙酸杆菌的生长,减少游离脂肪酸的产生,而减轻对皮脂腺的刺激,用于炎性痤疮的治疗。

【不良反应】 本品可沉积在牙齿、骨骼、指甲中,使牙齿产生不同程度的变色,使牙釉质发育不良,并可致骨发育不良。口服四环素可引起恶心、呕吐、上腹部不适、腹胀、腹泻等胃肠道症状。

【禁忌证】 对本品过敏者禁用。肾盂肾炎伴肾功能减退的妊娠妇女静脉滴注四环素属禁忌。

红 霉 素

【作用与应用】 本品为大环内酯类抗生素,可抑制痤疮丙酸杆菌生长,减少局部游离脂肪酸,同时可抑制白细胞趋化,从而减轻痤疮的炎症反应。本品治疗痤疮疗效确切,对成人寻常痤疮的各型皮损均有效,对脓疱及炎性丘疹等炎性损害效果尤佳,因痤疮丙酸杆菌对红霉素易产生耐药性,必要时与过氧苯甲酰联合使用。

【不良反应】 胃肠道反应有腹泻、恶心、呕吐、中上腹痛、口舌疼痛、食欲减退等,其发生率与剂量大小有关。过敏反应表现为药物热、皮疹、嗜酸粒细胞增多等。

【禁忌证】 对本品过敏者禁用。本品禁止与特非那定、阿司咪唑、西沙比利、匹莫齐特合用。

小结

治疗痤疮药物如下。
(1) 抗雄激素药:螺内酯、己烯雌酚、孕激素。
(2) 抗毛囊皮脂腺导管角化异常药:α-羟酸类、维 A 酸类。
(3) 抗皮脂溢药:硫酸锌。
(4) 抗菌药:过氧化苯酰、米诺环素、四环素、红霉素。

复习思考题

1. 治疗痤疮的药物分为哪几类? 各种类型药物的作用机制是什么?
2. 螺内酯和过氧化苯酰的作用与应用有哪些?

制剂与用法

螺内酯 片剂或胶囊剂:20 mg。20 mg/次,3～4 次/日,口服连用 1～6 个月。搽剂:0.05％、0.5％、5％,2 次/日,涂搽患处,40 日为 1 个疗程。0.05％的浓度可与 0.025％的黄体酮搽剂联合涂搽患处,2 次/日,40 日为 1 个疗程。

己烯雌酚　片剂,0.5 mg,1 mg,2 mg。口服,0.25～0.50 mg/d,21 日后停药 1 周,周期性服用。

维特明霜　含 0.025％的维 A 酸。1 次/日,于睡前将药物涂搽患处,可长期应用至皮疹完全消失。

硫酸锌　溶液剂、糖浆剂:10％。片剂、胶囊剂:25 mg、50 mg、100 mg。2～3 次/日,100～200 mg/次,12 周为 1 个疗程。外用水溶液剂:0.1％～0.5％,3 次/日,冷湿敷。

过氧化苯酰　乳膏 2.5％(10 g ∶ 0.25 g)。凝胶 2.5％ (10 g ∶ 0.25 g)。均匀涂搽于患部皮肤,每日早晚各搽一次。用药前应将病变部位以肥皂和清水洗净、揩干。

米诺环素　片剂、胶囊剂:0.05 g、0.1 g。2 次/日,0.05～0.1 g/次,口服,可连续服用6～24周。

四环素　片剂、胶囊剂:0.05 g、0.1 g。2 次/日,0.05～0.1 g/次,口服,可连续服用6～24 周。

红霉素　肠溶片:0.125 g、0.25 g。3 次/日,0.25～0.5 g/次,口服;4 周后减为 1 次/日,早晨顿服,共服 8 周为 1 个疗程。

（戢丹菊）

第十六章　麻醉药

学习目标

1. 掌握普鲁卡因、利多卡因、氟烷、硫喷妥钠、氯胺酮的作用与应用、不良反应和禁忌。
2. 熟悉局麻药和全麻药的药理作用和典型不良反应。
3. 了解局麻药和全麻药的给药方式。
4. 在局部美容手术中能正确选择安全有效的麻醉药。

第一节　局部麻醉药

局部麻醉药(简称局麻药)是一种能暂时、完全和可逆地阻滞神经传导功能的药物。局部麻醉是使用局麻药在身体的一定区域,通过可逆性地阻滞神经传导,产生感觉丧失,隆胸、纹绣等美容项目中通常会进行局部麻醉手术。

局麻药根据作用维持时间长短分为三类:短效类,如普鲁卡因;中效类,如利多卡因;长效类,如布比卡因。

普 鲁 卡 因

【作用与应用】　本品为酯类局麻药,能暂时阻断神经纤维的传导而具有麻醉作用,它对皮肤、黏膜穿透力弱,不适用于表面麻醉;弥散性和通透性差,其盐酸盐的结合形式在组织中被解离后释放出游离的普鲁卡因而发挥局部麻醉作用。本品具有起效快、维持时间短、毒性小、穿透力弱等特点。

【不良反应】　可有兴奋型和抑制型神经毒性,不同患者可能症状不同。本品可能有高敏反应,个别用药者可出现高铁血红蛋白症;剂量过大,吸收速度过快或误入血管可致中毒反应。

【禁忌证】　对本品过敏者禁用,败血症患者、恶性高热者禁用。

丁 卡 因

【作用与应用】　本品为酯类的长效、强效局麻药。作用机制与普鲁卡因类似,但脂溶性比普鲁卡因高,渗透力较强,局麻效能较普鲁卡因高 5～10 倍,但毒性较普鲁卡因大 10 倍。临床可用于黏膜表面麻醉、神经阻滞麻醉、硬膜外麻醉和蛛网膜下隙麻醉。

【不良反应】 本药毒性大,对中枢神经可产生先兴奋后抑制的作用。表面麻醉有致意识淡漠、神志不清等中毒反应。大剂量可致心脏传导系统抑制。

【禁忌证】 对丁卡因过敏者禁用。禁用于浸润局麻、静脉注射和静脉滴注。

利 多 卡 因

【作用与应用】 本品为中效酰胺类局麻药和抗心律失常药(轻度钠通道阻滞药,Ⅰb 类)。作为局麻药,本品对外周神经的作用机制与普鲁卡因相同。局麻作用较普鲁卡因强,维持时间较其长 1 倍,毒性也相应加大。穿透性、弥散性强,可用于各种麻醉,有全能局麻药之称。

【不良反应】 用量过大或注射部位血管丰富,药物吸收过快或误入血管可引起中毒反应。血药浓度超过 10 $\mu g/mL$ 时心肌收缩显著抑制,可导致心动过缓、房室传导阻滞或心跳骤停。

【禁忌证】 有利多卡因过敏史、Ⅱ度和Ⅲ度房室传导阻滞、有癫痫大发作史、肝功能严重不全及休克患者禁用。

布 比 卡 因

【作用与应用】 本品又称丁哌卡因,属酰胺类局麻药。化学结构与利多卡因相似,局麻作用较利多卡因强 4～5 倍,作用持续时间可长达 5～10 h,弥散度与利多卡因相仿。对循环和呼吸的影响较小,对组织无刺激性,不产生高铁血红蛋白,常用量对心血管功能无影响,用量大时可致血压下降,心率减慢。临床上常用于局部浸润麻醉、外周神经阻滞和椎管内阻滞。

【不良反应】 主要见于剂量应用太大或使用不当所致。中毒反应类似其他局麻药,有头昏、舌口周围麻木、耳鸣、漂浮感、兴奋,严重时肌肉震颤、血压下降、心跳停止等。巴比妥类及苯二氮䓬类药可降低毒性反应。眼科手术麻醉可致暂时性光感消失。

【禁忌证】 本品过敏者禁用,肝肾功能不全者禁用。

第二节 全身麻醉药

一、吸入麻醉药

氟 烷

【作用与应用】 本品用于全身麻醉(简称全麻)和诱导麻醉,全麻效能强,起效快。本药有水果样香味,对黏膜刺激性小,合理使用能保持支气管扩张,平滑肌处于松弛状态,苏醒中没有严重或持久的恶心、呕吐,呼吸和循环方面的并发症少。

【不良反应】 中等深度全麻时,对呼吸和循环功能有抑制,镇痛效能差,骨骼肌松弛效能也差。能增加心肌对儿茶酚胺的敏感性。本品是引起麻醉中恶性高热的主要药物之一。

【禁忌证】 急慢性肝脏疾病患者禁用。已知或怀疑为恶性高热的遗传性易感者禁用。

恩 氟 烷

【作用与应用】 本品又名安氟醚或恩氟醚,应用于身体各部的大手术麻醉,用于眼科手术麻醉也不会导致眼内压显著升高。本品全麻诱导快,苏醒也快。对呼吸道黏膜无刺激性,不会促使呼吸道腺体分泌增多;不会诱发胃肠道功能紊乱,有一定的肌松效能。

【不良反应】 对呼吸和循环功能有影响,浓度增高后易出现动脉血二氧化碳分压增高、心排血量减少、血压下降、心率减慢,甚至发生室性早搏、房室传导时间延长,全麻减浅即消失。有损害肝功能的潜在危险,但影响轻微。

【禁忌证】 严重的心肺功能不全、肝肾功能损害、癫痫发作及颅内压高的患者慎用或禁用。已知或怀疑为恶性高热的遗传性易感者禁用。

异 氟 烷

【作用与应用】 本品又名异氟醚,应用于全麻维持,手术中控制性降压和肝肾功能减退患者麻醉。尤其对癫痫、颅内压增高、重症肌无力、嗜铬细胞瘤、糖尿病、支气管哮喘等患者应用安全。本品诱导麻醉快、苏醒快,无致吐作用,绝大部分随呼气排出,在体内转化降解代谢的量极小,对循环系统影响较小,肌松作用良好。

【不良反应】 有乙醚样气味,单纯吸入异氟烷有中度刺激性,可使患者咳嗽和屏气。深麻醉下可引起低血压、呼吸抑制。术后可出现寒战、恶心、呕吐、分泌物增加等不良反应。

【禁忌证】 同恩氟烷。

麻 醉 乙 醚

【作用与应用】 本品用于各种大、小手术的全身麻醉,既可单独使用,也可与其他药物合用组成复合麻醉。本品镇痛作用强,又可使骨骼肌松弛,全麻作用起效慢,诱导期不仅太长,而且可有兴奋阶段,临床上需另用全麻诱导药。由于乙醚的优点少而缺点严重,临床使用逐年减少。

【不良反应】 气味不佳,刺激性强,能促使口腔、鼻腔和支气管黏膜、黏液腺分泌增多,气道难以保证通畅,在吸入全麻诱导中,屏气、呛咳、喉或支气管痉挛时常发生,术后肺部并发症多。苏醒期间胃肠道紊乱常见,恶心、呕吐发生率可高达50%以上。麻醉时胆汁分泌减少,肝糖原耗竭,血糖升高,这些改变对糖尿病患者或肝脏病变者有重要意义。

【禁忌证】 合并急性或慢性呼吸系统疾病、水与电解质失调、代谢性酸中毒、糖尿病、颅内压偏高、肝肾功能不全、黄疸明显等患者禁用。全麻时禁用电灼止血。

氧 化 亚 氮

【作用与应用】 本品为复合全麻主要组成之一,多与其他麻醉药联合应用。本品作用起效快,经肺泡的吸收和排泄比氧快,停用后须给以纯氧吸入3～5 min;一般给药15～30 s后即出现镇痛,10～15 min血药浓度达峰值。镇痛效应强,吸气内浓度达50%～60%。苏醒快,在供氧充分的条件下几乎对机体无害,且绝少有并发症。

【不良反应】 能深入体内任何闭合的空腔,器官导管的套袖囊也无例外,须及时放气调整闭合腔的压力。吸入高浓度的氧化亚氮有引起缺氧的危险。长时间、反复吸入对骨髓有不同程度抑制作用,可引起造血功能障碍。

【禁忌证】 合并气囊肿、肠梗阻、肠胀气、气胸、气脑等患者禁用。

二、静脉麻醉药

硫 喷 妥 钠

【作用与应用】 本品为超短效类的巴比妥类药,临床用于全麻诱导,作用时效短但起效快,静脉注射能在 1 min 内促使中枢神经的活动立即处于不同程度的抑制状态、嗜睡或全麻。由于镇痛效能不显著,因此极少单独应用,用于复合全麻,仅可反复静脉注射小量。

【不良反应】 血容量不足或脑外伤时容易出现低血压和呼吸抑制,甚至心跳骤停。全麻诱导过程中,麻醉偏浅而外来刺激过强时,如喉镜置入、气管插管等刺激,会出现顽固的喉痉挛。

【禁忌证】 怀疑有潜在性卟啉病的患者为绝对禁用。心肝疾病、糖尿病、低血压、严重贫血、严重酸中毒、有脑缺氧情况者、休克或有休克先兆、重症肌无力以及呼吸困难、气道堵塞和哮喘患者禁用。

氯 胺 酮

【作用与应用】 本品用于无需肌松的短时诊断检查或手术、吸入全麻诱导,或作为氧化亚氮或局麻的辅助用药。本品区别于其他静脉麻醉药,并不是对所有中枢神经系统产生抑制,与之相反,氯胺酮对新皮质系统-皮层下结构(丘脑)有抑制作用,而对边缘系统(如海马)有兴奋作用,也就是具有分离麻醉效果。本品产生麻醉作用主要是抑制兴奋性神经递质(乙酰胆碱、L-谷氨酸)及 N-甲基-D-天门冬氨酸(NMDA)受体相互作用的结果。

【不良反应】 常见血压升高和脉搏增快。

【禁忌证】 颅内压增高、脑出血及青光眼患者禁用。禁用于顽固且难治的高血压患者,严重的心血管病患者,近期内心肌梗死患者。

羟 丁 酸 钠

【作用与应用】 本品系 γ-氨基丁酸(GABA)的中间代谢物,主要抑制乙酰胆碱对受体的作用,干扰突出部位冲动的传递,羟丁酸钠转化为 γ-丁酸内酯才能产生明显的催眠作用,故静脉注射后产生作用稍慢。本品临床用于复合全麻的诱导和维持。

【不良反应】 血压升高,呼吸道分泌物增多,低钾血症,睡眠时间长,还可有锥体外系不良反应。

【禁忌证】 酸血症、严重高血压、严重心律失常及癫痫患者禁用。

三、复合麻醉药

复合麻醉是指同时或先后使用两种以上的麻醉药物或麻醉技术的麻醉方法,以此达到镇痛、遗忘、肌肉松弛、自主反射抑制并维持生理功能稳定的目的。

常用的复合麻醉方法包括:静吸复合麻醉、全凭静脉麻醉、全麻与非全麻复合麻醉、硬膜外阻滞与脊麻复合等。

1％普鲁卡因复合液

【作用与应用】

Ⅰ号方:1％普鲁卡因＋1％氯胺酮＋1％琥珀胆碱。

Ⅱ号方:1％普鲁卡因、芬太尼和琥珀胆碱。

Ⅲ号方:1％普鲁卡因、氟芬合剂和琥珀胆碱。

Ⅳ号方:1％普鲁卡因、r-OH 或地西泮和琥珀胆碱。

Ⅴ号方:1％普鲁卡因溶液注射前,辅以冬眠合剂。

【禁忌证】 对于普鲁卡因过敏、严重心功能不全、房室传导阻滞和严重肝肾功能障碍,重症肌无力患者慎用。

氯胺酮静脉复合麻醉

【作用与应用】 氯胺酮的拟交感兴奋作用,对循环功能无明显的抑制,临床上多用于小儿,可不插管;体表麻醉;休克和老年危重患者;氯胺酮的扩张支气管作用常用于支气管哮喘患者。

【不良反应】 警惕发生呼吸抑制,保持呼吸道通畅。

【禁忌证】 高血压患者,脑血管意外及颅内压升高的患者及颅内手术者,心脏疾病患者和心功能不全者,精神病患者禁用。

小结

1. 局部麻醉药:普鲁卡因、丁卡因、利多卡因、布比卡因。

2. 全身麻醉药

(1) 吸入麻醉药 氟烷、恩氟烷、异氟烷、麻醉乙醚、氧化亚氮。

(2) 静脉麻醉药 硫喷妥钠、氯胺酮、羟丁酸钠。

(3) 复合麻醉药。

复习思考题

1. 利多卡因的作用与应用、不良反应和禁忌证有哪些?

2. 氯胺酮的作用与应用、不良反应和禁忌证有哪些?

制剂与用法

普鲁卡因 注射液 2 mL 含普鲁卡因 40 mg,10 mL 含 100 mg,20 mL 含 50 mg,20 mL 含 100 mg。浸润麻醉,用 0.25％～0.5％溶液,0.5～1.0 g/次。外周神经(丛)阻滞,1.0％～2.0％溶液,总用量以 1.0 g 为限。蛛网膜下隙神经阻滞麻醉,5％溶液。

丁卡因 注射液 3 mL 含丁卡因 30 mg,5 mL 含 50 mg,10 mL 含 30 mg。取灭菌粉剂溶解于脑脊液中,再加适量葡萄糖把混合液的相对密度调整到 1.024 以上,进行蛛网膜下隙阻滞。

利多卡因 注射液 5 mL 含利多卡因 50 mg,5 mL 含 0.1 g,10 mL 含 0.2 g。浸润局麻或静脉注射区域阻滞,50～300 mg。

布比卡因 注射液 5 mL 含布比卡因 12.5 mg,5 mL 含 25 mg,5 mL 含 37.5 mg。局部浸润,总用量一般以 175～200 mg 为限。交感神经节阻滞的总用量 50～125 mg。蛛网膜下隙阻滞,常用量 5～15 mg。

氟烷 120 mL。吸入全麻诱导时,成人吸气内氟烷蒸气浓度可逐渐增至 3%,以此为限,维持中常用浓度为 0.5%～1.0%,浓度应结合病情及其他药物的应用随时按需调整。

恩氟烷 250 mL。吸入全麻的诱导中吸气内浓度,一般成人要逐渐增至 3.0%,以 4.5% 为极限;静吸复合全麻的维持中,0.8% 已足够,3.0% 为极限。

异氟烷 100 mL。全麻诱导时吸气内浓度应逐渐增加,成人全麻诱导时吸气内浓度一般为 1.5%～3.0%,维持时浓度为 1.0%～1.5%。

麻醉乙醚 50 mL,100 mL,250 mL。成人诱导期间吸气内乙醚蒸气浓度可逐渐按需增至 10%～15%,维持期间以 2%～4% 最为常用。吸入全麻过程中,应依据患者情况和手术要求,随时调整吸气内乙醚浓度,并设法避免体内有较多的乙醚蓄积于脂肪和肌肉。

氧化亚氮 本品在 50 个大气压下呈液态贮存在耐压钢瓶内,全麻诱导中吸气内氧化亚氮浓度可达 80%,高浓度持续时间一般不超过 5 min,以避免低氧血症。全麻维持中以 50%～70% 为度,严防供氧不足。

硫喷妥钠 注射用粉针,0.5 g。静脉注射,一般用于全麻诱导,常用量按体重每次 3～5 mg/kg,至多不超过 6～8 mg/kg。静脉滴注一般用 5% 葡萄糖注射液稀释至 0.2%～0.4% 的溶液,滴速以 1～2 mL/min 为度。

氯胺酮 2 mL 含氯胺酮 0.1 g,10 mL 含 0.1 g,20 mL 含 0.2 g。麻醉诱导,成人按体重静脉注射 1～2 mg/kg。全麻维持,成人可采用连续静脉滴注,不超过 1～2 mg/min。

羟丁酸钠 10 mL 含羟丁酸钠 2.5 g。辅助麻醉诱导,静脉注射,每次 60～80 mg/kg,注射速度约 1 g/min。全麻维持含羟丁酸钠量,静脉注射,每次 12～80 mg/kg。

(戚丹菊)

第十七章 止血药与抗凝血药

正常情况下,血液在血管内畅通流动,当组织受损伤时血液又能及时在伤口部位形成血凝块,防止血液流失过多,维持身体健康。这些基本特征主要依赖于机体抗凝血与凝血之间的平衡。见图 17-1。

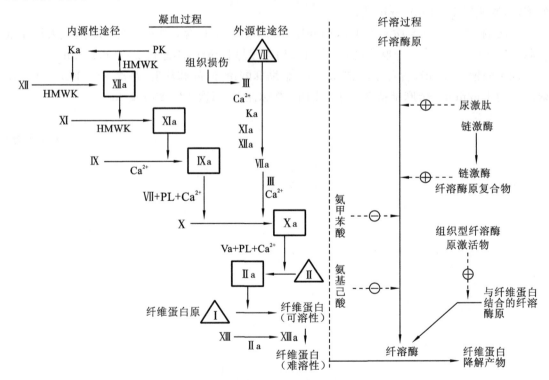

图 17-1 血液凝固过程和纤溶过程以及药物作用部位示意图

第一节 止 血 药

止血药也称促凝血药,是指能加速血液凝固或降低毛细血管通透性,促使出血停止的药物,用于治疗出血性疾病。

一、促进凝血因子生成药

维生素 K

维生素 K 为甲萘醌类物质,K_1 存在于绿色植物苜蓿、菠菜、番茄中,K_2 由肠道细菌合成,二者均为脂溶性物质,口服吸收需胆汁协助。K_3、K_4 是人工合成品,水溶性高,可注射给药,不需要胆汁协助吸收。

【作用】 维生素 K 为肝脏合成凝血酶原的必需物质,参与凝血因子 Ⅱ、Ⅶ、Ⅸ、Ⅹ 的生物合成,使这些凝血因子氨基末端谷氨酸羧基化,羧化的凝血因子可与 Ca^{2+} 结合,再与带有大量负电荷的血小板磷脂结合,使血液凝固。另外,维生素 K 对平滑肌还有解痉作用。

【应用】 维生素 K 主要用于防治因缺乏维生素 K 引起的出血性疾病,包括:①梗阻性黄疸、胆瘘、慢性腹泻、肠炎等患者吸收维生素 K 障碍所致出血;②长期使用广谱抗菌药,或早产儿、新生儿维生素 K 来源不足所致出血;③水杨酸类、香豆素类过量或"敌鼠钠"中毒所致出血。另外,维生素 K 也可用于缓解胆绞痛、胃肠绞痛等。

【不良反应】 不良反应小。静注 K_1 过快可致面部潮红、出汗、血压急剧下降,甚至危及生命,一般应肌注。大剂量维生素 K_3、K_4 刺激性较强,口服易引起恶心、呕吐等胃肠道反应;较大剂量可致新生儿、早产儿高胆红素血症和溶血。对葡萄糖-6-磷酸脱氢酶缺乏者可诱发急性溶血性贫血。

二、促血小板生成药

酚磺乙胺(止血敏)

酚磺乙胺可增加血小板的数量,增加其黏附性和聚集性;促进血小板释放凝血物质,缩短凝血时间;增加毛细血管的抵抗力,降低其通透性,减少血浆渗出。作用迅速,维持时间长,毒性低。临床用于手术前后出血过多、各种内脏出血和皮肤出血,也用于血小板减少性紫癜及过敏性紫癜。不良反应偶见恶心、头痛等,静脉注射可见过敏反应。

三、抗纤维蛋白溶解药

氨甲苯酸

氨甲苯酸又称止血芳酸,低剂量可竞争性抑制纤溶酶原和纤维蛋白的结合,抑制纤溶酶原的激活;大剂量直接抑制纤溶酶的活性,抑制纤维蛋白原和纤维蛋白的降解而止血。主要用于治疗纤维蛋白溶解亢进所致的出血,如产后出血,肝、脾、胰、肺、前列腺、甲状腺等手术后的止血;也可用于纤溶酶原激活药链激酶和尿激酶过量所致出血。无明显不良反应,过量引起血栓性疾病、诱发心肌梗死。对有血栓形成倾向或有血栓栓塞病史者禁用或慎用。

四、血管收缩药

垂体后叶素

垂体后叶素包括缩宫素和加压素。加压素直接作用于血管平滑肌,使小动脉、小静脉及毛细血管收缩,血流速度减慢,在血管破损处形成血凝块,起到止血作用。适用于肺咳血及肝门脉高压引起的上消化道出血。还具有抗利尿作用,可治疗尿崩症。静脉注射过快,可出现面色苍白、血压升高、胸闷、心悸、过敏反应等。禁用于高血压、冠心病、心功能不全及肺源性心脏病等。

第二节 抗凝血药

抗凝血药是通过干扰凝血过程的某些环节,阻止血液凝固的药物,用于手术和防治血栓栓塞性疾病。

一、体内、体外抗凝血药

肝 素

【体内过程】 肝素是带有负电荷的大分子化合物,口服不吸收,一般采用静脉给药,主要经肝脏代谢,极少以原型从肾排除,肺栓塞及肝功能不全者半衰期延长。

【作用】 肝素在体内、体外均有强大的抗凝血作用。肝素主要通过激活抗凝血酶Ⅲ(AT-Ⅲ,正常人体内存在的一种生理性抗凝物质),加速 AT-Ⅲ 与凝血酶及凝血因子Ⅱa、Ⅸa、Ⅹa、Ⅺa、Ⅻa 因子等含丝氨酸残基的蛋白酶形成稳定复合物而使凝血因子失活,从而影响凝血过程的多个环节,尤其对因子Ⅱ及因子Ⅹ的作用更强;还可抑制血小板聚集,此外,肝素还可以通过促进血管内皮细胞释放脂蛋白酯酶,水解血中乳糜微粒和低密度脂蛋白而发挥降血脂作用。

【应用】

1. 防治血栓栓塞性疾病 包括心肌梗死、肺栓塞、脑血管栓塞、深静脉血栓和心血管手术时的栓塞等,可防止血栓的形成和扩大,但对已形成的血栓无溶栓作用。

2. 防治弥散性血管内凝血(DIC) 在 DIC 早期应用小剂量肝素能改善微循环,改善重要器官的供血,并阻止凝血酶原、纤维蛋白原及其他凝血因子的消耗,可防止继发性出血。

3. 其他 肝素也可用于体外循环、器官移植、血液透析、心血管手术和心导管检查等。

【不良反应】

1. 自发性出血 系肝素过量所致,表现为黏膜出血、关节腔积血及伤口渗血等。应严格控制剂量,严密监测凝血功能。一旦发生自发性出血,应停用肝素,并用硫酸鱼精蛋白对抗。

2. 短暂性血小板减少症 多数发生在用药后的 7～10 天,虽少见,但可致死。

3. 其他 用药 3～6 个月可致脱发、骨质疏松和自发性骨折等,偶致过敏反应如荨麻疹、皮疹、哮喘等。

【禁忌证】 出血性疾病;活动性溃疡;严重高血压;肝、肾功能不全;孕妇和先兆流产者禁用。

二、体内抗凝血药

香 豆 素 类

香豆素类为口服抗凝血药,此类药物主要有双香豆素、华法林(苄丙酮香豆素)、醋硝香豆素(新抗凝)等。

【体内过程】 双香豆素类口服吸收慢而不规则,华法林口服吸收快而完全,血浆蛋白结合率99%,主要在肝代谢,经肾排出。醋硝香豆素大部分以原形经肾排出。

【作用】 本类药物的化学结构与维生素 K 相似,能竞争性拮抗维生素 K 的作用,妨碍 II、VII、IX、X 等凝血因子的合成而产生抗凝作用。因对已经合成的凝血因子无影响,需待体内已合成的凝血因子耗竭后,才能发挥作用,故口服至少需要 12～24 h 才出现作用,1～3 d 作用达高峰。停药后因凝血因子的合成尚需一定的时间,故作用维持时间 3～4 d。本类药物仅在体内有抗凝作用,体外无效。

【应用】

1. 防治血栓 主要用于防治血栓栓塞性疾病,如肺栓塞、脑血管栓塞、静脉血栓、心肌梗死等。因作用缓慢,剂量不易控制,故一般先与肝素合用,待香豆素类药效发挥作用后再停用肝素。

2. 预防术后静脉血栓 如人工心脏瓣膜置换术、关节固定术等。临床常与肝素合用。

【不良反应】 过量易引起自发性出血,常见鼻出血、牙龈出血、皮肤瘀斑及内脏出血,严重者可引起颅内出血。用药期间应定期测定凝血酶原时间,应控制在 25～30 s。用量过大引起出血时,应立即停药并缓慢静脉注射维生素 K 对抗,必要时输入新鲜血浆或全血。禁忌证同肝素。

三、体外抗凝血药

枸 橼 酸 钠

【作用及应用】 枸橼酸钠化学结构中的枸橼酸根与血浆中的 Ca^{2+} 可形成难解离的可溶性络合物,使血中 Ca^{2+} 浓度降低,凝血过程受阻,产生抗凝作用。因枸橼酸根离子在体内即被氧化,失去络合 Ca^{2+} 的作用,故体内抗凝无效。临床仅用于体外抗凝,作为输血时的抗凝剂。大量输血时可致血钙下降,出现手足抽搐、心功能不全、血压下降等,婴幼儿尤易发生,此时可缓慢静注钙剂来解救。

四、促进纤维蛋白溶解药

重组链激酶

【作用】 链激酶对纤溶酶原无直接激活作用,需与内源性纤溶酶原结合,形成链激酶-纤溶酶原激活物,才能促使纤溶酶原转变为纤溶酶,降解已形成的不溶性纤维蛋白而溶解血栓。但对形成已久并已老化的血栓难以发挥作用。

【应用】 静脉或冠脉内注射可使冠脉再通,恢复血流灌注,使急性心肌梗死面积缩小,梗死血管重建血流;对深静脉栓塞、肺栓塞、眼底血管栓塞亦有疗效。但需早期用药,以血栓形成不超过 6 h 疗效最佳。

【不良反应】

1. 自发性出血 表现为一处或多处的皮肤、黏膜出血,偶发颅内出血,因链激酶对纤维蛋白无特异性,不仅激活纤维蛋白凝血块中的纤溶酶原,同时也使血浆中的纤溶酶活性增高,故易引起出血,可通过静脉注射抗纤维蛋白溶解药氨甲苯酸等解救。

2. 过敏反应 链激酶为异体蛋白,有抗原性,可引起皮疹、畏寒、发热等过敏反应,甚至发生过敏性休克。

3. 心律失常 是一种再灌注性心律失常,也是冠脉再通的标志,可表现为各种缓慢型心律失常或各种室性心律失常。

【禁忌证】 有出血性疾病或出血倾向、严重高血压、产妇分娩前后及链球菌感染者禁用。

五、抗血小板药

阿 司 匹 林

阿司匹林为解热镇痛抗炎药,小剂量阿司匹林($75 \sim 100$ mg/d)可抑制血小板中的前列腺素合成酶,使血栓素 A_2(TXA_2)合成减少,从而抑制血小板的聚集,防止血栓形成。阿司匹林对血小板功能亢进引起的血栓栓塞性疾病效果肯定,也可降低急性心肌梗死或不稳定性心绞痛患者的再梗死率,对一过性脑缺血患者可减少发生率及死亡率。

双 嘧 达 莫

【作用】 双嘧达莫能明显抑制胶原、ADP 诱发的血小板聚集,防止血栓形成和发展。对出血时间无明显影响。其作用机制是:①抑制磷酸二酯酶活性,增加细胞内 cAMP 含量;②激活腺苷活性,进而激活腺苷环化酶,使 cAMP 含量增多;③促进血管内皮细胞 PGI_2 的生成,增加 PGI_2 活性;④轻度抑制血小板的环氧酶,使 TXA_2 生成减少。

【应用】 治疗血栓栓塞性疾病、人工心脏瓣膜置换术后,防止血小板血栓的形成,还可阻抑动脉粥样硬化早期的病变过程。单独应用作用较弱,与阿司匹林合用疗效较好。不良反应有胃肠道反应,如上腹部不适、恶心等,还可因血管扩张引起血压下降、头痛、眩晕、潮红、晕厥等。

小结

止血药是指能加速血液凝固或降低毛细血管通透性,促使出血停止的药物,用于治疗出血性疾病的治疗。促进凝血因子生成的药物维生素 K 通过参与凝血因子Ⅱ、Ⅶ、Ⅸ、Ⅹ的合成产生作用;促血小板生成药酚磺乙胺(止血敏)通过增加血小板的数量和增强其黏附聚集功能产生作用;抗纤维蛋白溶解药氨甲苯酸通过抑制纤维蛋白原和纤维蛋白的降解而止血;血管收缩药垂体后叶素通过收缩出血部位的血管而止血。

抗凝血药是通过干扰凝血过程的某些环节,阻止血液凝固的药物,用于手术和防治血栓栓塞性疾病。在体内、体外均有抗凝血作用的药物是肝素,通过激活体内生理性抗凝血物质抗凝血酶Ⅲ实现的抗凝血作用,其过量引起的自发性出血可用硫酸鱼精蛋白对抗。体内抗凝血药是香豆素类,通过拮抗维生素 K 的作用产生抗凝血作用;过量也可引起自发性出血,用维生素 K 对抗。体外抗凝血药是枸橼酸钠通过减少血液中钙离子浓度而起作用的。重组链激酶是促进纤维蛋白溶解药,通过增强纤溶过程而起作用的。阿司匹林则通过抑制环氧酶,减少 TXA_2 的合成而起抗血小板聚集和抗血栓作用的。

复习思考题

1. 比较肝素、香豆素抗凝血作用特点、应用及不良反应。
2. 试述维生素 K 和止血敏的作用、应用。

制剂与用法

肝素钠　注射剂:1000U/2 mL、5000 U/2 mL、12500U/2 mL。5000~10000U/次,用 5%~10%葡萄糖注射液或 0.9%氯化钠注射液稀释,静脉注射和静脉滴注。一日总量可达 25000U。

低分子量肝素　依诺肝素注射液:2000U/0.2 mL、40000U/0.4 mL、6000U/0.6 mL。每次 150U/kg,2 次/日,皮下注射。

硫酸鱼精蛋白　注射剂:50 mg/5 mL、100 mg/10 mL。静脉注射,用量与肝素使用相当(1 mg 可中和肝素 100U),10 min 内注入量不超过 50 mg。

双香豆素　片剂:50 mg。首日 100~200 mg,次日起 50~100 mg/日维持。

醋硝香豆素　片剂:1 mg、4 mg。首日 8~12 mg,第 2 起 2~8 mg,分次服用,维持量为 1~6 mg。

华法林　片剂:2.5 mg、5 mg。首日 5~20 mg,次日起 2.5~7.5 mg/日维持。同时应根据凝血酶原时间调整剂量。

链激酶　粉针剂:10 万 U、15 万 U、20 万 U、30 万 U。初次指导剂量为 50 万 U,溶于 0.9%氯化钠注射液或 5%葡萄糖注射液 100 mL 中静脉滴注,30 min 内滴完;维持剂量为 60 万 U 溶于 5%葡萄糖注射液 100 mL 中缓慢静脉滴注,1 次/6 h,疗程一般为 24~72 h。用药前需做皮试,为防止过敏反应可给予糖皮质激素。

双嘧达莫　片剂:25 mg。25~100 mg/次,3 次/日。

维生素 K_1　注射剂:100 mg/mL,10 mg/次,1~2 次/日,肌内注射或静脉注射。

维生素 K₃ 注射剂：2 mg/mL、4 mg/mL。4 mg/次，1～2 次/日，肌内注射。

维生素 K₄ 片剂：2 mg、4 mg，2～4 mg/次，3 次/日。

氨甲苯酸 注射剂：0.05 g/5 mL、0.1 g/10 mL，0.1～0.3 g/次，1～2 次/日，溶于 0.9％氯化钠注射液或 5％葡萄糖注射液 10～20 mL 稀释后缓慢静脉注射，一日不超过 0.6 g。片剂：0.25 g，0.25～0.5 g/次，2～3 次/日，一日不超过 2 g。

酚磺乙胺片剂 0.25 g、0.5 g。治疗出血：0.5～1 g/次，3～4 次/日。注射剂：0.25 g/2 mL、0.5 g/5 mL，预防手术出血，0.25～0.5 g/次，0.5～1.5 g/日，肌内注射或静脉注射。

（高明春）

第十八章 镇痛药

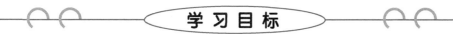

学习目标

1. 掌握吗啡、哌替啶应用、不良反应、禁忌证、急性中毒及应用注意事项。
2. 熟悉芬太尼、美沙酮、喷他佐辛、罗通定及纳洛酮作用特点和临床应用。
3. 了解疼痛"三级止痛阶梯疗法"。

第一节 阿片生物碱类镇痛药

吗 啡

【体内过程】 口服易吸收,但首关消除大,常皮下注射给药,30 min 吸收 60%。分布广,难以透过血脑屏障,脑中浓度低,但足以发挥强大的镇痛作用;可透过胎盘屏障,影响胎儿。肝代谢、肾排泄,少量经乳腺排泄,影响乳儿。孕妇和哺乳期妇女禁用。

【作用】 阿片受体激动剂,属强效镇痛药。主要激动中枢各部位的阿片 μ 受体(强效),κ受体(中效),δ受体(中效)而发挥作用。

1. 中枢神经系统 ①镇痛、镇静:皮下注射 5～10 mg 就可明显减轻或消除各种疼痛,维持 4～5 h。伴随强大的镇静作用,消除患者由疼痛引起的紧张、焦虑情绪,提高对疼痛的耐受力。在安静环境中,还能使患者进入浅而易醒的睡眠状态。90%～95%患者会产生飘飘欲仙的欣快感,反复应用可致成瘾性。②镇咳:镇咳作用强大,但易成瘾,临床上不用于镇咳。③呼吸抑制:吗啡有强大的呼吸抑制作用,治疗量可使呼吸深而慢;大剂量呼吸成浅而快,中毒量呼吸深度抑制导致呼吸衰竭而致死亡。④缩瞳:激动脑干缩瞳核的阿片受体,瞳孔缩小成针尖样。临床上可作为吗啡中毒的重要诊断指征。⑤催吐:激动延脑催吐化学感受器,引起恶心、呕吐。

2. 平滑肌 使所有平滑肌张力增加,主要表现:①提高胃肠平滑肌张力,肠蠕动减少,有止泻作用,并可导致便秘。②提高胆道奥狄氏括约肌张力,使胆汁排空受阻,胆内压增加,诱发胆绞痛,治疗胆绞痛需合用阿托品。③提高输尿管平滑肌和膀胱括约肌张力,引起尿潴留。④大剂量可提高支气管平滑肌张力,诱发哮喘。⑤可提高子宫平滑肌张力,对抗催产素的作用,延长产程。禁用于分娩止痛。

3. 心血管系统 扩张血管①直接扩张外周血管,引起体位性低血压;②抑制呼吸,使中

枢 CO_2 蓄积,引起脑血管扩张,使颅内压升高。故低血压或颅内压升高患者禁用吗啡。

【应用】

1. 镇痛 ①用于急性锐痛如美容术后、严重创伤、烧伤、癌性疼痛、血压正常心绞痛。②与阿托品合用解除胆、肾绞痛。③分娩、低血压或颅内压升高者不能用吗啡止痛。因有成瘾性,故也不用于慢性钝痛。

2. 治疗心源性哮喘 治疗心源性哮喘的首选药,作用机制:①扩血管作用,减轻心脏的前、后负荷,缓解左心衰竭所致急性肺水肿;②镇静作用,消除患者紧张情绪,间接减轻心脏负荷;③降低呼吸中枢对 CO_2 的敏感性,使急促浅表的呼吸得以缓解。因吗啡抑制呼吸,并使支气管平滑肌张力增加,故禁用于支气管哮喘。

3. 止泻 临床上曾用阿片酊治疗消耗性腹泻,因有成瘾性,现已少用。

【不良反应】

1. 一般不良反应 常见呼吸抑制、直立性低血压、呕吐、嗜睡、诱发胆绞痛、排尿困难、便秘等。

2. 耐受性及依赖性 反复应用可致耐受性,甚至产生依赖性,突然停药可引起严重生理功能紊乱,表现为戒断症状,如烦躁不安、流涕、流泪、呕吐、腹绞痛、肌肉痛、出汗、意识丧失,可危及生命。患者为减少痛苦并获取吗啡的欣快感会不择手段寻觅吗啡,表现为强迫觅药行为,传播疾病,对社会的危害极大,应严格限制使用。

3. 急性中毒 过量使用时出现,表现为昏迷、呼吸极度抑制、针尖样瞳孔、血压骤降。呼吸麻痹是致死的主要原因。

【用药注意】

1. 禁止滥用 用药时应密切关注患者耐受性和依赖性,禁止滥用。

2. 急性中毒抢救措施 ①人工呼吸;②适量给氧;③必要时静注阿片受体拮抗剂纳洛酮。

【禁忌证】 慢性阻塞性肺病、支气管哮喘、严重肝功能减退、颅内压升高、分娩疼痛、哺乳期妇女禁用。

可 待 因

可待因又名甲基吗啡。镇痛作用是吗啡的 1/12,镇咳作用及依赖性也比吗啡弱,临床上用于求美者中等程度疼痛。也常作为中枢性镇咳药治疗剧烈性干咳。注意该药的依赖性,禁止滥用。

第二节 人工合成镇痛药

哌 替 啶

【体内过程】 哌替啶(度冷丁)口服吸收快,但首关消除大,镇痛效力仅为注射剂效力的 1/2。皮下注射局部刺激性强,故常采用肌内注射给药。分布广,可透过胎盘屏障,影响胎儿。少量经乳汁排泄。

【作用】 与吗啡相似,但作用弱、维持时间短。镇痛作用只是吗啡的 1/10;呼吸抑制作用弱;对平滑肌影响小,没有止泻和便秘作用,不诱发胆绞痛,不延长产程,治疗量对支气管平滑肌无影响。

【应用】

1. 镇痛 替代吗啡用于各种急性锐痛,如创伤后疼痛、术后疼痛及分娩疼痛(分娩前 2～4 h 内禁用,以防胎儿宫内缺氧);胆绞痛或肾绞痛需合并使用阿托品。

2. 治疗心源性哮喘 因依赖性发生慢而弱,效果良好,已取代吗啡。机制同吗啡。

3. 麻醉前给药 具镇静作用,可消除患者紧张情绪,也可增强麻醉药的镇痛作用。

4. 人工冬眠 与氯丙嗪、异丙嗪组成冬眠合剂,用于人工冬眠疗法。

【不良反应和应用注意事项】 治疗量可致口干、恶心、心悸、体位性低血压。长期反复用药可产生耐受性和依赖性。过量抑制呼吸,偶致肌颤,甚至惊厥。应控制使用,连续用药不宜超过 2 周。支气管哮喘和颅脑外伤患者禁用。

其他人工合成镇痛药有芬太尼(fentanyl),美沙酮(methadone),二氢埃托啡(dihydroetorphine),喷他佐辛(pentazocine),曲马朵(tramadol),布桂嗪(bucinnazine)。其作用特点和应用的比较见表 18-1。

表 18-1 其他人工合成镇痛药作用特点及应用的比较

药 物	作用特点	临床应用	不良反应及应用注意事项
芬太尼	镇痛比吗啡强 100 倍,呼吸抑制轻,时间短	急性锐痛。常与氟哌啶合用,实施神经安定镇痛术	大剂量致呼吸抑制,禁用于支气管哮喘;脑外伤、脑肿瘤引起昏迷患者及 2 岁以下小儿
美沙酮	镇痛作用与吗啡相当。成瘾性发生慢且容易治疗	急性锐痛和阿片脱毒替代疗法	有呼吸抑制作用,孕妇临产前、呼吸功能不全、婴幼儿禁用
二氢埃托啡	镇痛作用是吗啡 12000 倍,且有解痉作用,依赖性小,但维持时间短	急性锐痛和阿片脱毒替代疗法。用于内脏绞痛不必合并使用阿托品	口服不吸收,常舌下含服。时间短,需 2～3 h 静注或肌注一次
喷他佐辛(镇痛新)	镇痛作用是吗啡 1/3,成瘾性很小。升高血压、加快心率	慢性剧痛	大剂量呼吸抑制,血压升高,心率加快。也可致焦虑、噩梦及幻觉
曲马朵	镇痛作用是吗啡 1/3,无呼吸抑制,无欣快感	急、慢性剧痛和癌性疼痛	长期应用不排除成瘾可能。肝、肾功能不全慎用、孕妇慎用
布桂嗪(强痛定)	镇痛作用是吗啡 1/3,有止咳作用,成瘾性小	各种剧痛,包括神经性、炎症性、外伤性疼痛,痛经	长期用可成瘾。偶致困倦、恶心、眩晕、头痛等

第三节 其他类镇痛药

罗 痛 定

罗痛定(颅痛定)作用特点:①非阿片受体兴奋剂,镇痛作用弱,比解热镇痛药强;②无呼吸抑制作用;③无成瘾性;④有催眠作用。对慢性钝痛效果好,如头痛、痛经、胃肠绞痛、肝胆系统引起的钝痛及分娩疼痛。也可用于疼痛所致的失眠。

第四节 阿片受体阻断药

纳 洛 酮

作用特点:①与阿片受体有亲和力,但没有内在活性,通过阻止吗啡或内啡肽与受体结合而发挥作用;②首过消除明显,常肌内注射或静注。用于吗啡中毒解救及急性酒精中毒解救;也用于阿片依赖者的鉴别诊断。

同类药还有纳曲酮。

【附】 疼痛的"三级止痛阶梯疗法"

为提高求美者美容术后生活质量,缓解疼痛,可实施"三级止痛阶梯疗法"。①轻度疼痛:主要选用解热镇痛药,如阿司匹林、对乙酰氨基酚、布洛酚、吲哚美辛等。②中度疼痛:选用弱阿片类,如可待因、曲马朵等。③重度疼痛:选用强阿片类,如吗啡、美沙酮等。

小结

1. 了解病史及用药史 明确求美者疼痛的部位、发生时间、性质,了解求美者心肺功能情况,有无吸烟、饮酒习惯;是否用过镇痛药,其种类、剂量、疗效、有无依赖性产生等;了解求美者及家属对麻醉性镇痛药治疗的必要性及成瘾性危险的知晓程度。

2. 用药指导 镇痛药不能轻易地使用,应在明确病因的前提下使用,否则,容易掩盖真相,延误诊治;另外,镇痛药仅限于急性剧烈疼痛时用,而且是短期的,不能反复多次使用。

镇痛药多数都有成瘾性,属于"麻醉药品",国家有严格的管理条例,使用时应严格掌握适应证,遵医嘱用药;自购时选安全性大、成瘾性小的药物为好。经验告诉我们,长期使用镇痛药,将会产生不伴有心理依赖的身体依赖。因此,对那些有滥用药物史、嗜酒者、情绪不稳定者、有情感性疾病者,虽不能剥夺其使用镇痛药的权利,但在医生监督下使用是完全必要的。

3. 给药方法 ①吗啡:术后急性锐痛最常选用的镇痛药物,口服易吸收,肝脏首关消除较强。速释硫酸吗啡、盐酸吗啡镇痛时间为 4～6 h。口服吗啡控释片的作用时间可达 12 h。对于经胃肠道给药不能控制的疼痛或疼痛发作特别频繁的患者,可经静脉全身给药。在口服、静脉注射、经皮给药等途径都失败后或产生难以控制的副作用时,可改用椎管内给药或复合局部神经阻滞疗法。②芬太尼:经皮芬太尼贴剂(TTS-Fentanyl)是术中常用的镇痛药物,其镇痛强度是吗啡的 70～100 倍。芬太尼缓释透皮贴剂适用于不能口服的患者,初次用药,6～12 h 达到血浆峰浓度,12～24 h 达到血浆稳态浓度,每隔 72 h 更换一次贴剂,可维持稳定的血药浓度。③哌替啶:因其在体内的代谢物去甲哌替啶半衰期是哌替啶本身的 2～3 倍,长期使用可导致在体内的蓄积,引起中枢神经系统的一系列不良反应,如震颤、肌震挛甚至癫痫发作,纳洛酮不能拮抗去甲哌替啶引起的不良反应,甚至有加重的趋势,故哌替啶不适用于慢性疼痛的治疗。

4. 用药评估 疼痛是否缓解,生命体征是否正常,呼吸是否通畅;有无药物依赖性发生,有无毒性反应症状;患者是否基本已经知晓所用镇痛药的相关知识,正确、合理用药,配合治疗。

复习思考题

1. 吗啡急性中毒的表现有哪些?如何抢救?
2. 吗啡为什么可用于治疗心源性哮喘,而禁用于支气管哮喘?
3. 试述哌替啶的镇痛作用特点和临床应用。
4. 简述疼痛的"三级止痛阶梯治疗"。

制剂与用法

盐酸吗啡 片剂:5 mg;10 mg。5~10 mg/次,1~3 次/日。注射剂:5 mg(0.5 mL),10 mg(1 mL)。10 mg/次,3 次/日,皮下或肌内注射。极量:30 mg/次,100 mg/日;20 mg/次,60 mg/日,皮下注射。

盐酸哌替啶 片剂:25 mg;50 mg。口服 50~100 mg/次,2~4 次/日。注射剂:50 mg(1 mL);100 mg(2 mL)。皮下或肌内注射,50~100 mg/次,2~4 次/日。

枸橼酸芬太尼 注射剂:0.1 mg(2 mL)。0.05~0.1 mg/次,皮下或肌内注射。

盐酸美沙酮 片剂:2.5 mg。5~10 mg,2~3 次/日。注射剂:5 mg(1 mL)。5~10 mg/次,2~3 次/日,肌内注射。

盐酸喷他佐辛 片剂:25 mg;50 mg。25~50 mg/次。注射剂:30 mg(1 mL)。30 mg/次,皮下或肌内注射。

盐酸曲马朵 胶囊剂:50 mg。3 次/日。注射剂:50 mg(2 mL)。50~200 mg/日,缓慢静脉滴注。

盐酸罗痛定 片剂:30 mg。60 mg~100 mg/次,3 次/日。注射剂:60 mg(2 mL)。60 mg/次,肌内注射。

纳洛酮 注射剂:0.4 mg(1 mL)。0.4~0.8 mg/次,肌内注射或静脉注射。

（姚苏宁）

第十九章　消除瘢痕药

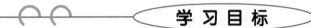
瘢痕（scar）是机体修复创伤的必然产物，是真皮组织损伤后，肉芽组织经改建形成的纤维结缔组织。任何深及真皮网状层的创伤愈合后都会有不同程度的瘢痕形成。根据局部结缔组织过度增生修复的结果，可分为增生性瘢痕（hyperplastic scar, HS）和瘢痕疙瘩（keloid）。增生性瘢痕一般是创面愈合的必然结果，增生病变局限于病损区域内，有自我成熟、自我消退的倾向；瘢痕疙瘩患者多半是瘢痕体质，增生病变超出原病损区，一般不会自行消退。两类瘢痕均破坏人体体表的完整性，影响美观或伴有不同程度的功能障碍。

第一节　瘢痕的形成机制与分类

一、瘢痕的形成机制

随着免疫病理学、细胞生物学和分子生物学的迅速发展，瘢痕发生的生物学基础取得了重要进展，为临床治疗奠定了基础。

一般认为：瘢痕的形成是由于在机体炎症反应中胶原的合成与降解失衡所致。当机体组织特别是皮肤组织受到一定深度的损伤时，创面首先出现炎症反应，白细胞、巨噬细胞、肥大细胞等浸润，释放出多种细胞因子（生长因子），成纤维细胞和成肌纤维细胞大量增生并合成大量的胶原等基质，造成胶原代谢与排列的异常，异常基质的沉着，加上微循环和自由基等因素的影响，促进瘢痕形成。增生性瘢痕中淋巴回流减少，局部水肿，可导致瘢痕的肥厚。目前已知成纤维细胞、成肌纤维细胞、肥大细胞、中性粒细胞、巨噬细胞、血小板等细胞成分，胶原的代谢与排列失常、纤维粘连蛋白的改变、黏多糖的改变等基质成分，微循环因素、免疫因素、生长因子因素、基因表达因素、自由基等均参与了瘢痕的形成和转归。

二、瘢痕的分类

瘢痕的分类在目前尚无统一的方法。临床上常根据瘢痕的形态和治疗方法上的特点采用以下几种分类方法。

1. 按瘢痕组织是否牢固分类 可分为稳定性瘢痕和不稳定性瘢痕。前者瘢痕组织牢固不易发生破损,多见于瘢痕时间较长者;后者瘢痕组织脆弱,容易破损,多见于新形成瘢痕及萎缩性瘢痕。不稳定性瘢痕容易形成慢性溃疡,进而发生恶变,形成瘢痕癌。

2. 按瘢痕有无疼痛症状分类 可分为疼痛性瘢痕和非疼痛性瘢痕。前者无痛,后者有疼痛症状。大多数瘢痕没有疼痛,只有少数瘢痕有疼痛,如部分扁平瘢痕有刺痛,深凹性瘢痕及神经干具有放射性疼痛等。

3. 按瘢痕的性质不同分类 可分为普通瘢痕和病理性瘢痕(瘢痕疙瘩和瘢痕癌)。普通瘢痕又可分为萎缩性、挛缩性等类型。病理性瘢痕中的增生性瘢痕与瘢痕疙瘩应进行鉴别。

4. 按瘢痕表面形态不同分类 可分为凹陷性瘢痕、扁平瘢痕和增生性瘢痕;碟状、线状、蹼状、桥状、赘状、圆形、椭圆形、不规则形瘢痕等。

5. 按瘢痕对机体功能状态的影响分类 可分为挛缩性瘢痕和非挛缩性瘢痕。前者瘢痕发生挛缩,可造成关节部位的功能障碍,腔道部位变形,外观和功能受到影响。非挛缩性瘢痕虽也有瘢痕组织收缩,但未造成机体功能障碍。

6. 按组织学及临床特点不同分类 可分为扁平瘢痕、增生性瘢痕、萎缩性瘢痕、瘢痕疙瘩和瘢痕癌。扁平瘢痕为皮肤浅表瘢痕,由皮肤受轻度损伤,或浅二度烧伤,或表浅的感染所引起,其特点是除外表稍异于正常皮肤、表面粗糙、有色素沉着外,一般都无功能障碍,多不需处理。增生性瘢痕通常出现于深Ⅱ度以上烧伤愈合后、大多数切口缝合愈合后、较厚的中厚皮片供皮区愈合后。皮肤损伤愈合后,瘢痕仍继续增殖,逐渐发展成增生性瘢痕。萎缩性瘢痕是一种不稳定的瘢痕组织,常发生于较大面积的Ⅲ度烧伤,特别是深达脂肪层的创面,没有经过植皮治疗,仅依靠边缘上皮生长而使创面愈合者。这种瘢痕组织很薄,表面平坦,色素减退质地坚硬,局部血液循环极差,浅表仅覆盖一层萎缩的上皮细胞,易受外力作用而破裂出现溃疡,经久不愈,晚期有发生恶变的可能。瘢痕疙瘩是一种治疗困难的特殊类型瘢痕,是由外伤刺激引起,发生于皮肤的各种纤维组织肿瘤,是以持续性强大增生力为特点的瘢痕,主要病理表现为瘢痕组织内胶原及基质成分的大量沉积,侵犯周围正常皮肤,且短期内无自愈倾向。瘢痕癌是瘢痕组织发生恶变,多发生于不稳定性瘢痕,尤其是瘢痕溃破,经久不愈时。

7. 根据瘢痕面积分类 可分为小面积瘢痕与大面积瘢痕:能直接切除缝合者称小面积瘢痕,否则可称为大面积瘢痕。

第二节 治 疗 药 物

瘢痕的治疗是目前临床上的一大难题,尚无特效的单一药物可以治愈,因此临床上治疗瘢痕的目的主要在于消除瘢痕并防止复发。瘢痕疙瘩单纯手术治疗效果差,复发率高达50%～80%,药物治疗占有重要地位。临床上常常采用药物、手术、放射治疗等联合疗法,以提高疗效,降低复发率。对增生性瘢痕,药物治疗也可取得良好效果。

一、促进瘢痕胶原降解,抑制胶原合成药

抑制胶原合成、促进胶原降解的药物包括糖皮质激素、水解酶类、细胞因子等。

(一)糖皮质激素

糖皮质激素(glucocorticoids)用于治疗增生性瘢痕和瘢痕疙瘩已有近50年的历史,目前

仍是效果肯定的治疗瘢痕,特别是瘢痕疙瘩的首选药物。目前常用的治疗瘢痕的糖皮质激素有曲安西龙(triamcinolone)和倍他米松(得宝松,diprospan)等。糖皮质激素有广泛的药理作用和临床应用,在此仅介绍其抗瘢痕的作用和临床应用。

【作用】 糖皮质激素治疗瘢痕多为瘢痕内注射,可使瘢痕变软、变平,颜色逐渐接近周围正常皮肤颜色,痒、痛症状减轻或消失。糖皮质激素治疗瘢痕主要通过以下三方面发挥疗效:①通过抑制成纤维细胞的 DNA 合成,从而抑制瘢痕成纤维细胞的增殖;②通过抑制Ⅰ、Ⅲ型前胶原基因的转录而使前胶原蛋白合成减少,同时减少胶原酶抑制因子 α_1 抗胰蛋白酶及 α_2 巨球蛋白的量,使胶原酶活性增加,加速胶原的降解;③通过调节凋亡相关基因 c-myc、p53 等的表达,导致成纤维细胞的凋亡。

【应用】 糖皮质激素可用于治疗增生性瘢痕和瘢痕疙瘩,多为瘢痕内注射。近年来也采用激素治疗与其他疗法联合应用,如局部注射与冷冻疗法结合,或采用手术切除配合药物治疗。

【不良反应】 进行瘢痕内注射时可有疼痛;若药液误注入皮下,可致局部皮肤色素沉着或减退、瘢痕周围组织萎缩,毛细血管扩张等;若单次注射剂量过大或皮下吸收过多,可致局部组织感染破溃或坏死、女性患者出现月经紊乱、男性患者出现阳痿等,这些不良反应一般停药后可恢复;用无针头注射器进行注射可避免将药液注入皮下,减少不良反应的发生。

【注意事项】

1. 严格无菌操作 注射部位以 2.5％碘酒消毒、75％乙醇脱碘,注射完成后,如针孔有出血点时应彻底压迫止血,再用无菌纱布包扎或用创可贴将各注射针孔密封,以防止细菌感染。

2. 严格掌握注射层次 只能将药液注入瘢痕实体中,此时,瘢痕会明显膨隆呈苍白色,表面呈核桃皮样外观;当药液开始向周围组织浸润时,应及时停止注射并拔出针头。若注射的层次过浅,在高液压作用下瘢痕表面易发生水疱、破溃,造成新的创面,易继发感染。拔针时先将注射器减压,否则易使药液喷出。

3. 注射时若瘢痕过大应分点注射 点间距 1 cm 左右,每点注射药液浸润的范围可为 0.5～1 cm,进针时最好与瘢痕表面垂直。

4. 逐渐减量 用药过程中应采用逐渐减少药量的原则。

5. 停药或变更药物品种 注射 2～3 次后有明显的副作用或无效,应及时停药或变更药物品种。

(二) 干扰素

干扰素(interferon,IFN)是在诱导剂的作用下,由细胞产生的具有多种生物功能的蛋白质。人类细胞产生的干扰素,按其抗原性可分为三类:白细胞干扰素(IFN-α)、成纤维细胞干扰素(IFN-β)和 T 淋巴细胞干扰素(IFN-γ)。它们除了具有抗病毒、抗肿瘤和免疫调节作用外,还具有抗瘢痕作用。IFN-γ 是目前研究最多且被公认的最有效的胶原合成抑制因子。干扰素目前可采用基因工程技术生产合成。下面介绍干扰素抗瘢痕的作用和临床应用。

【作用】 干扰素用于治疗瘢痕,多为瘢痕内注射。瘢痕内注射干扰素可使瘢痕萎缩、扁平、变软,痛痒症状减轻,并可抑制瘢痕浸润、增生,使瘢痕明显缩小。

1. 抑制成纤维细胞增殖 干扰素一方面通过抑制成纤维细胞的增殖和抑制成纤维细胞向肌成纤维细胞的分化,另一方面通过阻断或延缓成纤维细胞从 G_0 期(静止期)进入 G_1 期(DNA 合成前期)再过渡到 S 期(DNA 合成期)的过程,抑制成纤维细胞的生长,促进成纤维细胞的凋亡。

2. 减少胶原合成,促进胶原降解 干扰素一方面可通过抑制 I、III 型前胶原的转录、翻译过程和抑制胶原合成所必需的脯氨酸羟化酶的产生,减少总胶原的合成,另一方面通过增加胶原酶的活性,促进胶原的降解。

【应用】 干扰素用于治疗增生性瘢痕和瘢痕疙瘩,采用瘢痕内注射。对于大的瘢痕,可联合外科手术以增加疗效,一般浸润期、增生期瘢痕先局部注射干扰素,至瘢痕变软或萎缩时,再手术切除,术后局部注射干扰素;而稳定期、老化期瘢痕则先手术切除,术后局部注射干扰素以防复发。

IFN-γ 和糖皮质激素局部注射治疗瘢痕疗效比较,对于胸、背、腹、上、下肢的瘢痕,两者疗效差别不显著;而对于头、颈部的瘢痕以 IFN-γ 疗效占优势。

【不良反应和注意事项】 干扰素局部注射治疗增生性瘢痕和瘢痕疙瘩,偶见发热、畏寒、肌肉酸痛、恶心、呕吐等不良反应,但并不影响治疗效果。

（三）钙通道阻滞剂

钙通道阻滞剂目前用于治疗瘢痕的常用药是盐酸维拉帕米。其作用机制包括对成纤维细胞产生抑制作用,减少细胞外基质合成以及对基质金属蛋白酶的作用等。临床用于病理性瘢痕的治疗,可降低瘢痕内胶原含量,导致瘢痕萎缩。根据病灶的大小,注射剂量在 $0.5\sim2.0$ mL。由于实验研究中诱导成纤维细胞的降解反应所需维拉帕米浓度超过其血清最大安全浓度的 100 倍,仅可能在局部使用维拉帕米治疗病理性瘢痕。

二、抑制成纤维细胞增殖的药物

以抑制成纤维细胞增殖为主,用于治疗瘢痕的药物有抗肿瘤药、抗组胺药、维 A 酸类、转化生长因子 β 拮抗剂等。

（一）抗肿瘤药

抗肿瘤药是临床上用于肿瘤化疗的一大类药物,其作用主要是杀伤瘤细胞,阻止其分裂增殖。目前用于瘢痕治疗的抗肿瘤药物主要有氟尿嘧啶、秋水仙碱、平阳霉素等。

氟 尿 嘧 啶

氟尿嘧啶(fluorouracil,5-FU)为嘧啶类抗代谢药,抑制胸腺嘧啶核苷合成酶,影响成纤维细胞 DNA 的生物合成,从而抑制成纤维细胞的分裂增殖。临床上用于瘢痕疙瘩切除术后,提高术后创面的愈合质量。

平 阳 霉 素

平阳霉素(pingyangmycin,PYM)除有抗肿瘤作用外,还有抑制瘢痕增生的作用。用该药注入瘢痕疙瘩组织内,可直接干扰瘢痕细胞的新陈代谢,抑制成纤维细胞的增殖,也可使血管闭塞、血流量减少、营养不足,最后使瘢痕组织萎缩。临床上用于治疗瘢痕疙瘩和增生性瘢痕。

（二）抗组胺药

抗组胺药(antihistamines)根据对组胺受体选择性的不同,可分为 H_1 受体阻断药和 H_2 受体阻断药。具有抗瘢痕作用的是 H_1 受体阻断药,现常用的药物有苯海拉明、异丙嗪、曲尼司特等。

【作用】

1. 抑制成纤维细胞增殖和胶原蛋白的合成 瘢痕组织中肥大细胞的数量明显高于正常皮肤,肥大细胞释放大量的组胺,刺激成纤维细胞增殖和胶原蛋白的合成;组胺还是微血管内皮细胞分裂的强大刺激因子,促使微血管大量增生和胶原沉积。抗组胺药可对抗组胺的上述作用,从而抑制成纤维细胞增殖和胶原蛋白的合成。

2. 抑制免疫反应 瘢痕疙瘩的发生与免疫因素有关,属于迟发型过敏反应,抗组胺药可有效抑制此免疫反应,从而起到抑制瘢痕的作用。

3. 局麻作用 苯海拉明还有阻滞周围神经传导的作用,因此,苯海拉明瘢痕内注射治疗瘢痕时无需合用局麻药。

(三)维 A 酸类

维 A 酸类为维生素 A 在体内代谢的中间产物,具有广泛的药理作用,对瘢痕有一定的治疗作用,在临床上可使瘢痕的痛、痒症状缓解,瘢痕萎缩,恢复正常皮肤色泽。维 A 酸类治疗瘢痕的机制可能与抑制成纤维细胞生长、增殖,阻止成纤维细胞 DNA 合成及影响胶原合成等有关,并呈剂量和时间依赖性。

(四)转化生长因子 β 拮抗剂

转化生长因子 β(transforming growth factor-β,TGF-β)是相对分子质量为 25000 的多肽复合物,包括 TGF-β_1、TGF-β_2 和 TGF-β_3。其中 TGF-β_1 和 TGF-β_2 促进瘢痕形成,而 TGF-β_3 与前两者作用相反,抑制瘢痕的形成。目前比较集中的治疗策略:①用 TGF-β_1 和 TGF-β_2 抗体来拮抗 TGF-β 的致瘢痕作用;②用 TGF-β_3 拮抗 TGF-β_1 和 TGF-β_2 的表达;③用蛋白聚糖 Biglican Decrin 与 TGF-β 结合,拮抗 TGF-β 的致瘢痕作用;④用外源性 TGF-β 受体或受体拮抗剂来阻断 TGF-β 的作用;⑤用反义寡核苷酸抑制 TGF-β_1 的表达;⑥用糖皮质激素对抗 TGF-β_1 和 TGF-β_2 的作用。

三、改变瘢痕的药物

硅 酮

1982 年 Perkins 等首先发现硅凝胶具有软化瘢痕的作用,现新研发的硅酮制剂有硅酮气雾剂、膏剂、霜剂、硅凝胶膜、硅凝胶贴片等,目前硅酮类制剂是国内外预防和治疗瘢痕增生的最常用方法之一,应用最广泛的是硅凝胶膜。本品具有无毒、无刺激性、无抗原性、无致癌及致畸性,有良好的生物相容性等特点。

【作用】 硅凝胶膜能改善增生性瘢痕和瘢痕疙瘩的质地,使其变软、变薄,弹性改善,颜色接近正常皮肤颜色,局部紧绷感、痛、痒等症状减轻。现大多数学者倾向于硅凝胶膜的"水合作用"学说,制剂直接应用于瘢痕表面,可使皮肤的水分蒸发减少一半,增加了皮肤角质层的水合作用:一方面减少局部对毛细血管的需求,抑制毛细血管再生,减少胶原沉积;另一方面皮肤角质层含水量增加,使间质内一些水溶性物质通透性增加,向瘢痕表面扩散增多,间质内水溶性物质减少,流体压力降低,瘢痕变软、成熟。

【应用】 硅凝胶膜可用于防治增生性瘢痕和瘢痕疙瘩,增生性瘢痕的疗效优于瘢痕疙瘩,若与压力疗法联合应用,疗效更佳。一般治疗几周后瘢痕质地变软,颜色和厚度的变化在

2～3 个月以后出现。硅凝胶膜的应用范围包括：①任何年龄及各个时期瘢痕的防治；②瘢痕疙瘩的治疗及术后复发的防治；③皮片移植后皮片挛缩的防治；④关节部位瘢痕挛缩及组织缺损后软组织挛缩的治疗，尤其适用于儿童和不能用其他方法治疗的瘢痕患者。

硅凝胶膜的使用原则：①贴敷要紧密。硅凝胶膜要妥善贴敷于瘢痕表面，中间不能留间隙。②时间要长。每天至少使用 6 h，总疗程至少 3 个月以上，时间越长越好，一般 2～4 周瘢痕会有所改善，但要 3 个月后才有显著效果。③早期使用创伤愈合后立即使用硅凝胶膜，可缩短总疗程时间，并且有预防作用。④勤清洁。每天清洗硅凝胶膜及瘢痕表面，晾干后硅凝胶膜可重复使用。

对于关节部位、毛发生长部位和面部不宜应用硅凝胶膜的部位，可用喷雾剂型的液体硅胶制剂。局部喷涂后，形成一层薄的硅胶膜，起到和硅凝胶膜相同的治疗作用。

【不良反应和注意事项】

1. 瘢痕表面浸渍 由于摩擦所致，多发生在弹力带固定或未成熟的瘢痕，可缩短佩戴时间加以避免，或适当推迟治疗开始时机，不宜太早进行治疗。

2. 瘙痒或痱 部分患者应用硅凝胶后感到局部瘙痒，这多由局部不洁引起，清洁局部及硅凝胶膜后消失，少数患者有痱样反应，不影响继续治疗。

四、填充瘢痕凹陷的药物

注射用胶原

注射用胶原(injectable collagen)是生物替代物，为某些软组织病损提供了一种安全、有效的非外科手术治疗手段，使用安全、方便，在美容医学方面应用日趋广泛。胶原蛋白为皮肤的主要结构蛋白，是组织的支持物和填充物，并参与细胞的迁移、分化和增殖，且与创伤修复有关。在皱纹和瘢痕处注射胶原蛋白，通过填充作用可消除皱纹和瘢痕的凹陷。注射用胶原主要应用如下。

1. 浅表凹陷性瘢痕 将注射用胶原注射在瘢痕凹陷处的真皮乳头层内，可使凹陷变平，起到美容的效果。但是由于瘢痕组织较正常组织致密，张力大，单独注射胶原不易矫正，应先采用皮肤磨削术、松解术，2 个月后再采用胶原注射，可取得协同疗效。

2. 面部皱纹 注射用胶原对眉间纹、额部纹的疗效优于鱼尾纹。

注射用胶原安全、方便，无刺激性，偶见轻度过敏反应，极少数受术者的注射部位可出现青紫，数日后可自行消退，少数情况下见绿豆大小的结节形成，无需处理，2 个月左右可自行消退。

五、其他

（一）维生素类

维生素 E 加硅凝胶膜治疗增生性瘢痕和瘢痕疙瘩比单独应用硅凝胶膜贴敷效果好，应用维生素 E 可短期预防增生性瘢痕和瘢痕疙瘩。维生素 E 的作用机制可能是通过与细胞膜上磷脂酶相互作用，影响瘢痕结构的重塑。

$1,25$-二羟维生素 D_3[$1,25$-dihydroxyvitamin D_3, $1,25$-$(OH)_2D_3$]可抑制成纤维细胞生长，其作用可能是通过特殊的细胞内维生素 D 受体调节基因的表达而发挥抑制成纤维细胞生长的作用。

(二) 细胞因子类

许多细胞因子参与了瘢痕的发生、发展,如成纤维细胞生长因子(FGF)、血小板衍生生长因子(PDGF)、转化生长因子 α(TGF-α)和 β₁(TGF-β₁)、白细胞介素(IL)等可促进成纤维细胞增生和胶原合成,而干扰素(IFN)、肿瘤坏死因子(TNF)则抑制成纤维细胞增生和胶原合成。针对这些细胞因子对瘢痕发生发展的作用,可以采取相应的措施来治疗瘢痕,干扰素(IFN)和转化生长因子 β 瘢痕的治疗作用已经做过介绍,在此仅介绍肿瘤坏死因子 α(TNF-α)和成纤维细胞生长因子(FGF)作用。

肿瘤坏死因子 α(TNF-α)在瘢痕形成过程中,一方面直接抑制纤维粘连蛋白的产生,另一方面增加成纤维细胞内胶原酶和蛋白聚糖酶的活性,而对成纤维细胞表现出抑制效应。

酸性成纤维细胞生长因子(acidic fibroblast growth factor,aFGF)在正常情况下,对胶原合成几乎无影响,但在肝素存在的情况下,它不仅抑制成纤维细胞合成胶原,同时也抑制 I 型胶原 mRNA 的表达;而碱性成纤维细胞生长因子(basic fibroblast growth factor,bFGF)则在无肝素存在的情况下能抑制胶原合成和其 mRNA 的表达。因此对这些因子的深入研究将有利于瘢痕的治疗。

(三) 抗瘢痕天然药物

中医认为瘢痕是经络痹阻、气血壅滞、痰湿搏结而成,治疗上多用行气活血祛瘀、攻毒散结、通络止痛、酸涩收敛之品,常用的药物有丹参、川芎、积雪草皂苷和五倍子等。

丹 参

丹参(Salvia miltiorrhiza)是天然药物中活血化瘀的代表性药物,有扩血管、降血压、抗凝血和抗菌作用,其水提物还有抗瘢痕作用。其抗瘢痕作用主要有三方面:①丹参提取物中的丹酚酸 B 镁盐是脯氨酰羟化酶和赖氨酰羟化酶的抑制物,因此可减少成纤维细胞胶原的分泌,抑制率呈剂量依赖性,而不影响非胶原蛋白的合成;②抑制成纤维细胞的有丝分裂,使细胞周期停滞于 G₂/M 期(DNA 合成后期、有丝分裂期);③引起线粒体、粗面内质网变形,致成纤维细胞凋亡增加。

丹参治疗瘢痕可外用膏剂涂搽,或用丹参注射液进行瘢痕内注射,配制丹参地塞米松霜外用,可减少地塞米松的用量,减轻副作用,提高疗效。

川 芎

川芎(Ligusticurn chuancciong)为活血化瘀类天然药物,主要用于心血管系统疾病的治疗,此外还有抗瘢痕作用,其抗瘢痕作用主要通过两方面发挥效应:①抑制成纤维细胞对胸腺嘧啶核苷酸的摄取,干扰 DNA 的合成、复制及有丝分裂,使细胞周期停滞于 G₂/M 期,抑制成纤维细胞的分裂增殖,该作用具有时间、剂量依赖性,在低浓度时可逆;②川芎的有效成分四甲基吡嗪,是具有钙通道阻滞药作用的生物碱单体,而钙通道阻滞药对增生性瘢痕和瘢痕疙瘩具有肯定疗效。

积雪草皂苷

积雪草皂苷(asiaticoside)是从天然药物积雪草中提取出来的无色晶体,为三萜皂苷化合物,可抑制成纤维细胞 S 期 DNA 合成,使进入 G_2/M 期的成纤维细胞减少,滞留于 G_0/G_1 期的成纤维细胞增多,从而抑制成纤维细胞的分裂增殖及影响胶原的合成。积雪草皂苷有片剂和霜剂两种剂型,通过内服、外用相结合,可增强疗效。临床上广泛用于瘢痕、创伤、烧伤、溃疡等的治疗。

鸦 胆 子

鸦胆子(Brucea javanica)的有效成分为鸦胆子苦素和鸦胆子油,鸦胆子油有抗肿瘤的作用,可抑制细胞 DNA 合成。鸦胆子的浓度在 250 g/L 时,瘢痕内成纤维细胞完全停止生长,但在正常皮肤上的成纤维细胞需要 500 g/L,才能完全抑制生长,故认为鸦胆子治疗瘢痕有其特异性。

此外,当归、五倍子、雷公藤等天然药物的有效成分对瘢痕也有抑制作用。

小结

皮肤瘢痕是皮肤真皮组织损伤后,局部结缔组织过度增生修复的结果,可分为增生性瘢痕和瘢痕疙瘩。临床上治疗瘢痕的目的主要在于消除瘢痕并防止复发。目前治疗瘢痕的药物主要分为抑制瘢痕胶原合成、促进胶原降解的药物,抑制成纤维细胞增殖的药物,改善瘢痕的药物,填充瘢痕凹陷的药物等。

复习思考题

1. 名词解释:瘢痕。
2. 瘢痕可分为_____和_____。
3. 人类细胞产生的干扰素,按其抗原性可分为_____、_____和_____。
4. 简述糖皮质激素治疗瘢痕的机制。
5. 简述干扰素是如何治疗瘢痕的?

制剂与用法

曲安西龙　注射剂:10 mg/mL、40 mg/mL。较小的瘢痕(2 cm×2 cm),10 mg/次,较大瘢痕,20～40 mg/次,瘢痕内注射。若瘢痕广泛,可分批治疗,一次最大用量 40 mg。一周注射一次,连续注射 5～6 次为 1 个疗程,每疗程最大剂量为 200 mg,主要结合患者的自觉症状,即再次出现痛痒症状或瘢痕再次出现红晕时应及时补充注射,女性若出现月经不调,每次注射时间间隔可延长到 1 个月。

倍他米松(得宝松)　注射剂:每毫升含倍他米松二丙酸酯 5 mg、倍他米松磷酸钠 2 mg。相距 1 cm 布点,每点于皮下注射 0.2 mL,1 次/月,一次总量不超过 1.0 mL,连续注射 2～4 次为 1 个疗程。

重组人干扰素 γ(IFN-γ)　注射剂:50 万 U、100 万 U。100 万 U+2.5～5 mL 的 2% 利多卡因,2 万 U/cm²,点间距 0.5～1.0 cm,1 次/周,一次不超过 400 万 U,连续注射 5 次为 1 个疗程,一般需要 2 个疗程。

胶原酶　注射剂:500U、1000U。外用油膏剂:每100 g含胶原酶0.5 g,新霉素1 g,凡士林。将注射剂1200U与2%利多卡因5 mL、生理盐水15 mL混匀后,进行瘢痕内注射,以瘢痕组织发白为止。

复方秋水仙碱瘢痕软化液　将药物浸透滤纸,置于瘢痕表面,以直流电做离子导入,30 min/次,1次/天,20天为1个疗程。

氟尿嘧啶　注射剂:50 mg/mL。皮损内注射,开始每周1～3次,以后渐减为1次/周至1次/月。

苯海拉明　注射剂:20～40 mg/次,2次/周,局部瘢痕内注射,5次为1个疗程。

曲尼司特　片剂:0.1 g/次,3次/日,2个月为1个疗程,半年以上有效,口服。与10%～20%的油酸、10%聚乙二醇混合外用,可使局部皮肤内的药物浓度较静脉给药高400倍,疗效优于口服。

硅凝胶膜　用弹性绷带、胶带、制服等固定硅凝胶膜,开始每天2～4 h无不适反应则逐渐增加至每天12 h以上,直至每天12 h持续应用,每天要清洁瘢痕表面和硅凝胶膜。

疤复新(硅酮气雾剂)　直接喷涂于瘢痕表面,2～3次/日,治疗时间3～6个月,尤其适用于夏季。

注射用胶原　由高纯度人胶原蛋白制成,含0.3%利多卡因和磷酸生理盐水缓冲液,储存于2～10 ℃冰箱内。使用前置室温下复温1 h,于瘢痕或皱纹处注射0.2～1 mL,注射在真皮乳头层内,越浅越好,至皮肤发白隆起为佳,超出原凹陷深度1.5～2倍为宜。可间隔30 d重复注射,一般注射2～5次可获得满意疗效;重复注射时应先触摸原注射部位有无结节或条索,若有,应待消退后再注射。

复方丹参注射液　1 mg/mL。每部位0.5～1 mL,瘢痕内注射,10 d为1个疗程,总有效率91.7%。

积雪草皂苷　片剂:6 mg。12 mg/次,3次/日,口服。积雪草皂苷霜:3～4次/日,敷患处后按摩5 min。

（牛　琳）

第二十章 生发药和延缓白发形成药

学习目标

1. 掌握生发药促进毛发生长作用、临床应用与不良反应。
2. 熟悉常用延缓白发形成药的作用与临床应用。
3. 了解产生白发的原因。

第一节 生 发 药

头发是人体的重要组成部分,有保护头发,减少和避免外来的机械性和化学性损伤,防止头部遭受紫外线伤害,同时有保温和散热作用。若因各种体内外因素,头发的脱落与新生不能维持动态平衡,甚至破坏了毛囊的正常结构等,则脱落过多或生长期不能再长出新发,就会引起脱发病症。

生发药是指可减轻毛发脱落和(或)促进毛发生长的药物,临床上用于治疗多种类型的脱发。

一、脱发的类型及发病机制

脱发广义上划分为生理性和病理性两种。

(一)生理性脱发

生理性脱发是指在正常的新陈代谢状态下的头发脱落。一般有以下几种情况。

1. 自然脱发 头发是在不断生长、脱落和再生的。一般来说,每日自然脱落的头发数目为 50～100 根,同时也有相应数目的新发萌出,总体保持着动态平衡。

2. 婴儿脱发 1 岁内的婴儿头发均以同一速度生长,当婴儿 2～3 个月时,颈后部的第一批毛发会自然脱落,接着其他部位的头发也先后更换。

3. 产后脱发 一般发生在产后 2～7 个月之间,约有 45% 的产妇发生。

4. 老年脱发 中年以后,新生的毛发数量日渐减少,休止期的毛发数量逐步增加,头发逐渐稀疏脱落和色素脱落。

(二)病理性脱发

1. 雄激素型脱发 雄激素型脱发(androgenetic alopecia,AGA)又称早秃、男性型脱发,俗称"谢顶",是一种常见的雄激素诱导的进行性脱发。其发生可能与遗传和雄激素的双重作用有关,是一种常染色体显性多基因遗传病。多数患者先从两前额角部开始,渐延伸至头顶,而枕部及两侧颞部仍保留正常头发;也有从头顶部开始脱发者。女性患者症状较轻,多为头顶部脱发。

AGA 患者多有家族史,父子或兄弟同患,属于常染色体显性遗传,其遗传特性需在雄性激素作用下才表现出来。部分患者体内雄激素水平增高。脱发区毛囊及真皮乳头中 5α-还原酶的活性增高,使睾酮转化为双氢睾酮的量增加 5α-还原酶活性可能是防治本病的主要途径。

2. 斑秃 斑秃(alopecia areata,AA)又称圆形脱发,俗称"鬼剃头",是一种突然发生的局限性斑状脱发,脱发处头皮正常,无炎症、无自觉症状,可自行缓解或复发,也可发展成头发全部脱落,称为全秃(alopecia totalis),或全身毛发包括眉毛、睫毛、胡须、腋毛、阴毛及全身体毛等都脱落,称为普秃(alopecia universalis)。斑秃的发生可能与遗传、情绪应激、内分泌失调、自身免疫等因素有关,可能属于多基因疾病范畴。

(1)遗传因素 遗传易感性是斑秃发病的一个重要因素,25%的患者有家族史,表现为常染色体显性遗传。

(2)自身免疫因素 近年来多认为斑秃的发病与免疫机制相关,常与一种或多种自身免疫性疾病并发,如自身免疫性溶血性贫血、系统性红斑狼疮等。与免疫因素相关的甲状腺炎、糖尿病、恶性贫血、溃疡性结肠炎、白癜风患者患本病的概率也比正常人明显增高。部分患者血清中可检出抗甲状腺抗体、抗胃壁细胞抗体,并可见循环 T 辅助细胞与 T 抑制细胞比率异常。斑秃处毛囊下部可见 T 淋巴细胞为主的浸润,毛囊血管有血栓形成,并有毛基质细胞变性。

(3)内分泌因素 部分斑秃患者对糖皮质激素治疗暂时有效。

(4)精神因素 精神因素是常见的发病诱因,不少患者发病前有精神创伤、紧张、焦虑或机体过度劳累等病史。

二、治疗药物

(一)抗雄激素药

1. 5α-还原酶抑制剂

非 那 甾 胺

非那甾胺(finasteride)又名非那司提,为睾酮 5α-还原酶抑制剂,是人工合成的 4-氮甾体类激素化合物。本品口服吸收良好,生物利用度约为 80%,口服给药后约 2 h 血浆药物浓度达峰值,6~8 h 完全吸收,多次用药有蓄积作用,分布于全身,前列腺和皮肤浓度高,可透过血脑屏障。经肝代谢灭活后,39%的药物以代谢物形式经肾排泄,57%随粪便排出体外。

【作用与应用】

1. 促进毛发生长 非那雄胺可特异性地抑制细胞内Ⅱ型睾酮 5α-还原酶,阻断雄激素睾酮向二氢睾酮(DHT)的转化,降低血清和头皮毛囊中 DHT 浓度。本品是目前治疗 AGA 的首选药物。疗效一般在连续用药 4 个月后才显现出来,至少在连续用药 24 个月后再评价疗效。因该药不影响 AGA 的遗传基础,停药后易复发,根据需要,可长期服用。

2. 其他 非那雄胺的抗雄激素作用,可抑制皮脂分泌,用于治疗痤疮;也可用于妇女多毛症的治疗。

【不良反应和注意事项】 常见的不良反应是对性功能的影响,如性欲减退、射精量减少、阳痿等,60%以上的患者继续用药后反应可自行消失,其余患者,延长疗程也不会增加不良反应,停药后可恢复正常。还可引起轻度肝功能异常、抑郁、情绪紊乱等,停药后可迅速改善。儿童、孕妇及育龄期妇女禁用。

同类药物有依立雄胺、盖层棕榈等。

2. 雄激素受体阻断剂

螺 内 酯

螺内酯(spironolactone)又名安体舒通(antisterone),为雄激素受体阻断药,是人工合成的抗醛固酮药,其化学结构与醛固酮相似。除通过拮抗醛固酮受体产生保钾利尿作用外,还有拮抗雄激素的作用。

【作用与应用】 螺内酯是一种弱的雄激素受体拮抗剂,通过拮抗雄激素受体而发挥治疗脱发的作用。通过以下环节发挥作用:①竞争性抑制和阻断睾酮、DHT与毛囊内雄激素受体(AR)的结合;②大剂量应用时,可通过抑制性腺和肾上腺皮质细胞的细胞色素 P_{450} 依赖的羟化酶,使雄激素的分泌减少,而达到保护毛囊生长、抑制脱发的发生;③竞争性抑制睾酮 5α-还原酶,阻断睾酮向 DHT 转化。临床用于治疗 AGA。连续服用 3～6 个月后,表现为脱发停止,并有新发长出,头发及头皮油腻、瘙痒感明显减轻,仅用于严重的女性 AGA 患者,是治疗女性AGA 的常用药物。也可用于脂溢性脱发、妇女多毛症和重症痤疮等。

【不良反应和注意事项】 本品可致男性阳痿和性欲低下,男性乳房女性化,故男性 AGA患者禁用。

西 咪 替 丁

西咪替丁(cimetidine)大剂量时可阻断 AR,抑制 DHT 与 AR 的结合,并增加血液的雌二醇浓度。可阻止 AGA 的进展并促进毛发再生。临床用于治疗 AGA。

(二)钾通道开放药

米 诺 地 尔

米诺地尔为 20 世纪 60 年代推出的治疗重度、顽固性高血压的口服药物,临床应用中发现:用药一周以上的患者出现不同程度的多毛症,这使人们对它能否成为治疗脱发的药物产生了浓厚兴趣。经过数年研究,美国食品药品监督管理局(FDA)批准该药的搽剂作为治疗斑秃和雄激素脱发的非处方药,商品名 Rogaine 或 Regine,随后在法国、英国等欧洲国家上市销售,中华人民共和国药典 2015 年版仅收载此药为抗高血压药,尚无治疗脱发适应证。

米诺地尔促进毛发生长的机制现在仍然没有完全搞清楚,米诺地尔在毛囊中代谢成为硫酸米诺地尔是起效的标志。其机制可能与下列作用有关。

(1)米诺地尔为血管扩张剂,能扩张头皮下血管,改善毛囊周围的微循环。用药治疗的患者血流速度较对照组显著加快,并呈剂量与增加量正相关。

(2)直接刺激毛囊,促进毛囊上皮生长。

(3)减少毛囊周围 T 细胞浸润 对治疗量高反应性的患者,毛囊周围 T 细胞量减少,外周血 T 细胞量增加。

（4）通过对毛乳头细胞中的血管内生长因子（VEGF）的向上调节，促进毛发生长。

（5）对表皮下部的影响　将新生小鼠的上皮细胞进行培养，本药可促进细胞的 DNA 合成，作用强度与剂量正相关，可延长培养液中人上皮细胞的存活时间，延缓上皮基质细胞的衰老，使细胞分裂延长。

【应用】　治疗斑秃及雄激素型脱发、化疗所致脱发。国内有人将 2％ 与 0.05％ 维 A 酸霜合用治疗斑秃，有很好效果。对化疗的患者应用本药，停止化疗后头发的生长情况比未用本药的患者要好得多。

【不良反应】　有局部刺激和变态反应性接触性皮炎。5％ 米诺地尔可使女性出现面部、四肢多毛。可有反射性心率加快，水钠潴留。

（三）生物应答调节剂

维 A 酸类

维 A 酸类（retinoic acids）药物可通过抑制淋巴细胞增殖、调节机体免疫反应和促进毛囊上皮的更新而促进毛发生长。临床上常与米诺地尔联合应用，用于治疗各型脱发。局部外用治疗最初几周可有红斑、烧灼感和刺激反应，待皮肤适应后可消失，若仍不缓解，可减少用药次数。

（四）免疫调节剂

接触致敏剂

斑秃的接触致敏疗法是将接触致敏剂涂于秃发区，激发变态反应性接触性皮炎，而刺激毛发的生长。常用的药物有二苯环丙烯酮（diphenylcyclopropenone，DPCP），二硝基氯苯（dinitrochlorobenzone，DNCB）、方形酸二丁酯（squaric acid dibutylester，SADBE）等。

【作用与应用】　本品外用于脱发区，通过激发变态反应性接触性皮炎，而刺激毛囊生长。对于慢性严重脱发（脱发区在 50％ 以上），由于口服糖皮质激素不良反应严重而受限制，局部免疫治疗成为目前相对安全、有效、被普遍接受的治疗方法，但复发率高。其中 DNCB 与 SADBE 分别由于安全性和稳定性的原因不作推广应用，目前以 DPCP 最常用，对于斑秃和普秃的有效率分别为 50％～60％ 和 25％。其中 68％ 的患者在停止治疗后半年仍可达到美容效果，仅少数患者有再次脱发现象。

当毛发再生成功时，可停用药物，如出现新的脱发区，可再给予药物治疗。疗效和预后有赖于脱发程度和病程的长短。理想致敏剂应能持续 24～36 h 维持脱发区产生可耐受的红斑、脱屑和瘙痒。

【不良反应和注意事项】　可致颈部及耳后淋巴结肿痛、水疱、湿疹等，外用糖皮质激素可减轻；也可致色素沉着、色素减退和白癜风，多数患者于停药后 1 年内可彻底恢复。

环 孢 素

环孢素对毛囊有明显的促生长作用，可延长毛发生长期，且促进毛囊细胞增殖。外用环孢素因其渗透性差，不能到达靶器官，而达不到刺激毛发生长的作用。口服本药可见明显的促进毛发再生作用,停药后易复发。临床上用于治疗斑秃,但停药后新生的头发可能再脱落。

他 克 莫 司

他克莫司(tacrolimus,FK-506)是大环内酯类抗生素,是强效 T 细胞免疫抑制剂。对 T 细胞具有选择性的抑制作用,主要通过抑制辅助性 T 细胞(TH)释放白介素-2(IL-2)、白介素-3(IL-3)、IFN-γ 以及抑制 IL-2 受体的表达而发挥其强大的免疫抑制作用。主要用于器官移植以及器官移植后的排斥反应。本品与环孢素分子结构完全不同,但对免疫系统有相似的抑制作用,为环孢素的 10～100 倍。由于相对分子质量较小,可局部应用,从而避免全身给药对整个机体免疫系统的抑制。局部外用可治疗斑秃和 AGA。由于为局部外用药物,不具有系统性的免疫抑制作用,因此不良反应较小。

(五)血管扩张剂

毛果芸香碱

毛果芸香碱(pilocarpine)又名匹鲁卡品,是从毛果芸香叶中提取的主要生物碱,为叔胺类化合物,白色结晶形粉末,易溶于水,其水溶液稳定。本品为 M 受体激动剂,通过激动血管平滑肌上 M_2 胆碱受体,使血管扩张,增加头部皮肤的血流量,改善皮肤血液供应,促进毛发再生。临床上用于治疗斑秃、冻疮、硬皮病等。本品溶液在头部和其他皮肤外用时,不产生明显不良反应。

(六)其他

1. 局部刺激性生发药 如芦荟宁、辣椒油树脂、斑蝥素、安息香胶、烟酸甲酯、二盐酸组胺、维前列醇、姜汁、蒜汁等均能刺激头皮,有促进毛发生长的作用。

芦 荟 宁

芦荟宁外用能促进头皮血液循环及新陈代谢,为毛乳头补充营养。口服芦荟还能调节全身的神经内分泌功能,从根本上消除脱发病因。芦荟能使有损伤、有感染的头发康复,减少油性头发的油脂分泌,促进头发生长,而且对皮肤无刺激性。也无其他不良反应。临床上用于治疗 AGA 和斑秃。

维 前 列 醇

维前列醇(viprostol)是新近用于治疗衰老性脱发的合成药,是一种前列腺素 E_2 的阻断剂,能有效松弛平滑肌,扩张头皮血管,促进角质细胞再生,外用有助于毛发新生。

辣椒油酯脂

辣椒(red pepper)的辛辣成分主要为辣椒碱、二氢辣椒碱、高辣椒碱、高二氢辣椒碱,此外还有辣椒素、辣椒色素和胡萝卜素等。制成辣椒油树脂外用,可刺激头皮,有促进毛发生长的作用。临床上用于治疗 AGA 和斑秃。

斑 蝥 素

斑蝥(cantharide)是鞘翅目芫菁科昆虫南方大斑蝥(Mylabris phalerata Pallas)或黄黑小斑蝥(Mylabris cichorii Linnaeus)的干燥体。主要有效成分为斑蝥素(cantharidin),为斑蝥体内所含的一种单萜烯类成分,成虫中含量约为1%,为斜方形鳞状晶体,不溶于冷水,溶于热水,难溶于丙酮、氯仿、乙醚及乙酸乙酯。可通过刺激头部皮肤,增加血液循环,促进毛发生长。临床上外用斑蝥酊剂,治疗 AGA 和斑秃。也可用于治疗皮肤疱疹和尖锐湿疣。外用治疗脱发时,若药液与头部以外的皮肤接触,可产生明显的刺激症状,甚至产生疱疹。用药时应注意防止药液与头部以外的皮肤接触。

安 息 香 胶

安息香胶(benzoin gum)是安息香树渗出的一种树脂,主要含挥发油、苯甲酸、香兰素及桂皮酸,为半透明红棕色或黄色胶状物。20%的安息香酊具有刺激毛发生长的作用,用于配制生发剂,外用可治疗各种类型脱发。还具有消毒、防腐作用,可防止酸败变质。外用一般无不良反应。

2. L-胱氨酸 L-胱氨酸(L-cystine)又名双硫代丙氨酸,为白色结晶性粉末,微溶于水、乙醇,溶于稀矿酸和碱性溶液。本品能促进细胞的生物氧化,改善其代谢功能。可促进毛发生长,改善肝功能,促进白细胞增生。临床上用于治疗各型脱发症;也用于脆甲症和脂溢性皮炎的辅助治疗。

还可用于肝炎、白细胞减少症的治疗。本品较安全,一般不引起不良反应。

3. 赤霉素 赤霉素(gibberellin)是一类植物激素,可促进组织细胞的代谢,也可促进毛发、上皮细胞和肉芽组织生长。能增强机体免疫力,还具有收敛、止痒等作用。皮肤科外用治疗 AGA、斑秃、全秃、慢性溃疡、湿疹和烧伤创面。本品外用,一般不引起不良反应。若内服可致癌,男性可出现乳房增大。只宜外用。

第二节 延缓白发形成药

正常人头发的颜色可有黑、黄、棕及白色,与种族及黑素含量等因素有关。东方人的头发乌黑、亮丽,是因为每根头发的髓质和皮质中含有黑素颗粒,而黑素颗粒来源于毛乳头部黑素细胞的合成和分泌,黑素的合成需要酪氨酸酶的催化作用。

一、白发产生的原因

人的头发由毛干、毛根和毛乳头等组成,露在皮外的叫毛干,皮内部分叫毛根,毛根末端部分膨大如球叫毛球,其顶端的凹陷部分叫毛乳头。正常情况下,毛乳头内有丰富的血管,可为毛乳头、毛球部提供充足的营养,使黑素颗粒能够顺利合成。当黑素颗粒在毛乳头、毛球部形成发生障碍,或因某种因素不能运送到毛发中去时,可使毛发髓质、皮质部分的黑素颗粒减少、消失,同时在毛发中原先被黑素颗粒填充的地方,逐渐被空气所代替,空气泡可产生光反射而发白,就会出现白发。正常人从 35 岁开始,毛发黑素细胞开始衰退,到了老年,头发先在两鬓逐渐变白,最后变成满头银丝,一般经历几年至几十年的演变,这是合乎自然规律的衰老现象。而有的人 20 岁左右就长出许多白发,医学上称少年白发,俗称"少白头"。青少年白发影响容貌,同时增加青少年的心理压力。

（一）精神因素

精神紧张、忧愁伤感、焦虑不安、恐慌惊吓和严重的精神创伤,以及严重的头痛、头皮神经痛、脑炎等不良因素,会造成供应毛发营养的血管发生痉挛,使毛乳头、毛球部的色素细胞分泌黑素的功能发生障碍,影响黑素颗粒的形成和运送,引起白发。

（二）营养失调

营养失调如缺乏叶酸、泛酸、B 族维生素等,会使头发变白。此外,黑色头发的色素中含有铜、钴、铁等微量元素,青少年体内如果缺乏这些物质,头发也可能变白。缺少蛋白质、严重营养不良等也可长白发;过多地进食高脂肪食物,过度吸烟喝酒,加速血管硬化,破坏血液循环,黑素的合成减少而使头发过早变白。

（三）慢性疾病

一些患有神经功能失调、甲状腺功能亢进、肺结核、伤寒等疾病的患者,因为疾病破坏或干扰了毛乳头、毛球黑素细胞的生长发育,使其失去分泌黑素的能力,阻碍黑素颗粒的生成而出现白发;某些慢性消耗性疾病如结核病、恶性肿瘤等,因体质衰弱、营养不良,使头发得不到足够的营养,头发比一般人白得要早些;长期发热的患者,头发会黄脆甚至变白脱落;近年来发现动脉硬化、冠状动脉供血不足及糖尿病患者,白发也可能出现过早,且进展较快。

（四）内分泌疾病

如脑垂体、胸腺功能下降,性腺功能减退等,可影响黑素细胞产生黑素颗粒的能力而导致头发过早变白。

二、常用的延缓白发生成药

在现代社会环境中,应学会心理保健和调节,做到劳逸结合,力求保持心情舒畅,不要过度紧张、劳累,坚持体育锻炼,增强体质,多吃富含优质蛋白质、B 族维生素和铜、铁、锌等微量元素的食物,主食可常食黑豆、赤豆、青豆、黑芝麻、核桃等;蔬菜类常食胡萝卜、菠菜、紫色包心菜、香菇、黑木耳等;动物类常食乌骨鸡、牛羊猪肝、甲鱼、深色肉质鱼类、海参等;水果类常食大枣、黑枣、柿子、桑葚、紫葡萄等。此外,注意多吃植物油,少吃动物类油脂,有益于防止或延缓白发的出现。已经变白的头发不能恢复原色,但能重新长出原来颜色的头发。常用药物如下。

（一）服用"抗白发维生素"

复合维生素 B,1 片/日;维生素 B_5,30～300 mg/d;胆碱,2000 mg/d;叶酸,800 mg/d;对氨基苯甲酸,100～300 mg/d。

（二）外用不饱和脂肪酸

十九（碳）烯酸（nonadecenoic acid）、二十（碳）烯酸（eicosanoic acid）、7-十九（碳）烯酸、8-二十（碳）烯酸或低碳烷基酯可预防白发。此类化合物不损伤皮肤,并能活化黑素 B_{16} 细胞,促进黑素形成。

（三）辅酶

用下列辅酶配制成养发剂或发乳,能活化毛囊黑素细胞,促进黑素合成,用于预防白发的发生。

（1）烟酰胺腺嘌呤二核苷酸或其还原物（NADP）或盐。

（2）磷酸烟酰胺腺嘌呤二核苷酸或其还原物（NADP）或盐。二者为最重要的脱氢酶辅酶,存在于机体所有组织内,参与氧化还原反应。

（3）去氧腺苷钴胺或其盐。

（4）辅酶 A 或其盐。

（四）其他

吡咯喹啉醌（pyrroloquinoline quinone）、维 A 酸及其衍生物或盐、补骨脂素或其衍生物及盐,均能活化毛囊黑素细胞,刺激黑素形成,用于预防白发。

老年人白发属于正常生理现象,无需特殊治疗。为了美容需要,可用染发方法取得暂时的效果,但有的染发剂易致过敏反应,甚至有致癌的危险性,须加以注意,宜采用天然原料制成的染发剂。

小结

生发药是指可减轻毛发脱落或促进毛发生长的药物。主要治疗药物可分为抗雄激素药、免疫调节剂、血管扩张剂、局部刺激性生发药等。

复习思考题

1. 脱发的类型有哪些?

2. 产生白发的原因有哪些?

制剂与用法

非那雄胺　片剂:1 mg、5 mg。1 mg/次,1 次/日,口服,空腹用或与食物同时服用均可。

西咪替丁　片剂、胶囊剂:200 mg。200 mg/次,4 次/日,口服,连服 6～12 个月。

米诺地尔　酊剂:2%(60 mL∶2.0 g)、5%(60 mL∶3 g)。2%的溶液男女患者均可用,5%的溶液只用于男性 AGA,2～3 次/日,涂搽患处头皮,并轻轻按摩,以达到局部微热为度。晚上睡前涂搽时,待药液干后,再涂薄层白凡士林,起封闭效果,以增强疗效。连用数月至一年。

二氮嗪　溶液剂:3%。涂搽患处头皮。

泼尼松　片剂:5 mg。累及头皮超过 50%的活动性斑秃,40～60 mg/d,分 3～4 次口服,每周递减 5 mg,至维持量 10～15 mg/d,维持 3～4 个月,能收到较好效果。面积较小的活动性斑秃,20 mg/次,每日或隔日口服一次,可减轻不良反应。

泼尼松龙　混悬剂:25 mg/mL。加等量 1%盐酸普鲁卡因溶液,在脱发区做多点皮内注射抽取后,做多点皮损内注射,每点注入 0.05～0.1 mL,点间隔 1～2 cm,1 次/月,共 3 次。本法不适用于大面积脱发。

二苯环丙烯酮 溶液剂:2%。根据需要选用适宜浓度,涂搽在脱发处。可供选用的浓度为 0.0001%、0.001%、0.01%、0.025%、0.05%、0.1%、0.25%、0.5%、1.0%、2.0%。

环孢素 油溶液:10%。15 mg/kg,1 次/日,口服,连续用药 1～2 周,以后每周减量 5%,直至 5～10 mg/kg 的维持量。

他克莫司 注射剂:5 mg/mL。2 次/日,涂搽患处。软膏:10 g：3 mg(0.03%)、30 g：30 mg(0.1%)、10 g：10 mg(0.1%)。在患处皮肤涂一薄层本品,轻轻擦匀,并完全覆盖,2 次/日,儿童用 0.03% 他克莫司软膏。

地蒽酚 软膏、乳膏、糊剂:1%。涂搽于脱发区,接触治疗 30～60 min,隔日 1 次,连续 2 周,如能耐受,则 1 次/日。

硝酸毛果芸香碱 滴眼液:1%、2%。3～4 次/日,涂搽患处。

辣椒油 酊剂:10%。3～4 次/日,涂搽患处。

斑蝥酊:10%,斑蝥细粉 100 g,冰醋酸 100 mL,乙醇加至 1000 mL。涂搽患处。

安息香胶 酊剂:20%,2～3 次/日,涂搽患处。

L-胱氨酸 片剂:50 mg。50 mg/次,3 次/日,口服。

赤霉素 溶液剂:0.005%～0.05%。2～3 次/日,局部洗涤或湿敷。软膏剂:0.02%(不宜久贮)。2～3 次/日,局部涂搽。复方酊剂:含本品 0.02%。2～3 次/日,涂搽患处。

(牛 琳)

第二十一章 脱毛药

毛发过多包括毛增多症和多毛症。体毛过长多因体内雄性激素分泌过多所致。体毛过长或过于浓密会影响美观。脱毛药是一类减少和消除某些部位杂乱过多的体毛,以达到使皮肤表面洁净、光滑,加强美感目的的药物。常用的脱毛药包括有机化合物和无机化合物两类。二者均为碱性化合物,并有相似的脱毛机制。

一、无机化合物

常用的无机化合物为硫化物,如硫化钠(sodium sulfide)、硫化钙(calcium sulfide)、硫化钡(barium sulfide)、硫化锶(strontium sulfide)等。该类药物有很好的脱毛效果。

【作用与应用】

(1)无机硫化物属碱性化合物,能够使毛发角蛋白胱氨酸中的二硫键彻底破坏,毛发纤维断裂,使毛发脱落。

(2)由于药物的碱性化学性质会使毛发的渗透压增高并膨胀变软,进而使药物更容易渗透至毛发蛋白质内发挥作用。

(3)药物渗透至毛囊内,导致毛囊内脱水,毛囊内蛋白质水解,使蛋白质变性,从而影响毛囊功能,抑制毛发生长。

该类药物主要用于配制脱毛化妆品,进行皮肤脱毛。

【不良反应和注意事项】 外用有特殊的臭味,而且有毒,易引起局部刺激,通常制成霜膏剂,以减少对皮肤的刺激性。对该类药物过敏者禁用。

二、有机化合物

常用的有机化合物有硫化乙醇酸盐、巯基乙酸(thioglycollic acid)、碳酸胍(guanidine carbonate)等。硫化乙醇酸盐是目前各种脱毛剂中最常用的药物。

【作用与应用】 使毛发角蛋白胱氨酸中的二硫键快速断裂,迅速脱毛。同时使毛发膨胀,毛囊蛋白凝固变性,从而阻止毛发的生长。临床用于配制脱毛化妆品,进行皮肤脱毛。

【不良反应和注意事项】 该类药物碱性较弱,故对皮肤的刺激性较小;几乎无毒性、无臭味。

巯 基 乙 酸

巯基乙酸(thioglycolic acid)为液体,在空气中易氧化,能与水、乙醇混合,常用其盐,如巯基乙酸锶、钙等。在碱性环境下能软化分解毛干,使毛发角蛋白中的双硫键断裂,而致毛干断裂、脱落。

三、脱毛化妆品使用注意事项

使用前需做过敏试验,皮肤有破损或炎症时不宜使用;不能接触眼,不能用于睫毛脱毛。一旦进入眼内,务必用清水冲洗眼,再滴入适量的眼药水;脱毛以后,须用清水洗净脱毛剂,再涂抹适量的护肤品。如果一次脱毛效果不理想,可在次日或隔几日再重复一次,但不宜当天重复使用。

小结

脱毛药具有脱除体毛的作用。脱毛药包括有机化合物和无机化合物两类。

复习思考题

举例说明脱毛药的分类。

制剂与用法

硫化钡 糊剂:10%。用于脱毛或脱甲,局部外搽。

硫化锶 霜剂:10%。外用。

硫化钠 软膏剂:10%。外用。

硫化乙醇脱毛霜 20%。外用。

（牛　琳）

第二十二章 减肥药

学 习 目 标

1. 掌握常用减肥药的作用、应用和不良反应。
2. 熟悉减肥药的合理应用。
3. 了解肥胖病的相关知识。

第一节 概 述

　　体内脂肪积聚过多,超过标准体重20％为肥胖病,是目前最常见的营养疾病之一。肥胖病的病因十分复杂,目前多数学者认为肥胖病的发生与单基因突变、胎儿与儿童早期营养不良、脂肪细胞凋亡不足、体脂恒定调节网络异常、病毒感染等因素有关。肥胖包括两种类型:一种称为原发性肥胖病或单纯性肥胖病,约占肥胖患者总数的95％,它与生活方式相关,以过度进食、体力活动过少、行为偏差为特点。另一种是继发性肥胖病,约占肥胖患者总数的5％,常出现于多种内分泌、代谢性疾病的发展过程中,也可由遗传基因、外伤后或服用某些药物引起。目前,全世界肥胖病正以每5年翻一番的速度增长,粗略计算发病人数已近5亿,每年肥胖造成的直接或间接死亡人数已达30万,成为仅次于吸烟之后的第2个可以预防的致死危险因素,肥胖、高血压、高血脂、高血糖合称为"死亡四重奏"。

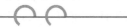
知识链接

肥胖病诊断标准

方法一

$$肥胖度＝(实测体重－标准体重)÷标准体重×100\%$$

肥胖度:10％以下属正常范围;10％～20％,属超重;20％～30％,属轻度肥胖;30％～50％,属中度肥胖;50％以上属重度肥胖。

注:成人标准体重计算公式

$$标准体重(kg)＝[身高(cm)－100]×性别系数$$

男性性别系数为0.9,女性为0.85。

方法二

$$体重指数(BMI)测定:BMI＝体重(kg)/身高^2(m^2)$$

体重指数是目前评估肥胖最简便、最常用的指标。国外诊断标准为：BMI＝25 为正常上限，BMI 在 25～30 之间为超重，BMI≥30 为肥胖。中国人 BMI 在 18.5～23.9 之间为适宜范围，在 24.0～27.9 之间为超重，在 28.0 以上为肥胖。肌肉比较发达和骨骼较粗者不能依据这一标准进行诊断，必须参考其他检测方法，如体脂百分率、腰髋周径比值、皮肤褶厚度测定等。

第二节 治 疗 药 物

根据减肥药作用机制的不同可分为五类：①食欲抑制药；②抑制消化吸收药；③增加能量消耗药；④减肥天然药物；⑤其他减肥药。

一、食欲抑制药

食欲抑制药作用机制如下。下丘脑有两个与摄食行为有关的中枢：①摄食中枢，决定发动摄食活动；②饱食中枢，决定停止摄食活动。当刺激摄食中枢时，摄食增加，即使原已吃饱，仍可进一步摄食；而刺激饱食中枢时则明显拒食，甚至可将已吃进的食物呕吐出来。中枢对摄食行为的调节，主要是通过儿茶酚胺和 5-羟色胺等神经递质的改变，使食欲发生变化。中枢性食欲抑制药大多以增强儿茶酚胺、5-羟色胺的作用，影响摄食或饱食中枢，从而起到抑制食欲、增加饱食感的作用。

（一）拟儿茶酚胺类的食欲抑制药

影响中枢儿茶酚胺类的食欲抑制药主要有苯丙胺及其类似物，包括安非拉酮、安非他酮、马吲哚、甲苯丙胺、苄甲苯丙胺、右苯丙胺和苯丁胺等。

安 非 拉 酮

安非拉酮（amfepramone）口服易吸收，具有明显的首关效应，半衰期为 2 h，代谢产物经肾排泄。

【作用与应用】 本品为非苯丙胺类食欲抑制药，其中枢兴奋作用比苯丙胺小。通过兴奋下丘脑腹内侧的饱食中枢，促进 5-羟色胺的释放，抑制下丘脑摄食中枢及 5-羟色胺的再摄取，从而产生饱食感，达到控制食欲的作用。用于各种程度的单纯性肥胖病的治疗。由于对心血管系统的影响小，可用于伴有轻度或中度高血压或轻度心肌缺血的肥胖患者。

【不良反应】 不良反应发生率较低，主要是导致中枢神经系统的兴奋，表现为易激动、失眠、头晕、头痛、心率及血压升高；胃肠道不良反应有恶心、呕吐、腹泻等；长期服用易产生依赖性。

【注意事项】 治疗期间应采用低热量饮食；伴有严重心血管疾病或甲状腺功能亢进的患者不宜使用；孕妇、哺乳期妇女禁用；使用单胺氧化酶抑制剂者禁用。

安 非 他 酮

安非他酮（amfebutamone）又名丁氨苯丙酮，最初本品是作为抗抑郁药应用于临床。

【作用与应用】 本品通过阻断神经对多巴胺、5-羟色胺和去甲肾上腺素的再摄取而发挥戒烟、抗抑郁作用。在治疗抑郁症时发现本品具有轻度的减肥作用,可用于有抑郁症的肥胖患者。

【不良反应和注意事项】 常见不良反应有激动、口干、失眠、恶心、便秘等;有引起癫痫发作的危险,有惊厥病史者禁用。不可与单胺氧化酶抑制剂合用。孕妇、哺乳期妇女、18 岁以下及过敏者禁用。

马 吲 哚

马吲哚是一类拟儿茶酚胺类神经递质药物。

【作用与应用】 本品能够兴奋脑内的 β 肾上腺素能神经元,直接抑制下丘脑的摄食中枢,并可促进脂肪、肌肉组织对葡萄糖的摄取,从而通过抑制食欲、限制热量摄入达到减肥的目的。多用于饮食疗法和运动疗法都不理想的高度肥胖症患者。

【不良反应】 服用后可能出现口干、便秘等,发生率有个体差异。

(二)影响中枢 5-羟色胺类递质的食欲抑制药

本类药物能促进下丘脑释放 5-羟色胺,并阻断 5-羟色胺的再摄取,使患者产生饱食感,减少进食。常用药物有芬氟拉明、右芬氟拉明、舍曲林、氟西汀等。

芬氟拉明和右芬氟拉明

芬氟拉明(fenfluramine)和右芬氟拉明(dexfenfluramine)两种药物曾是世界上应用最广泛的减肥药。

【作用与应用】

1. 食欲抑制作用 可促进 5-羟色胺的释放,并抑制其再摄取,提高突触间隙 5-羟色胺的含量,从而抑制食欲,减轻体重。

2. 对糖代谢的影响 此类药物能增加外周组织对胰岛素的敏感性,促进肌肉等组织对葡萄糖的摄取利用。

3. 对脂质代谢的影响 可降低血清中的总胆固醇、三酰甘油、低密度脂蛋白(LDL)含量,增加高密度脂蛋白(HDL)的含量。

4. 其他 本类药物还可促进生长激素的释放,而生长激素具有促进脂肪分解的作用,有利于降低体重。

用于单纯性肥胖症的治疗,尤其适用于伴有高血压、糖尿病、冠心病及焦虑的肥胖患者的减肥。

【不良反应和注意事项】 短期应用的不良反应包括恶心、腹泻、嗜睡、口干、头痛、头晕、旋转性眼震、下颌持续震颤等。连续服药超过 6 个月可产生耐受性及精神抑郁症。长期用药引起严重的心血管方面的不良反应,表现为肺动脉高压和心脏瓣膜病变。因此,1997 年美国食品与药品管理局宣布禁用芬氟拉明和右芬氟拉明。2009 年 1 月 8 日中国国家食品药品监督管理局发布公告称,决定停止盐酸芬氟拉明原料和制剂在我国的生产、销售和使用,撤销其批准文号。

舍 曲 林

舍曲林(sertraline)口服吸收慢,达峰时间为 4~8 h。在肝内代谢,主要代谢物为去甲舍曲林。以结合形式通过尿和胆汁排泄。半衰期为 26 h,老年人半衰期延长,连续服用 7 天可达稳态血药浓度。

【作用与应用】 本品能高效选择性地抑制 5-羟色胺的再摄取,使突触间隙中 5-羟色胺含量升高而维持脑内 5-羟色胺的量,使机体产生饱食感,减少食物摄入,从而发挥减肥作用。主要适用于患有抑郁症的肥胖患者。

【不良反应】 常见的不良反应有恶心、腹泻、头痛、口干、失眠、震颤、头晕、疲劳及激动等,发生率为 10%~20%。此外,可能引起男性性功能障碍,如射精延迟等。

【注意事项】 对本品过敏的患者、孕妇及哺乳期妇女禁用,肝、肾功能损害者及癫痫患者慎用。还可使服药者在驾车和其他类似活动的机敏性受到损害,故服用本品期间避免驾车及操纵机器等。不宜与单胺氧化酶抑制剂、华法林、地高辛等药物合用。

(三)同时影响儿茶酚胺和 5-羟色胺类递质的食欲抑制药

西 布 曲 明

西布曲明(sibutramine)为中枢性食欲抑制药。于 1997 年 12 月在美国上市,是欧美市场最早畅销的减肥药品。口服吸收良好,生物利用度约为 77%,主要经肾排泄。

【作用与应用】

1. 对神经递质释放和再摄取的影响 本品通过作用于摄食中枢,抑制去甲肾上腺素和 5-羟色胺的再摄取,使人产生饱胀感,降低食欲,减少进食。

2. 产热作用 本品也能增加脂肪组织的葡萄糖利用,增加代谢率,促进能量消耗。

3. 影响血脂代谢 本品能降低血中三酰甘油、总胆固醇及低密度脂蛋白,升高高密度脂蛋白。

4. 其他 本品能改善Ⅱ型糖尿病的血糖控制,故适用于患有糖尿病的肥胖患者。与其他中枢作用的食欲抑制药不同,本品的镇静、兴奋、拟交感作用并不明显。

【不良反应和注意事项】

1. 胃肠道反应 比较常见,表现为口干、厌食、便秘等。

2. 心血管反应 少数患者出现心血管反应,表现为血压升高、心率加快、心悸及心电图异常等。

3. 对中枢神经系统的影响 少数患者出现失眠、头痛、头晕等症状。

4. 其他 极少数可能出现皮疹、肾病综合征及男性性功能减退等。

5. 禁用和慎用 有冠状动脉疾病史、心律失常、充血性心力衰竭、脑卒中及严重的肝功能或肾功能损害者禁用。闭角型青光眼、高血压及有癫痫史者慎用。

6. 用药前和用药中应定期监测血压 如果出现持续的血压升高或心率加快,可减量或考虑停药。不可长期大量服用,以免产生依赖性。不能与单胺氧化酶抑制剂、其他升高血压和加快心率的药物、其他中枢作用的食欲抑制药和 5-羟色胺类药物合用。与酮康唑、红霉素及西咪替丁等抑制细胞色素 P_{450} 代谢的药物合用有可能发生不良反应。

（四）其他食欲抑制剂

瘦　素

瘦素（leptin）是由白色脂肪组织分泌的蛋白类激素，它是与肥胖的遗传有直接关系的 ob 基因的产物。正常青年及成年人，血清瘦素的水平同体脂百分数呈正相关，并有显著性别差异，女性比男性瘦素的水平高 3 倍。体内瘦素水平受多因素调节，睾酮和禁食可显著抑制瘦素基因的转录和 mRNA 的表达，使血浆瘦素的水平降低；反之，糖皮质激素、雌二醇、进食和体脂增加，则可促进瘦素基因转录和 mRNA 表达，使血浆瘦素水平升高。人和动物的血浆瘦素水平均具有明显的昼夜节律性。午夜至清晨最高，中午至午后最低。

【作用与应用】

瘦素与瘦素受体结合发挥以下相应生物学作用。

1. 抑制食欲，减少能量摄取　下丘脑弓状核神经元分泌神经肽 Y（NPY），其主要作用是刺激摄食和抑制产热。瘦素作用于下丘脑弓状核神经元上的瘦素受体，抑制 NPY 的合成与分泌，从而抑制食欲、减少能量摄取，并过度产热。

2. 提高代谢率，增加能量消耗　瘦素能够刺激交感神经末梢促进去甲肾上腺素释放。去甲肾上腺素与棕色脂肪组织内的 β_3 肾上腺素受体结合，加速脂肪细胞线粒体内脂肪酸的氧化和磷酸化，产生热量，从而提高机体的代谢率，增加能量消耗。

3. 抑制脂肪合成　瘦素可直接抑制脂肪组织中脂类的合成。

二、减少营养吸收的药物

本类药物通过不同的机制，阻止或抑制脂肪、糖等营养素的吸收，减少热量摄入，达到减肥的目的。

食用纤维

食用纤维通常不被胃肠道消化吸收，延长胃排空时间，从而延长饱食感时间，延缓进食时间；减少能量和营养物质的吸收，降低对机体的供热量；影响胃肠道激素的分泌，降低食欲；食用纤维被肠道内的细菌分解、发酵，产生大量气体，使大便量增多。常用的食用纤维如甲基纤维素、羧甲基纤维素等。

奥利司他

奥利司他（orlistat）是长效和强效的特异性胃肠道脂肪酶抑制剂。本品呈高度亲脂性，在水中的溶解度极低。口服给药，全身吸收甚微。药物作用不受饮食中纤维素含量的影响，同时亦不受服药时间的影响。胃肠道为药物首要代谢部位。口服的奥利司他约 97% 经粪便排出。

【作用与应用】

1. 减少脂肪吸收　由于本品结构与三酰甘油相似，能进入胃肠道脂肪酶的活性部位，并与丝氨酸残基发生共价结合，从而抑制脂肪酶的活性，减少饮食中约 30% 脂肪的吸收。对胃肠道其他酶如淀粉酶、胰酶、糜蛋白酶、磷酸脂肪酶无作用，因此不影响糖类、蛋白质和磷脂的吸收。

2. 降低血脂 可降低血浆总胆固醇和低密度脂蛋白的含量。

3. 降低血压 降低血压的效应与其引起体重下降的程度直接相关。

4. 降低血糖 提高胰岛素敏感性,改善高胰岛素血症;延缓和阻止(肥胖患者)Ⅱ型糖尿病的发生和发展;减少口服降糖药的用量。

临床上可有效减轻体重,减小腰围,并防止体重反弹;此外还可降低患者血压、调节血脂、改善血糖和胰岛素水平。也可用于治疗Ⅱ型糖尿病及高脂血症等疾病。

【不良反应】 本品总体安全性好。主要不良反应为胃肠道不适,发生率为 $8\%\sim27\%$,包括脂肪便、脂肪泻、腹痛、腹胀、肛门排气增多以及大便失禁等。多于开始治疗 1 周内出现,经过 3 个月后其发生频率则明显降低。

【注意事项】 少数患者长期使用可影响脂溶性维生素的吸收,用药期间应注意补充脂溶性维生素(如维生素 D、维生素 E 及维生素 A 等)。

蔗 糖 多 酯

本品是蔗糖与适当长度的脂肪酸经酯化而成,其外观似普通的烹调油,但不能被人体消化吸收。用其代替食用烹调油可减少脂肪摄入量及能量摄入,可使进食的胆固醇吸收减少 67%,维生素 A 的吸收减少 40%。在使体重减轻的同时,还可以降低血浆中低密度脂蛋白和三酰甘油的含量。长期应用可导致脂溶性维生素缺乏,因此在使用过程中,应注意补充维生素 A、维生素 D 和维生素 E 等。

三、增加能量消耗药

本类药物通过促进组织氧化及产热作用、消耗能量、提高代谢率来减轻体重。常用的促进代谢和产热的药物包括中枢兴奋药、β_3 肾上腺素受体激动剂和激素类。

(一)中枢兴奋药

如麻黄碱、咖啡因、茶碱等。该类药物能刺激脂肪氧化,增加能量消耗,且由于其能兴奋中枢神经系统,实际上也可发挥降低食欲的作用。

麻 黄 碱

麻黄碱(ephedrine)是从中药麻黄中提取的生物碱,现已能人工合成。

【作用与应用】 本品通过直接兴奋 β 肾上腺素受体,促进机体产热;也可通过促使中枢去甲肾上腺能神经末梢释放去甲肾上腺素而产生食欲抑制作用。临床上作为肥胖患者进行饮食控制时辅助治疗药物,与咖啡因合用可加强其减肥作用,这是因为腺苷 A_1 受体能降低麻黄碱诱导的去甲肾上腺素的释放而减弱麻黄碱的作用,而咖啡因可阻断腺苷 A_1 受体。

【不良反应和注意事项】

1. 中枢神经系统影响 兴奋中枢,表现为兴奋、不安、焦虑、失眠、震颤等。

2. 心血管系统影响 升高血压,产生头痛、心悸、出汗等症状。

3. 耐受性 反复使用可产生快速耐受、作用减弱,停药数小时可恢复。

4. 禁用 忌与单胺氧化酶抑制剂合用,以免引起血压过高。禁用于甲状腺功能亢进症、心绞痛、高血压、动脉硬化等患者。

咖 啡 因

【作用与应用】 咖啡因(caffeine)能通过拮抗腺苷 A_1 受体而促进脂肪分解、增加热量生成,故可以减轻体重。常与麻黄碱合用,作为肥胖患者进行饮食控制时辅助治疗药物。

【不良反应和注意事项】 治疗量时,不良反应少见。但随着剂量的增加,可依次出现不安、紧张、兴奋、失眠、言语及思维不连贯等;其他不良反应包括面部潮红、精神运动性兴奋发作、胃肠功能紊乱、肌肉痉挛、心律失常等;大剂量(600 mg/d 以上)时可引起焦虑、不安、失眠等。长期使用咖啡因突然停药可产生停药反应,出现头痛、焦虑、乏力等症状,因此建议与其他减肥药合用并减少给药剂量,并逐渐减量至停药。

(二)β_3 肾上腺素受体激动剂

β_3 肾上腺素受体主要分布于棕色脂肪组织中,可刺激脂肪酸的氧化和磷酸化,产生热量,增加能量消耗,从而提高机体的代谢率。在不影响摄食量的情况下,减轻体重和体脂,而且不使皮肤和内脏的蛋白减少,还可促进机体肌肉的合成代谢。因此,β_3 肾上腺素受体激动剂可能是一类具有较好开发前景的减肥药物。

(三)激素类

生 长 激 素

生长激素(growth hormone,GH)可直接增加脂肪分解,并可加强肾上腺素促进脂肪分解作用。生长激素促进脂肪分解的主要机制可能与其增加激素敏感性脂酶有关。有人将生长激素用于单纯性肥胖尤其是儿童肥胖的治疗,但其有效的减肥剂量尚无定论。同时,生长激素也可导致肢端肥大症等不良反应,故用于肥胖的治疗仍有争议。澳大利亚研究小组发现一种生长激素类似物(命名为 AOD9401),它不仅特异性地增强脂肪分解酶的活性,促进脂肪分解,同时又直接抑制脂肪积聚,从而达到减肥效果。这种类似物没有生长激素的其他作用,动物实验尚没有发现潜在的毒副作用,是迄今为止较为理想的减肥药物。

胰岛素样生长因子-1

胰岛素样生长因子-1(insulin-like growth factor-1,IGF-1)缺乏可导致肥胖及轻度高脂血症。研究表明,IGF-1 可直接增加脂肪分解代谢,并可降低胰岛素抵抗患者的血中胰岛素水平,增加胰岛素敏感性。

小结

本章药物根据其作用机制的不同可分为食欲抑制药、抑制消化吸收药、增加能量消耗药、减肥天然药物、其他减肥药五大类。食欲抑制药抑制摄食中枢与饱食中枢,影响摄食或饱食中枢,从而起到抑制食欲、增加饱食感的作用;抑制消化吸收药通过不同的机制,阻止或抑制脂肪、糖等营养素的吸收,减少热量摄入,达到减肥的目的;增加能量消耗药通过促进组织氧化及产热作用、消耗能量、提高代谢率来减轻体重。

复习思考题

1. 理想的减肥药物应该具备什么条件？
2. 简述食欲抑制剂的药理作用、临床应用及不良反应。
3. 如何合理应用减肥药？

制剂和用法

安非拉酮　片剂：25 mg。25 mg/次，2～3 次/日，饭前 0.5～1 h 口服。如疗效不明而耐受良好时，可增加剂量至 100 mg/d。1.5～2.5 个月为 1 个疗程，必要时可隔 3 个月重复 1 个疗程。胶囊剂：75 mg。1 次/日（饭前 2 h 内服用），3～6 周为 1 个疗程。

安非他酮　片剂：75 mg。75 mg/次，3 次/日，口服，然后根据病情适当增减，一天总量不超过 450 mg。

马吲哚　片剂：0.5 mg。0.5 mg/次，1 次/日，饭前口服。一日最大剂量不超过 1.5 mg，分次服用，8～12 周为 1 个疗程。

芬氟拉明　片剂：20 mg。20 mg/次，第 1 周 2 次/日，早、晚餐前 0.5～1 h 口服；第 2、3 周 3 次/日，早、中、晚餐前 0.5～1 h 口服；以后根据疗效与耐受程度可继续维持原剂量，或逐渐增至 4～5 次/日（5 次/日限用于较重的肥胖者），8～12 周为 1 个疗程。

右芬氟拉明　胶囊剂：15 mg。15 mg/次，2 次/日（早、晚进餐时口服），每疗程一般不超过 3 个月。

舍曲林　片剂：50 mg、100 mg。50 mg/次，开始剂量为 1 次/日，逐渐增加至 100～200 mg/日，分次口服。

西布曲明　片剂、胶囊剂：10 mg。10 mg/次，起始剂量为 1 次/日（早晨单独服用或与食物同服）。如体重减轻不足，4 周后剂量可调整至 15 mg/d。若患者无法耐受 10 mg 剂量，可降至 5 mg。应根据患者的血压、心率情况调整剂量。推荐使用一日最大剂量不超过 15 mg。

奥利司他　胶囊剂：120 mg。120 mg/次，3 次/日（餐时或餐后 1 h 内口服）。如果有一餐未进食或食物中不含脂肪，则可省略一次服药。

（许代福）

第二十三章　止汗剂与祛臭剂

　　臭汗症是指汗液具有特殊的臭味。人体有大汗腺和小汗腺,分泌的汗液经细菌分解成短链脂肪酸和氨而产生臭味。臭汗症分为全身性臭汗症和局部性臭汗症。全身性臭汗症是一种与种族有关的生理现象,某些有不良卫生习惯的人或服食某些辛辣食物(葱、蒜等)和某些药物(麝香等)也可发生臭汗症。局部性臭汗症主要发生在腋下、足、会阴,以腋臭和足臭为常见,属染色体显性遗传病,表现为多汗且有臭味,臭味轻重随季节和年龄而不同,一般夏季出汗多,气味重;青春期由于大汗腺分泌多,臭味浓,随年龄增长分泌功能降低气味减轻。臭汗症虽然对身体不会造成不良影响,但是会影响患者的社会生活,给患者带来社交和心理上的压力,甚至可以导致患者心理障碍。

　　臭汗症的治疗可以从以下几方面入手:①要养成良好的个人卫生习惯,经常清洗臭汗症发生部位,并喷洒花露水、走珠止汗露等,勤换衣物;②饮食上要注意少吃辛辣食物;③药物治疗,通过使用止汗祛臭剂来实现消除体臭的目的;④严重的臭汗症还可通过手术如切除汗腺、腋下汗腺抽吸刮除和内视镜胸腔内交感神经烧除术来祛除臭味。

　　止汗祛臭剂是一类能减少汗液分泌,抑制细菌和汗液分解,防止和消除体臭的药物。

第一节　止　汗　药

一、全身性止汗药

　　全身性止汗药治疗局部臭汗症有较好的止汗效果。但其止汗作用选择性低,副作用多。可供应用的全身止汗药有阿托品、东莨菪碱、丙胺太林等。

阿　托　品

【作用与应用】　乙酰胆碱是胆碱神经兴奋时释放的神经递质,通过激动腺体上的 M 胆碱受体,使腺体分泌增加。阿托品为 M 胆碱受体阻断药,能竞争性拮抗乙酰胆碱对 M 受体的激动作用,从而抑制腺体分泌,尤其对汗腺、唾液腺抑制作用强。

【不良反应】 常见口干、便秘、视力模糊、心悸、眩晕等副作用,一般停药后可消失。过量使用,上述症状加重,并可有呼吸加快、高热、谵妄、幻觉,甚至惊厥等中毒反应。

【禁忌证】 青光眼、前列腺肥大、心动过速、便秘等。

东莨菪碱

常用其氢溴酸盐,本品为白色结晶形粉末,无臭,易溶于水,略溶于乙醇,稍有风化性。

【作用与应用】 东莨菪碱为 M 胆碱受体阻断药,与阿托品有相似作用,抑制腺体分泌作用比阿托品强。口服可明显抑制汗腺分泌,用于治疗臭汗症和多汗症。

【不良反应】 全身用药同阿托品。溶液剂外用无明显不良反应。

【禁忌证】 同阿托品。

二、局部止汗药

乌洛托品

乌洛托品(胺仿,urotropine)为有光泽的结晶或白色结晶性粉末,几乎无臭,味初甜,后苦。易溶于水,水溶液呈碱性。可溶于乙醇、氯仿,微溶于乙醚。遇火可燃烧并产生无烟火焰。

【作用与应用】 本品属于消毒防腐药。局部外涂或经皮离子导入有良好的止汗作用,作用机制是在酸性环境下乌洛托品可分解产生甲醛而发挥杀菌和祛臭作用。临床上用于治疗腋臭、体癣、手足癣、扁平疣和汗脚。

【不良反应】 外用无明显不良反应。

氯 化 铝

氯化铝(三氯化铝,aluminum chloride)为白色或浅黄色结晶形粉末,近乎无臭,味甜而涩。极易溶于水,易溶于乙醇和盐酸。

【作用与应用】 本品具有抑制汗腺分泌和收敛作用,能抑制汗腺分泌,尤其对大汗腺有明显抑制作用。临床上可制成 $6\%\sim20\%$ 的无水乙醇溶液或酊剂,局部涂搽治疗手足多汗症。浸泡治疗手足癣;湿敷治疗渗出性糜烂性湿疹、皮炎等。

【不良反应】 稀溶液有一定刺激性,浓溶液有很强的腐蚀性。

硫 酸 钾 铝

硫酸钾铝(明矾,aluminum potassium sulphate)为无色透明的结晶体。易溶于水,水溶液呈酸性。不溶于乙醇。

【作用与应用】 本品具有止汗、收敛、杀菌和腐蚀作用。

1. 止汗、收敛应用强 痱子粉中加入 $1\%\sim5\%$ 本药起止汗、止痒作用。

2. 杀菌作用 通过强烈的凝固蛋白作用,抑制皮肤表面细菌的滋生和分解,有祛臭作用。2% 溶液用于手足多汗症和臭汗症。

3. 腐蚀作用 腐蚀尖锐湿疣、化脓性肉芽肿。

【不良反应】 外用低浓度,无明显不良反应,高浓度有腐蚀作用。

甲　醛

　　甲醛(福尔马林,formaldehyde,formalin)为无色澄明呈中性的液体,制剂最高浓度为36％～40％(质量比)。具有炽烈的刺激性气味,对鼻、眼、喉黏膜有强烈的刺激作用。易与水和醇混合。低温久存易聚合形成多聚甲醛而出现浑浊或沉淀。酸化可催化聚合反应,加入少量乙醇或甲醇可防止聚合。光与空气能促进其氧化成甲酸,应密闭避光保存。

　　【作用与应用】

　　1. 止汗、收敛作用　水溶液、酊剂外用,可用来治疗腋臭、手足多汗症。

　　2. 消毒、防腐作用　杀菌作用强,对细菌、真菌、病毒、芽孢都有作用。但作用缓慢,6～12 h杀死细菌,2～4天杀死芽孢,高浓度需18 h。通过使菌体蛋白变性、沉淀、凝固,溶解类脂质,干扰菌体正常代谢过程而产生作用。用于治疗感染性皮肤病,器械、房间及物品的消毒。

　　【不良反应】　甲醛有刺激性,蒸气可引起流泪、咳嗽,严重者出现喉头痉挛、吞咽困难、气喘等症状;其浓溶液接触皮肤可使之变白和硬化;偶可引起过敏反应。误服福尔马林可出现黏膜坏死、呕血、便血、肾功能衰竭,甚至出现中枢抑制和循环衰竭而致死。

肉毒毒素 A

　　肉毒毒素A(肉毒杆菌毒素,botulinum toxin A)由肉毒杆菌在繁殖过程中所产生的一种神经毒素蛋白。肉毒毒素是毒性最强的天然物质之一,也是世界上最毒的蛋白质之一。肉毒毒素需先在肉毒杆菌细胞内产生无毒的前体毒素,待肉毒杆菌死亡自溶后前体毒素才游离出来,然后经肠道中的胰蛋白酶或细菌产生的蛋白酶激活后才具有毒性。肉毒毒素有7种(A～G)不同的血清型。其中肉毒毒素A作用最强,性质稳定,且易于生产、纯化和精制。本品是一种白色冻干粉,须保存在−5 ℃以下冰箱内。临床常用其注射剂,用生理氯化钠溶液溶解后为澄清透明或淡黄色溶液。

　　世界上生产美容用肉毒毒素的国家只有美国、英国和中国,三个国家的肉毒毒素质量并无差别。2008年,卫生部、国家食品药品监督管理局联合下发《关于将A型肉毒毒素列入毒性药品管理的通知》,将A型肉毒毒素及其制剂列入毒性药品管理,并规定,药品批发企业只能将A型肉毒毒素制剂销售给医疗机构。

　　【作用与应用】　肉毒毒素是一种神经麻醉剂,有明显的肌肉松弛作用,能使肌肉暂时麻痹;还有抑制腺体分泌作用。其作用的机制是抑制周围运动神经末梢突触前膜的乙酰胆碱的释放。取消乙酰胆碱对M胆碱受体和N胆碱受体的激动作用,产生抑制腺体分泌和肌肉松弛作用。在美容方面用来除皱、瘦脸、手部止汗、腋臭症、眼睑痉挛和面部痉挛。除美容方面的应用之外,肉毒毒素的治疗适应证也在逐步拓展,在头痛和偏头痛、面肌疼痛等方面也有应用。

　　【不良反应】　肉毒毒素注射有一定风险性,必须由专业的皮肤科医生或颜面整形医师施行手术才比较安全。肉毒毒素是由于麻痹了肌肉使得肌肉没有跳动能力而消除皱纹,所以偶有头痛、过敏、复视、表情不自然的不良反应,多是短暂的,会自然恢复。不良反应与用药部位有关:用于手部止汗可出现手部肌无力;用于颈张力障碍的治疗可出现口干、吞咽困难和消化不良等;用于眼睑痉挛和面肌痉挛,少数患者可出现短暂的眼睑下垂及面肌力减弱等。

【注意事项】

（1）本品有剧毒，必须按剧毒药品管理。使用者必须是经过专门训练的人员。

（2）筒箭毒类药品能增强本药的肌松作用，禁止同时使用。

（3）禁用于妊娠、哺乳期妇女；患有神经肌肉系统疾病如重症肌无力、多发性硬化症患者；使用氨基糖苷类抗生素的患者；非常瘦弱的患者；患有心、肝、肾、肺部疾患和患有结缔组织病的患者；对白蛋白或对肉毒杆菌毒素过敏和过敏体质的患者。

（4）注射肉毒毒素要在有抢救措施的环境中进行，以防万一。用药前应备有 1 ∶ 1000 肾上腺素，以备偶发过敏反应急救使用。注射本品后应留院做短期观察。

第二节　抗　菌　药

汗臭是由于大汗腺分泌的汗液被皮肤表面细菌分解产生了短链脂肪酸和氨而释放出刺激性臭味。外用抗菌药物可以杀灭皮肤、腋窝、足底等处的滋生菌，减少细菌对汗液的分解作用，消除汗臭。同时对皮肤浅表感染、毛囊炎等有治疗作用，有利于皮肤美容。

莫 匹 罗 星

莫匹罗星（百多邦、假单孢菌酸 A，mupirocin）是新近开发、有良好皮肤穿透力、专供外用的广谱抗生素。

【作用与应用】　本品对与皮肤感染有关的各种革兰阳性菌及大多数革兰阴性菌有一定抗菌作用，对葡萄球菌和链球菌高度敏感，对多种耐药菌有效，且与其他抗生素无交叉耐药性。低浓度抑菌，高浓度杀菌。局部外用对各种细菌性皮肤感染、毛囊炎有效。

【不良反应】　用药局部偶有烧灼感、蜇刺感及瘙痒等，一般不需停药。

【用药注意与禁忌】　本品不适于眼内和鼻内使用，误入眼内用水清洗即可。有中度或严重肾功能不全者及孕妇慎用。对莫匹罗星或其他含聚乙二醇软膏过敏者禁用。

硫 酸 新 霉 素

硫酸新霉素（neomycin sulfate）为白色或微黄色粉末，无臭，有吸湿性。极易溶于水，水溶液呈右旋光性。微溶于乙醇、乙醚、丙酮和氯仿。

【作用与应用】　本品为氨基糖苷类抗生素，对大多数革兰阴性菌和部分革兰阳性菌有杀灭作用。由于有严重的肾毒性和耳毒性，不做全身用药。外用可杀灭局部滋生菌，减少细菌对汗液的分解，治疗臭汗症、皮肤或其他部位浅部感染如毛囊炎、痤疮感染。

【不良反应与防治】　外用一般无明显不良反应。

苯 扎 溴 铵

苯扎溴铵（新洁尔灭，benzalkonium bromide）属阳离子表面活性剂。在常温下为淡黄色胶状体，有芳香臭，味极苦。低温下呈蜡状固体。易溶于水和乙醇，不溶于乙醚。水溶液呈碱性，振荡时产生泡沫，化学性质稳定。

【作用与应用】　为广谱杀菌剂。低浓度对革兰阳性菌、革兰阴性菌有杀灭作用，革兰阳性菌对其敏感。对铜绿假单胞菌、结核分枝杆菌、芽孢无效。酊剂的杀菌作用强于水溶液。抗菌机制是通过吸附于菌体表面,将其分子中的疏水基和亲水基分别掺入菌体胞浆膜,使胞浆膜通透性增加,引起菌体内容物大量外漏,细胞外大量低渗液进入菌体细胞内,致使菌体代谢障碍或膨胀溃裂而死亡。

外用其溶液剂,治疗臭汗症,皮肤、黏膜、伤口消毒,手术前洗手、手术器械消毒等。可根据用药部位配制成不同浓度使用。

【不良反应】 毒性低,少数人可发生过敏反应,如接触性皮炎、变态反应性黏膜炎等。

【用药注意】 禁忌与碘、碘化钾、硝酸银、枸橼酸盐、水杨酸盐、酒石酸盐、银盐、过氧化物及钙、镁、铁、锌等金属离子化合物等配伍。阴离子表面活性剂(如肥皂、合成洗涤剂等)和有机物(如血清、脓液等)能降低或使本品失去抗菌作用,故用药前应当用水或低度酒精清洁皮肤、创面,去除脓血,忌用肥皂等。

高 锰 酸 钾

高锰酸钾(potassium permanganate)为黑紫色颗粒或结晶。无臭,味甜而涩。溶于水,溶液呈紫红色,久置变成棕黄色而失效。与有机物、酸或碱接触、加热均能加速其氧化反应。

【作用与应用】 本品为强氧化剂,与有机物接触后发生氧化作用而杀菌。氧化作用后还原成二氧化锰,后者与蛋白质结合形成蛋白盐类复合物,具有收敛作用。低浓度高锰酸钾溶液具有抗菌、收敛、止血、除臭、消毒防腐作用。对多种细菌和真菌均具有杀灭作用。但因其作用易被有机物减弱,故作用浅表而不持久。高浓度有刺激性和腐蚀性。

临床主要用于皮肤、黏膜、腔道、创面消毒,也可用于治疗足臭症。

【不良反应】 高浓度溶液有刺激性和腐蚀性。低浓度溶液反复使用可使局部组织着色及黏膜老化。避免反复连续使用。

【用药注意与禁忌】 临用现配,久置易失效。忌与碘化物、还原剂及大多数有机物配伍。注意勿与甘油、蔗糖等还原性物质研合,会发生爆炸。

第三节 芳 香 剂

芳香剂本身不能消除或减少汗臭的产生,而是通过散发的芳香气味来淡化或掩盖汗臭,减轻汗臭带给人们的不愉快感觉。芳香剂种类繁多,下列芳香剂常用于臭汗症。

薰 衣 草 油

薰衣草油(lavender oil)是从唇形科植物薰衣草的花经蒸馏或溶剂萃取而得。为无色或微黄色液体,味微苦辣。易溶于乙醇。

【作用与应用】 本品具有薰衣草花特有的香气和木香气。作为配制香精的原料被广泛使用。作为芳香矫味剂和着香剂,将本品加入抗臭汗症药粉、外用洗剂、乳剂和软膏中,用于臭汗症,可减轻或消除体臭。

【不良反应】 一般无明显不良反应。个别人可有过敏反应,一旦出现应停止使用。必要时,进行抗过敏治疗。

玫 瑰 油

玫瑰油(rose oil)是玫瑰花经精制而得,为黄绿色或黄红色液体,易溶于乙醇等有机溶剂中。

【作用与应用】 玫瑰油有玫瑰花特有的香味。玫瑰油中含有香茅醇、丁香醇、芳香醇等成分。其中香茅醇具有理气、行血、解郁和调经作用。丁香醇具有抗炎、抗溃疡和镇痛作用。常将本品加入搽剂、洗剂、乳剂及软膏内,配制不同剂型的抗臭汗症制剂,用于治疗臭汗症。也可制成玫瑰油软胶囊,用作保健食品,用于治疗口臭、腋臭和臭汗症。

茉 莉 油

茉莉油(素馨油,jasmine oil)为淡黄色液体。溶于乙醇、乙醚,微溶于水。也用于配制各种抗臭汗症制剂,用于臭汗症的治疗。

小结

臭汗症是由于大、小汗腺分泌的汗液被滋生在皮肤上的细菌分解后产生了异常的臭味。药物祛臭主要通过止汗、抗菌和减臭来实现。止汗药分为全身性止汗药和局部性止汗药。全身性止汗药有阿托品和东莨菪碱等,主要通过阻断胆碱 M 受体,抑制汗腺的分泌。但对腺体的作用选择性低,副作用较多。局部性止汗药主要有乌洛托品、氯化铝、硫酸钾铝、甲醛等,多兼有防腐、灭菌、收敛和祛臭作用。肉毒毒素 A 是通过抑制乙酰胆碱的释放,阻断胆碱 M、N 受体而发挥止汗和去皱作用的,肉毒毒素注射是医学美容常用的抗皱手段之一。抗菌药物莫匹罗星、新霉素、苯扎溴铵、高锰酸钾等通过杀灭皮肤滋生细菌,减少其对汗液的分解起到减轻或消除汗臭的作用。减臭则应通过使用薰衣草油、玫瑰油、茉莉油等芳香剂来实现。

制剂与用法

硫酸阿托品 片剂:0.3 mg,0.3～0.6 mg/次,3 次/日。注射剂:0.5 mg/1 mL,0.5 mg/次,皮下或肌内注射。

氢溴酸东莨菪碱 片剂:0.2 mg。0.2 mg/次,3 次/日。注射剂 0.3 mg/mL、0.5 mg/mL,0.3～0.5 mg/次,皮下注射。

乌洛托品 粉剂:原粉。治疗腋臭时,3～4 g/次,1～2 日 1 次,用毛巾擦干后撒布粉剂,用于摩擦至潮湿后再撒布,而后夹紧 20 min。汗脚,用热水泡脚擦干后,用其饱和溶液涂搽局部,2～4 日 1 次,治愈为止;湿烂型脚癣,先用 0.5%高锰酸钾溶液洗脚 20 min,擦干后涂 40%溶液同时揉擦,3 次/日。水溶液或酊剂:10%～20%。治疗手、足癣、体癣和手足多汗症时,2～3 次/日,外搽,也可经皮肤阳极离子导入,通电时间 20 min。片剂:0.3 g/片。治疗尿路感染时,0.6～0.9 g/次,3～4 次/日,口服。为使尿呈酸性,可在服乌洛托品前 2 h,服氯化铵,1 g/次。

氯化铝 酊剂、溶液剂:6.25%、20%。治疗掌、跖多汗症时,用 20%的酊溶液或溶液剂,临睡前涂于手或足上,盖上一层不透气的塑料薄膜,再戴上手(足)套固定 4～8 h,次晨可洗涤,连用 3～5 夜,以后改为 3～7 天 1 次。治疗腋部多汗症时,用 6.25%的浓度,睡前搽药,干燥后覆盖塑料薄膜并固定好，次晨洗去，连用数日，至局部无汗后，改为1～3次/周。0.1%～0.5%的制剂可供手足癣浸泡和供皮肤湿敷用。

硫酸钾铝 溶液剂：2%、1%、0.5%。治疗多汗症时，用2%的浓度，局部外搽；治疗咽喉炎和口腔炎时，用0.5%或1%的浓度，含漱；配制痱子粉，含本品1%～5%。局部外用。

甲醛 溶液剂：3%～5%、8%、10%。治疗臭汗症时，用3%～5%的浓度，浸泡或涂搽，也可经皮肤阳极离子导入，通电时间20 min。8%的浓度用于治疗寻常疣、掌跖疣和消毒防腐。10%的溶液用于保存尸体和生物标本。

肉毒毒素A 注射用冻干粉剂：100 U/瓶，500 U/瓶。将本品用灭菌生理盐水稀释，生理盐水要缓慢地沿瓶壁注入，防止产生气泡。治疗手部多汗症时，先用龙胆紫均匀地标记出40个注射点，每一个点的间距为1.0 cm，每点注射2～10 U(0.1 mL)。为减少不良反应，每次只注射一只手，间隔3～4周后注射另一只手。治疗腋臭症时，首先通过碘和淀粉试验确定腋窝多汗部位的面积，用龙胆紫液均匀地标出8～10个注射点，每一个点间距为2.5 cm，每一点注射5～25U(0.05 mL)，注射完后，用塑料容器，盖上不透水的布，夹在腋窝部，压紧5～10 min，以防漏液或出血。

莫匹罗星(百多邦) 软膏：2%，5 g/支。局部涂搽患处，3次/日，5天为1个疗程，必要时可重复1个疗程。涂药后可用敷料包扎或敷盖。

硫酸新霉素 溶液剂：0.1%～0.5%。2～3次/日，涂搽患处。软膏剂、乳膏剂：0.5%～2%。2～3次/日，涂搽患处。片剂：每片0.1 g、0.25 g。0.5～1.0 g/次，4次/日；儿童25～50 mg/(kg·d)，分4次口服。

苯扎溴铵 溶液剂：5%、0.1%。0.1%的溶液：用于皮肤、黏膜消毒；用于手术器械消毒时，需先煮沸15 min灭菌，再浸泡于0.1%～0.2%溶液中30 min。0.01%的溶液：用于创面消毒。0.05%～0.1%的溶液：用于手术前洗手，需浸泡5 min。0.0025%的溶液：用于膀胱和尿道灌洗及膀胱保留液。

高锰酸钾 原粉、片剂。临用时制成0.02%的溶液。治疗足臭时，每晚浸泡半小时，连续数周。

复习思考题

1. 臭汗症的治疗药物分类及各类的代表药是什么？
2. 肉毒毒素A在医学美容中的应用和注意事项是什么？

(张 何)

第二十四章　医用美容生物材料

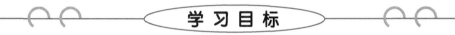

学习目标

1. 掌握硅胶、聚丙烯酰胺水凝胶、胶原、羟基磷灰石、磷酸三钙、珊瑚的应用和不良反应。

2. 了解医用美容生物材料的种类及应具备的性能。

第一节　概　　述

医用美容生物材料（biomedical esthetic materials）是指以美容医疗、修复、矫形为目的，直接和活体组织接触并融为一体，以构建生物形态，恢复生理功能、满足美容临床使用的无生命材料。按材料的组成和性质可分为医用美容高分子材料、医用美容无机非金属材料、医用美容金属生物材料三大类。为克服单一材料的缺点，在医学美容临床应用中，常将两种或两种以上不同材料混合或结合，如无机与有机高分子、无机与金属类物质复合，成为医用美容生物复合材料，可获得更加满意的效果。

由于医用美容生物材料植入人体体内时，在体内复杂的生理环境中，许多因素会影响材料性能，使材料发生老化、降解、裂解、再交联和破坏其稳定等一系列物理和化学的改变。因此，理想的医用美容生物材料应具备如下性能：①生物相容性好；②能与植入床相结合并能制动；③不会导致急、慢性炎症；④不易被吸收，不易产生萎缩、移位；⑤可塑性强，可加工成各种复杂的形状；⑥无"三致"反应（致畸、致癌、致突变），无毒性，安全可靠；⑦理化性质稳定，耐体液腐蚀，耐老化；⑧便于彻底消毒。

第二节　医用美容高分子材料

一、医用美容高分子材料的性能

医用美容高分子材料（biomedical polymeric esthetic materials）是一类应用于医学美容领域，可对机体组织进行修复、替代与再生，具有特殊功能和作用的高分子材料。既可用聚合的方法进行制备，也可来自天然材料，是生物医用材料的重要来源。

目前医用高分子材料按其稳定性分为两种：生物降解型和非降解型。生物降解型材料易降解，在生物环境作用下可发生结构破坏混合性能蜕变，降解产物能通过正常的新陈代谢被机体吸收利用或排出体外；非降解型材料基本无生物活性，在生物环境中能长期保持稳定，不发生降解、交联或物理磨损等。主要用于制作人体软、硬组织修复体、黏结剂等。

二、常用材料

硅　　胶

硅胶(silicone rubber)化学名为聚甲基硅氧烷。按其存在状态分为固体硅胶、液态硅胶、硅凝胶。固体硅胶理化性质及生物性能稳定，具有优良的耐热性和透气性，且耐腐蚀、耐老化，组织相容性好，很少发生排异反应。无毒、无"三致"反应。易加工成形，使用方便，安全可靠。

【作用与应用】　通常选用膜状、海绵状，特别是块状弹性固体硅胶制品。

（1）作为软硬组织凹陷畸形的充填假体　矫正面部凹陷畸形或用于隆鼻、隆颏、隆颧等手术，使雕刻成型。

（2）在用尼龙、聚酯纤维等增强后用作人造皮肤。

（3）乳房假体的硅胶囊和皮肤扩张带囊。

（4）人工腱鞘、神经吻合的外膜、关节头的包膜等。

【不良反应】

1. 免疫性疾病和排异反应　目前对置入硅胶假体是否导致自体免疫性疾病尚存在争议。但在假体使用前应向患者和家属告知发生此类疾病的可能性，详细了解使用者及其家庭成员中有无免疫性疾病发生史或倾向，并做好术后随访记录和观察，一旦出现有关症状及时采取措施。偶有排异反应。

2. 抗张力强度差　易破裂和撕裂，可采用物理方法和化学方法增加材料强度。

3. 假体被动变形影响美观　硅胶假体植入术后在硅胶周围形成假性纤维包囊，该囊早期易于收缩，使植入体被动变形而影响美观。因此在术后需尽量避免撞击等不良刺激，以确保包膜的正常转化。

聚丙烯酰胺水凝胶

聚丙烯酰胺水凝胶(polyacrylamide hydrogel，PAMHG)是一种无色、无味、透明的可注射性凝胶状物。PAMHG属于生物惰性物质，性质稳定，有很好的组织相容性和可靠的安全性。植入人体内不改变植入部位皮肤和相邻组织器官的结构和功能，也不产生明显的纤维包膜。

【作用与应用】　现作为软组织填充剂被严格限制使用。

1. 美化乳房　用本品进行隆乳术，可塑造良好的形态，质地柔软适中手感好。适用于先天性乳房发育不良、哺乳后乳房萎缩、两乳房不对称、乳房良性肿瘤切除术后及其他胶体隆乳术后不满意者。

2. 矫正面部畸形和除皱　本品能机械性填充矫正面部软组织的不对称，矫正鼻、下颌、颧部和耳的畸形，修正欠佳的唇形；也可消除眉间皱纹、颞部鱼尾纹及鼻唇沟皱纹。

3. 消除瘢痕 用于组织缺损严重的凹陷性瘢痕的填充治疗,对萎缩性瘢痕效果尤佳。

4. 性器官的修复 用于男、女性器官的修复和男性阳痿的治疗。

5. 其他作用 治疗声带异常和近视眼,也用于臀部、大腿和小腿的美容。

【不良反应】

本品使用方法不当,可引起血肿、水肿、感染、疼痛,注射不均匀和不对称等。

<h1 style="text-align:center">胶　　原</h1>

胶原(collagen)是一种构成皮肤、韧带、软骨、肌腱等结缔组织或器官的具有生物功能的结构蛋白质,约占人体蛋白质总量的 1/3。医用美容胶原注射剂(medical cosmetic collagen injection,MCCI)是由高纯化的人胶原蛋白制成的同种胶原,异种胶原亦可。可注射胶原均属高纯化的 I 型胶原,具有优良的理化性质、良好的组织相容性、生物可降解性及弱抗原性。

【作用与应用】

1. 面部除皱 皮内注射 MCCI 可消除面部皱纹,尤其是眉间纹、鱼尾纹、额纹、口周纹和鼻唇沟纹等,效果较好。

2. 矫正面部凹陷性畸形 注射 MCCI 可使先天性、创伤或感染等因素引起的面部软组织萎缩和凹陷畸形得以矫正。

3. 矫正面部萎缩性瘢痕 将胶原注射在真皮乳头内,可使凹陷处与正常皮肤齐平,用于治疗痤疮、天花等引起的面部萎缩性瘢痕。

4. 充填骨质缺损畸形 将胶原与羟基磷灰石颗粒混合后使其成形,方便注入操作,减少羟基磷灰石颗粒的扩散和炎症反应。由于胶原具有诱导宿主组织植入人体的作用,故对羟基磷灰石颗粒有良好的固位效果。

5. 作为皮肤替代物 用于研制皮肤替代物的胶原一般以 I 型胶原为主。在人体遭受烧伤或创伤导致皮肤损伤或缺失时,能覆盖、保护创面,促进创面痊愈。

6. 其他作用 用于制作可降解缝线、伤口敷料、骨移植等的替代材料等。还可用于治疗尿失禁、修复声门等。

【不良反应】

注射胶原的吸收率无法预测,因此注射时 100%~200% 的过量矫正,尚需间隔 2~4 周行多次注射治疗,但疗效仍难以持久。胶原注射前需做皮肤过敏试验,阳性者或有胶原性疾病和自身免疫性疾病者禁用。孕妇和婴儿应慎用。

<h1 style="text-align:center">第三节　医用美容无机非金属材料</h1>

医用美容无机非金属材料(biomedical inorganic nonmetallic esthetic materials)是一类化学性质类似于天然人骨,有骨引导作用,能与骨以化学键形式结合的,应用于医学美容领域的无机非金属材料。分为人工材料(如陶瓷类)和天然材料(如珊瑚类)两类。

一、人工材料

人工材料包括陶瓷类和其他类。陶瓷是金属与氧或其他阴离子结合的化合物。在人体内极其稳定,压缩强度高,有良好的生物相容性与亲和性,且耐腐蚀,无毒副作用。陶瓷作为人体植入材料可分为三种。①生物活性陶瓷：如羟基磷灰石，某些含磷、钙和钠的硅基玻璃。②可吸入性陶瓷：主要是磷酸三钙。③非反应性陶瓷：如致密氧化铝、微晶玻璃陶瓷和碳质材料等。其他类有硅酸盐离聚物、生物玻璃、离子骨化水泥和医用碳素材料。

羟基磷灰石

羟基磷灰石（hydroxyapatite，HA）是骨组织中的主要无机成分，临床常用的羟基磷灰石制品生物活性人工骨，是一种新型骨和牙的修复和替换材料。其理化性质与正常骨类似，具有高度的生物相容性和组织亲和力，无毒、无刺激性、无排斥反应、无老化现象，不致敏、致癌。

【作用与应用】

（1）作为人工骨修复不负重部位骨缺损的材料，临床常用于上下颌骨、颧骨、眶弓、眶底的修复，也可用于隆颏、隆颅或隆鼻等。

（2）用于种植填充骨窝洞类缺损。

（3）用于牙体种植和颌骨成形。可制成人工牙根、人工骨或作为纯钛合金等金属表面的涂层材料制成陶瓷涂层金属人工复合种植体，使颌骨成形。

（4）修复眼球摘除或眼内容物剜除术后的眼窝凹陷畸形。

【不良反应】 颗粒状 HA 人工骨不能在手术前根据需要塑性。植入量不当直接影响整形效果。块状 HA 人工骨用于隆鼻存在脆性大、易折断、缺乏韧性。不适用于鼻尖及鼻小柱的整复等。

磷 酸 三 钙

磷酸三钙（tricalcium phosphate，TCP）是一类通过烧成或熔融的高温处理方法制成的生物活性材料。内有许多微孔结构，有利于新生的骨组织长入。本品可在体内慢慢降解，最终被机体完全吸收，并被正常骨组织所取代。作为骨缺损部位的支架，留待组织长入并被取代。在牙槽窝内植入 TCP 能有效防止牙槽骨萎缩，有助于义齿修复。本品可与人体组织完全亲和。无毒副作用，不引起炎症反应及排斥反应。

二、天然材料

珊 瑚

珊瑚（coral）主要产于南、北纬之间温暖的海洋地区。珊瑚虫从海水里获取钙和其他矿物质来建造供自身栖息的外骨骼。外骨骼有多种形态并有特殊的微孔道结构，在化学成分和形态结构上类似无机骨。

经过处理的珊瑚人工骨保留了珊瑚骨的微孔道结构，具有良好的骨传导作用、生物相容性和生物降解性。

【作用与应用】 珊瑚人工骨质地较脆，适用于不直接承受较大外力的骨缺损的修复。对于需支撑较大外力的骨缺失，应与其他材料合用以提高强度。还可用于颌面整形、正颌截骨术后间隙的充填、骨腔充填、骨折愈合不良的连接等。如创伤后颅骨畸形患者，将珊瑚植入颅区，重建前颅窝，同时可消除颅骨钻孔缺失，获得较好的美容效果。

【不良反应】 珊瑚人工骨力学性质较脆，存在不能承受重力支撑的不足。临床上偶有植入体断裂移位、外露及并发感染现象发生。颏成形术中还可出现唇颏部不同程度的麻木,但症状可自行缓解,通常在半年内逐渐消失。

第四节　医用美容金属材料

镍 钛 合 金

镍钛合金是一种形状记忆合金,形状记忆合金是能将自身的塑性变形在某一特定温度下自动恢复为原始形状的特种合金。它的伸缩率在 20% 以上,疲劳寿命达 1×10^7,阻尼特性比普通的弹簧高 10 倍,其耐腐蚀性优于目前最好的医用不锈钢,因此可以满足各类医学的应用需求,是一种非常优秀的功能材料。镍钛合金除具有独特的形状记忆功能外,还具有耐磨损、抗腐蚀、高阻尼和超弹性等优异特点。

临床上常用于患者牙列的早期排齐整平。由于镍钛合金的超弹性、形状记忆性能以及较低的应力-应变曲线,患者的不适感会大大减低。

小结

医用美容生物材料直接和活体组织接触并融为一体,以构建生物形态、恢复生理功能、满足美容临床使用的无生命材料。按材料的组成和性质可分为医用美容高分子材料(硅胶、聚丙烯酰胺水凝胶、胶原等)、医用美容无机非金属材料(羟基磷灰石、磷酸三钙、碳素陶瓷、珊瑚等)、医用美容金属生物材料(镍钛合金等)三大类。常将两种或两种以上不同材料混合或结合,如无机与有机、无机与有机高分子、无机与金属类物质复合,成为医用美容生物复合材料,以获得更加满意的效果。

复习思考题

常用医用美容生物材料的应用以及不良反应有哪些?

（张戟风）

第二十五章 抗微生物药

学习目标

1. 掌握常用术语、各类抗菌药的分类及其代表药的抗菌谱、作用机制、适应证、不良反应、耐药性和用药注意事项。能合理、有效地选择抗菌药物，分析药物之间的相互作用，观察药物使用过程中出现的不良反应，并能采取防治措施。

2. 熟悉半合成青霉素、乙酰螺旋霉素、罗红霉素、阿奇霉素、林可霉素、氯林可霉素、庆大霉素、阿米卡星、妥布霉素、奈替米星、大观霉素的作用特点及应用，学会观察药物使用过程中出现的不良反应，并能采取防治措施。

3. 了解消毒防腐药的配制、临床应用，在美容工作过程中能根据不同要求选择合适的消毒防腐药。

第一节 抗微生物药概论

抗微生物药是一类能抑制或杀灭病原微生物，用于病原微生物所致感染性疾病治疗的药物，主要包括抗菌药、抗真菌药及抗病毒药。化学治疗是指对病原微生物、寄生虫及恶性肿瘤细胞所致疾病用化学药物进行的治疗，简称化疗。抗微生物药、抗寄生虫药和抗恶性肿瘤药统称为化学治疗药物，简称化疗药。使用抗菌药物时，必须注意机体、药物和病原体三者间的相互关系(图 25-1)。理想的抗菌药应对病原体有高度的选择性，不易产生耐药性，对机体无毒或低毒。

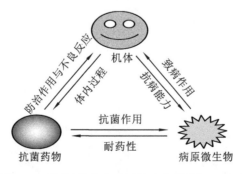

图 25-1 机体、药物和病原体三者间的相互关系

一、抗菌药物的常用术语

抗菌药（antibacterial drugs） 能抑制或杀灭细菌，用于防治细菌感染性疾病的药物。抗菌药包括抗生素和人工合成抗菌药。

抗生素（antibiotics） 某些微生物（细菌、真菌、放线菌属等）产生的能抑制或杀灭其他病原微生物的化学物质，分为天然抗生素和人工半合成抗生素两类。

人工合成抗菌药（synthetic antimicrobials） 人工全合成、能抑制或杀灭病原微生物的化学物质。

抗菌谱 抗菌药物的抗菌范围。①窄谱抗菌药：仅对单一菌种或菌属有抗菌作用，如异烟肼仅对结核分枝杆菌有作用。②广谱抗菌药：对多种致病菌有抑制或杀灭作用。如，四环素类、氯霉素等。

抗菌活性 抗菌药抑制或杀灭病原菌的能力。经体外培养试验，能抑制培养基中细菌生长的最低浓度，称为最低抑菌浓度（MIC），能杀灭培养基中细菌的最低浓度称为最低杀菌浓度（MBC）。MIC 和 MBC 对临床用药具有指导作用。

抗菌后效应（post-antibiotic effect，PAE） 细菌与抗菌药短暂接触后，当药物浓度下降低于 MIC 或消失后，细菌生长仍受到持久抑制的效应。PAE 是评价抗菌药物活性的重要指标之一，PAE 较长的药物，给药间隔时间可适当延长，而疗效不减。

耐药性 长期应用化疗药物后，病原体（微生物、寄生虫、肿瘤细胞）对化疗药物的敏感性下降甚至消失，又称抗药性。

二、抗菌药物的作用机制

抗微生物药的作用机制主要通过干扰病原微生物的生化代谢过程，影响其结构与功能，而呈现抑菌或杀菌作用（图 25-2）。

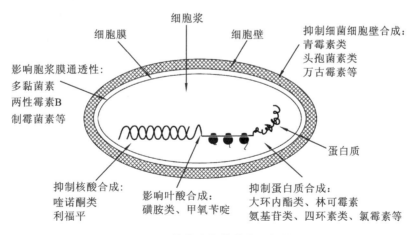

图 25-2 抗微生物药的作用机制

1. 抑制细菌细胞壁的合成 青霉素类、头孢菌素类、万古霉素等通过抑制转肽酶，干扰病原菌细胞壁黏肽的合成，使新生细胞壁缺损，在自溶酶的影响下，导致菌体肿胀、破裂、溶解而死亡。

2. 影响胞浆膜通透性 多黏菌素、两性霉素 B 等能选择性地与病原体胞浆膜中磷脂或固醇类物质结合，增加胞浆膜的通透性，使菌体内蛋白质、核苷酸、氨基酸等重要营养成分外漏,导致病原体死亡。

3. 抑制蛋白质合成 大环内酯类、氨基糖苷类、四环素类、氯霉素、林可霉素类等通过作用于病原体的核糖体,抑制菌体蛋白质合成的不同环节而呈现抑菌或杀菌作用。

4. 影响细菌核酸和叶酸代谢 磺胺类、甲氧苄啶分别通过抑制病原体叶酸代谢过程中二氢叶酸合成酶和二氢叶酸还原酶,从而影响四氢叶酸形成,进而导致核酸合成受阻。喹诺酮类抑制 DNA 回旋酶,阻碍细菌 DNA 复制;利福平抑制 DNA 依赖性 RNA 多聚酶,阻碍 mRNA 合成,从而产生杀菌作用。

三、细菌产生耐药性的机制

细菌产生耐药性的机制主要有以下几种。

1. 产生灭活酶

(1) β-内酰胺酶(水解酶) 可水解青霉素类和头孢菌素类药物分子结构中的 β-内酰胺环,使其断裂而丧失抗菌作用。

(2) 氨基糖苷类抗生素钝化酶(合成酶) 如乙酰转移酶、磷酸转移酶及核苷转移酶等,可改变氨基糖苷类的分子结构而使其失去抗菌作用。

2. 改变药物作用的靶位蛋白 耐药的细菌可改变靶蛋白结构使药物不能与靶蛋白结合,如细菌对利福霉素的耐药;增加靶蛋白的数量,如金葡菌对甲氧西林耐药;生成新的对抗生素亲和力低的耐药靶蛋白,如甲氧西林耐药金葡菌对 β-内酰胺类抗生素产生的耐药。

3. 降低细胞膜的通透性 铜绿假单胞菌的某些菌株失去其外膜上的特异通道-孔蛋白 OprD 后导致对亚胺培南的耐药。

4. 改变代谢途径 如耐药菌对磺胺药的耐药,通过产生大量的对氨苯甲酸(PABA),或直接利用叶酸生成二氢叶酸。

5. 增强药物主动外排 在细菌的胞浆膜上存在药物主动外排系统(由转运分子、外膜蛋白和附加蛋白组成),三种蛋白的联合作用将药物泵出细菌体。细菌可通过此组跨膜蛋白主动外排药物,从而形成低水平非特异性、多重性耐药。如大肠埃希菌、金黄色葡萄球菌、铜绿假单胞菌等。

第二节 抗 生 素

一、β-内酰胺类

β-内酰胺类抗生素是一类在化学结构中含有 β-内酰胺环结构的抗生素(图 25-3),包括青霉素类、头孢菌素类及其他 β-内酰胺类。

(一) 天然青霉素

青霉素 G(penicillin G,benzylpenicillin 苄青霉素)

青霉素为世界上第一个使用的抗生素,是天然青霉素的代表药。因其抗菌作用强、低毒、价廉等优点,故常用。临床上多用其钠盐或钾盐,干燥粉末在室温下稳定,但水溶液极不稳

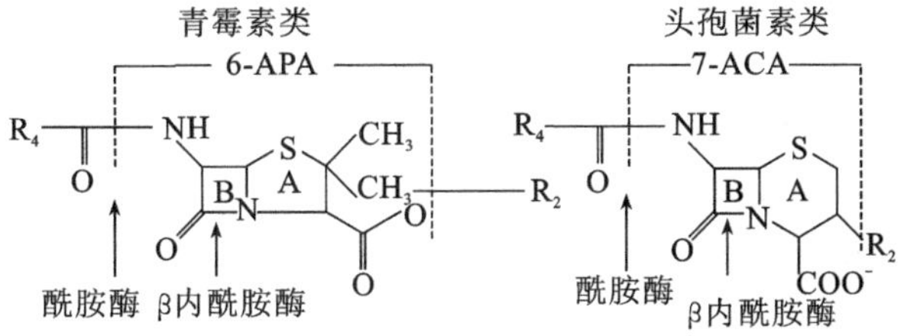

图 25-3　青霉素类与头孢菌素类的基本化学结构

定,易被酸、碱、醇、金属离子等分解破坏,且不耐热,在室温中放置 24 h,大部分降解失效,并产生具有抗原性的致敏物质,故临床上应用必须用前配制。

【体内过程】　不耐酸,口服迅速被胃酸及消化酶破坏而失效,故须肌注或静滴。肌注吸收快且完全,30 min 内血药浓度达高峰,半衰期为 0.5～1 h,有效血药浓度维持 4～6 h。体内分布广泛,在脑膜炎时,较易进入脑脊液,可达有效浓度。主要以原形经肾小管分泌排出(90%),丙磺舒可与其竞争分泌,使青霉素 G 的作用时间延长。

【作用】　抗菌作用强,繁殖期杀菌剂,低浓度抑菌,高浓度杀菌。但抗菌谱比较窄,其特点是对 G^+ 菌作用强,对大多数 G^- 杆菌、真菌、原虫、立克次体、病毒等无效。高度敏感菌包括如下几种。①G^+ 球菌:溶血性链球菌、肺炎球菌、敏感的葡萄球菌(除金葡菌以外)等。②G^+ 杆菌:白喉杆菌、破伤风杆菌、产气荚膜菌及炭疽杆菌等。③G^- 球菌:脑膜炎奈瑟菌及淋病奈瑟菌(不耐药的)。④螺旋体:梅毒、钩端螺旋体、回归热螺旋体等。⑤放线菌。

抗菌机制:青霉素 G 结构中 β-内酰胺环与敏感菌胞浆膜上青霉素结合蛋白(PBPs)结合,抑制转肽酶的转肽作用,干扰细胞壁黏肽合成,造成细胞壁缺损,导致菌体膨胀、破裂而死亡。

【应用】　为治疗敏感的 G^+ 球菌和杆菌、G^- 球菌及螺旋体所致感染的首选药。①G^+ 球菌感染:溶血性链球菌引起的蜂窝织炎、丹毒、猩红热、咽炎、扁桃体炎、心内膜炎等;肺炎链球菌引起的大叶性肺炎、脓胸、支气管肺炎等;草绿色链球菌引起的心内膜炎,常需大剂量静滴才能有效。②G^+ 杆菌感染:治疗破伤风、白喉、气性坏疽等,必须配合相应的抗毒素血清使用。③G^- 球菌感染:脑膜炎奈瑟菌引起的流行性脑脊髓膜炎,青霉素 G 和磺胺嘧啶为并列首选药;淋病奈瑟菌所致的生殖道淋病(不耐药者)。④螺旋体感染:治疗梅毒的首选药,钩端螺旋体病、回归热等应早期、大剂量使用。⑤放线菌感染:宜大剂量、长疗程用药。

【不良反应】

1. 变态反应(过敏反应)　为最常见的不良反应,发生率为 1%～10%。表现为药热、皮疹和血清病性反应,停药后可自行消失,严重者可出现过敏性休克,若抢救不及时,患者可因呼吸困难、循环衰竭而致死,发生率占用药人数的(0.4～1.0)/10000,死亡率约为 0.1/10000。过敏性休克的防治措施:①仔细询问过敏史,对青霉素过敏者禁用;②初次使用、用药间隔 3 天以上或更换批号者必须做皮试,反应阳性者禁用;③注射液需现配现用,即时用完;④避免局部用药或在饥饿情况下注射;⑤每次用药后需观察 30 min,无反应者方可离去;⑥做好抢救准备,不在没有急救药物和抢救设备的条件下使用;⑦一旦发生过敏性休克,应立即皮下或肌注 0.1% 肾上腺素 0.5～1 mL,严重者可稀释后缓慢静注或静滴,必要时加入糖皮质激素和抗组胺药,并配合其他抢救措施。

2. 赫氏反应　应用青霉素 G 治疗梅毒、钩端螺旋体、鼠咬热或炭疽等感染时,可有症状加剧现象,表现为全身不适、寒战、发热、咽痛、肌痛、心跳加快等症状,是大量病原体被杀死后释放的物质所致。

3. 其他不良反应　肌注青霉素可产生局部疼痛,红肿或硬结。静滴剂量过大(2000万~2500万U/日)可引起抽搐、昏迷等神经系统反应(青霉素脑病),大剂量青霉素钾盐静滴时可出现高钾血症,甚至心律失常,故不可快速静滴。

禁用于对本品或头孢菌素类过敏者及哺乳期妇女,慎用于妊娠期妇女、哮喘、肝肾功能不良、重症肌无力、癫痫病患者及新生儿。

（二）半合成青霉素

为了弥补天然青霉素抗菌谱窄、不耐酸、不耐酶又易水解的缺点,在其母核 6-APA 上引入不同侧链而分别得到具有耐酸、耐酶、广谱、抗铜绿假单胞菌、抗 G^- 菌等不同特性的半合成青霉素,其抗菌机制、不良反应同青霉素,且存在交叉过敏反应,故使用前需用青霉素或拟用药物做皮试。

苯唑西林(oxacillin,新青霉素Ⅱ)、氯唑西林(cloxacillin)

苯唑西林和氯唑西林为耐酶耐酸青霉素。其抗菌特点:①耐酸、耐酶,可口服,对葡萄球菌产生的青霉素酶稳定;②抗菌谱同天然青霉素,但抗菌活性不及青霉素。主要用于对青霉素耐药的金黄色葡萄球菌感染。

本类药物供口服和注射的还有萘夫西林(nafcillin,新青青霉素Ⅲ)、双氯西林(dicloxacillin)、氟氯西林(flucloxacillin)。

氨苄西林(ampicillin)、阿莫西林(amoxicillin,羟氨苄青霉素)

氨苄西林和阿莫西林为广谱青霉素。其抗菌特点:①耐酸可口服,但不耐酶,对产酶的金葡菌无效。②广谱:对 G^+ 菌和 G^- 菌均有杀灭作用,对 G^- 杆菌作用强,对 G^+ 菌作用不及青霉素 G,对肠球菌作用优于青霉素 G,但对铜绿假单胞菌无效。主要用于各种敏感菌所致的全身感染。氨苄西林主要用于敏感菌所致的呼吸道、伤寒、副伤寒、尿路、胆道、肠道感染以及脑膜炎、心内膜炎等。阿莫西林适应证同氨苄西林,但对慢性支气管炎疗效优于氨苄西林,因对幽门螺杆菌杀灭作用比氨苄西林强,还可用于消化性溃疡的治疗。

本类药物供口服和注射的还有海他西林(hetacillin,缩酮青霉素)、美坦西林(metampicillin)。供口服的还有酞氨西林(talampicillin)、匹氨西林(pivampicillin,吡氨青霉素)和巴氨西林(bacamcillin)等。

羧苄西林(carbenicillin)、哌拉西林(piperacillin)

羧苄西林和哌拉西林为抗铜绿假单胞菌青霉素。其抗菌特点:①广谱:对 G^+ 菌、G^- 菌厌氧菌均有良好的杀菌作用,对 G^- 菌作用强,尤其对铜绿假单胞菌作用突出。②不耐酸,不耐酶,需注射给药。③与氨基糖苷类抗生素合用有协同作用,但不宜混合注射。用于铜绿假单胞菌感染及其他 G^- 菌引起的严重感染。

本类药物供注射的还有磺苄西林(sulbenicillin)、呋苄西林(furbenicillin)、替卡西林(ticarcillin,羧噻吩青霉素)以及阿洛西林(azlocillin)和美洛西林(mezlocillin)、阿帕西林(apalcillin)。

美西林(mecillinam)、替莫西林(temocillin)

美西林和替莫西林为抗 G^- 杆菌青霉素。其抗菌特点:对 G^- 菌作用强,对 G^+ 菌作用弱,对铜绿假单胞菌无效。主要用于 G⁻ 杆菌所致的泌尿生殖系统感染、伤寒及胆道感染等。

匹美西林(pivmecillinam),可口服,它在体内水解为美西林发挥作用。

(三)头孢菌素类(先锋霉素类)

头孢菌类药物结构中含有与青霉素相同的 β-内酰胺环(表 25-1),抗菌机制与青霉素相似,具有抗菌广、杀菌力强、对胃酸稳定及对 β-内酰胺酶有不同程度的稳定性、过敏反应少等优点。本类药物多数不耐酸,需注射给药,少数药物如头孢氨苄、头孢拉定、头孢呋辛酯、头孢克洛、头孢克肟等口服有效。

1. 药物分类、作用特点及临床应用 根据抗菌谱、作用强度、对 β-内酰胺酶的稳定性及对肾脏毒性将头孢菌素分为四代(表 25-1)。

表 25-1 常用头孢菌素药物分类、作用特点及临床应用

分类及常用药物	作用特点	临床应用
第一代 头孢氨苄(cefalexin) 头孢唑啉(cefazolin) 头孢拉定(cefradine)	①对 G⁺ 菌抗菌作用较二、三代强,但对 G⁻ 菌的作用弱,对铜绿假单胞菌无效;②对青霉素酶稳定,但可被 G⁻ 菌 β-内酰胺酶破坏;③肾毒性,头孢氨苄较重,头孢拉定较轻	主要用于耐药金黄色葡萄球菌及其他敏感菌所致的呼吸道、尿路、败血症、皮肤及软组织等感染
第二代 头孢呋辛(cefuroxime) 头孢克洛(cefaclor)	①对 G⁺ 菌抗菌作用较逊于第一代,对 G⁻ 菌作用明显,对部分厌氧菌有效,对铜绿假单胞菌无效;②对多种 β-内酰胺酶比较稳定;③肾毒性较小;④体内分布广,头孢呋辛可进入脑脊液	主要用于大肠埃希菌、克雷伯菌、吲哚变形杆菌所致的肺炎、胆道感染、败血症、腹膜炎和盆腔感染等头孢克洛与氨基糖苷类合用可有效治疗流感嗜血杆菌引起的脑膜炎。头孢呋辛也可用于脑膜炎和尿路感染
第三代 头孢噻肟(cefotaxime) 头孢曲松(ceftriaxone,菌必治) 头孢他定(ceftazidime,复达欣) 头孢哌酮(cefoperazone)	①对 G⁺ 菌抗菌作用弱,对 G⁻ 菌的作用更强,对厌氧菌、铜绿假单胞菌作用较强;②对各种 β-内酰胺酶稳定;③基本无肾毒性;④体内分布广,组织穿透力强。头孢哌酮、头孢曲松、头孢他定在胆汁中分布浓度高,后两者可进入脑脊液	主要用于治疗尿路感染以及败血症、脑膜炎、肺炎等严重感染。抗铜绿假单胞菌宜选用头孢他定、头孢哌酮,但后者单用易致耐药性,常与氨基糖苷类合用。新生儿脑膜炎和肠杆菌所致的成人脑膜炎需选用头孢曲松、头孢他定
第四代 头孢匹罗(cefpirome) 头孢吡肟(cefepime) 头孢利定(cefolidin)	①对 G⁺、G⁻ 菌均有高效作用;②对各种 β-内酰胺酶高度稳定;③无肾毒性	主要用于治疗对第三代头孢菌素耐药的细菌感染

2. 不良反应 常见过敏反应,多为皮疹、荨麻疹等,过敏性休克罕见,但与青霉素有交叉过敏现象,青霉素过敏者 5%～10% 对头孢菌素类药物过敏。口服给药可发生胃肠道反应,静脉给药可发生静脉炎。第一代头孢菌素大剂量使用时可出现肾脏毒性,应注意避免与氨基糖苷类抗生素和强效利尿剂合用,以免使肾毒性增强。第三、四代头孢菌素类药物偶见二重感染。久用可抑制维生素 K 合成而引起出血,用药期间应观察患者有无出血倾向,必要时酌情补充维生素 K。不宜与抗凝血药合用。

（四）其他β-内酰胺类

本类抗生素的化学结构中虽有β-内酰胺环,但无青霉素类与头孢菌素类的基本结构。

亚胺培南(imipenem)、美罗培南(meropenem)

亚胺培南和美罗培南为碳青霉烯类。其抗菌特点:①抗菌谱广,对 G^+ 菌和 G^- 菌有效,对厌氧菌有强效(亚胺培南作用最强);②不仅对β-内酰胺酶高度稳定,且有抑酶作用;③亚胺培南易被肾脱氢肽酶降解,临床上所用的制剂是与此酶特异性抑制剂西司他丁等量配比的复方注射剂,称为泰能(tienam)。临床上主要用于 G^+ 、G^- 菌及厌氧菌所致的各种严重感染。

头孢西丁(cefoxitin)、头孢美唑(cefmetazole)

头孢西丁和头孢美唑为头霉素类。其抗菌特点:①抗菌谱广,对 G^- 杆菌作用强,对厌氧菌高效,与第二代头孢菌素相似;②对β-内酰胺酶高度稳定。主要用于治疗 G^- 杆菌包括需氧和厌氧菌引起的盆腔、腹腔及妇科的混合感染。

拉氧头孢(latamoxef)

拉氧头孢为氧头孢烯类。其抗菌特点:①抗菌谱、抗菌活性与第三代头孢菌素相似;②对β-内酰胺酶高度稳定,脑脊液含量高,作用维持时间长。主要用于治疗尿路、呼吸道、妇科、胆道感染及脑膜炎、败血症。因可影响凝血功能而致出血,重者可致死,限制了其在临床上的应用。

氨曲南(aztreonam)

氨曲南为单环β-内酰胺类。其抗菌作用特点:①对 G^- 杆菌高度敏感,对 G^+ 球菌、厌氧菌作用弱;②对β-内酰胺酶高度稳定。主要用于大肠埃希菌、沙门菌属、克雷伯菌和铜绿假单胞菌等所致的下呼吸道、尿路、软组织感染及脑膜炎、败血症的治疗。

克拉维酸(clavulanic acid)、舒巴坦(sulbactam)、他唑巴坦(tazobactam)

克拉维酸、舒巴坦和他唑巴坦为β-内酰胺酶抑制剂。本身无或有微弱的抗菌活性,但能抑制β-内酰胺酶,与β-内酰胺类抗生素合用或组成复方制剂使用,可扩大其抗菌谱,增强抗菌作用。主要用于 G^- 杆菌、耐药金葡萄和厌氧菌所致的严重感染(表 25-2)。

表 25-2 β-内酰胺酶抑制剂的复方制剂

复方制剂	组 成	给药途径
优立新	氨苄西林:舒巴坦=2:1	肌内、静脉注射
奥格门汀	阿莫西林:克拉维酸=2:1	口服
他唑星	哌拉西林:他唑巴坦=4:1或8:1	静脉注射
替门汀,特美汀	替卡西林:克拉维酸=15:1或30:1	肌内、静脉注射
舒普深	头孢哌酮:舒巴坦=1:1	肌内、静脉注射
新治菌	头孢噻肟:舒巴坦=2:1	肌内、静脉注射

（五）大环内酯类

大环内酯类是一类含有大内酯环结构的抗生素,以红霉素、罗红霉素、克拉霉素及阿齐霉素为代表。红霉素为20世纪50年代发现的第一代大环内酯类药物,后因抗菌谱窄、不良反应大、耐药性等问题,70年代起陆续发展了第二代半合成大环内酯类,最具代表性的是克拉霉素和阿齐霉素。作用机制是与细菌核糖体50S亚基结合,抑制蛋白质合成,属快速抑菌药。该类药物由于结构相似,细菌对各药间存在不完全交叉耐药性,但与其他抗菌药物无交叉耐药性。

红霉素(erythromycin)

【体内过程】 红霉素为碱性抗生素,不耐酸,碱性环境中抗菌活性增强。口服宜用肠溶片或酯化物(如琥乙红霉素、依托红霉素等),体内分布广,尤以胆汁中浓度高,但不易透过血脑屏障。主要经肝脏代谢,胆汁排泄,肝功能不全者药物排泄速度减慢。

【作用与应用】 抗菌谱与青霉素G相似,但抗菌强度不及青霉素G。①G$^+$菌:对金葡菌(包括耐药菌)、表皮葡萄球菌、链球菌、肺炎球菌、白喉杆菌、梭状芽孢杆菌等抗菌作用强。②部分G$^-$菌:对脑膜炎奈瑟菌、淋病奈瑟菌、流感杆菌、百日咳杆菌、布鲁斯菌、军团菌及弯曲杆菌高度敏感。③多种厌氧菌(除脆弱类杆菌及梭杆菌外):具有相当的抗菌活性。④其他:对螺旋体、肺炎支原体、立克次体、衣原体也有抑制作用。细菌对红霉素易产生耐药性,停药可恢复。

临床上主要用于:①轻、中度耐药金葡菌感染以及对青霉素过敏患者。②作为首选药用于治疗军团菌病、支原体肺炎、弯曲杆菌所致感染、沙眼衣原体致婴儿肺炎和结肠炎、白喉带菌者。

【不良反应】

1. 刺激症状 刺激性大,口服可引起消化道反应,如恶心、呕吐、上腹部不适及腹泻等;静脉给药可引起血栓性静脉炎。

2. 肝损害 红霉素酯化物引起肝损害,出现转氨酶升高、肝肿大及胆汁淤积性黄疸等,及时停药可恢复。

【药物相互作用】

不宜与青霉素合用,以防产生拮抗作用;也不宜与四环素类药物合用,防止加重肝损害。治疗泌尿道感染时合用碳酸氢钠增强疗效,不宜与酸性药物配伍。

阿奇霉素(azithromycin)

【体内过程】 口服后迅速吸收,生物利用度为37%。体内分布广泛,在组织内浓度可达同期血药浓度的10～100倍,半衰期长达35～48 h,每日仅需给药一次,给药量的50%以上以原形经胆道排出。

【作用与应用】 抗菌谱比红霉素广,对G$^-$菌作用明显强于红霉素,对某些细菌表现为快速杀菌作用,而其他大环内酯类为抑菌剂。本品对于耐红霉素的G$^+$菌,包括粪链球菌(肠球菌)以及耐甲氧西林的多种葡萄球菌菌株呈现交叉耐药性。主要用于呼吸、泌尿道、皮肤软组织感染及性传播性疾病的治疗。

【不良反应】 服药后可出现腹痛、腹泻、上腹部不适、恶心、呕吐等胃肠道反应,其发生率明显较红霉素低。偶可出现轻至中度腹胀、头昏、头痛及发热、皮疹、关节痛等过敏反应。少数患者可出现一过性中性粒细胞减少、血清氨基转移酶升高。

罗红霉素(roxithromycin)

罗红霉素抗菌谱与红霉素相似,对酸稳定,空腹服用吸收良好,抗菌活性与红霉素相似,半衰期长达 8.4～15.5 h,每日口服 1～2 次即可,肝肾功能不全者半衰期延长。主要用于敏感菌所致的呼吸道、泌尿道、皮肤及软组织、耳鼻咽喉等部位感染。不良反应轻,主要以胃肠道反应为主。

克拉霉素(clarithromycin)

克拉霉素抗菌活性强于红霉素,对酸稳定,口服吸收迅速、完全,且不受进食影响,分布广泛且组织中的浓度明显高于血中浓度,不良反应发生率较红霉素低。但首关消除明显,生物利用度仅为 55%。主要用于呼吸、泌尿道、皮肤软组织感染及幽门螺杆菌引起的消化性溃疡。

（六）林可霉素类

林可霉素(lincomycin,洁霉素)、克林霉素(clindamycin,氯洁霉素)

【体内过程】 林可霉素空腹口服时仅 20%～30% 被吸收,分布广,尤以骨组织中药物浓度最高。可透过胎盘,主要经肝代谢,肾排泄,也可经乳汁分泌排泄。

【作用与应用】 抗菌谱与红霉素相似而较窄,通过抑制蛋白质合成而呈现抑菌作用。为窄谱抑菌药。抗菌作用特点:①对多数 G^+ 菌作用强,如耐青霉素的金葡菌、化脓性链球菌、肺炎球菌及厌氧菌均有良好的抗菌效果;②对多数 G^- 菌作用弱或无效。对于普通感染,一般不作为一线药物。主要用于金葡菌所致的急、慢性骨髓炎(首选药);也可用于厌氧菌引起的腹膜炎和盆腔感染。

克林霉素吸收、抗菌活性、毒性、临床疗效均优于林可霉素。细菌对两药间存在完全交叉耐药性。

【不良反应】 口服或注射均可发生胃肠道反应,症状为恶心、呕吐、食欲不振、胃部不适和腹泻,严重时可致伪膜性肠炎,甚至致死,可用万古霉素和甲硝唑治疗;具有神经肌肉阻滞作用,避免与氨基糖苷类抗生素合用,与麻醉药、肌松药合用时应注意调整剂量;偶见皮疹、骨髓抑制及肝损害等。

禁用于对本类药物过敏者及一岁龄以下的新生儿。肝功能不全、孕妇及哺乳期妇女慎用。

（七）万古霉素类

万古霉素(vancomycin)、去甲万古霉素(norvancomycin)、替考拉宁(teicoplanin)

【作用与应用】 抗菌谱窄,主要通过阻碍细胞壁合成,对 G^+ 菌呈现强大杀菌作用,尤其对耐青霉素的金葡菌作用显著。仅用于严重的 G^+ 菌感染,特别是耐甲氧西林(MRSA)和耐甲氧西林表葡萄球菌(MRSE)和肠球菌属所致感染,如败血症、心内膜炎、骨髓炎、呼吸道感染等,口服给药用于治疗伪膜性结肠炎和消化道感染。

【不良反应】 主要是耳、肾毒性,万古霉素和去甲万古霉素毒性较大,替考拉宁较小,偶可致过敏反应;静脉给药,不宜浓度过高,滴注速度也不宜过快,以免出现"红人综合征",表现为极度皮肤潮红、红斑、荨麻疹、心动过速和低血压等特征性症状,并严防药液外漏,产生静脉炎及组织坏死。

禁用于肾功能不全者、新生儿及老年人。

(八)氨基糖苷类

本类药物为碱性化合物,由微生物产生或经半合成制得,因其分子结构中均含有氨基糖分子和苷元而得名。临床常用药物有阿米卡星、庆大霉素、链霉素、妥布霉素、奈替霉素、大观霉素等。因化学结构相似,故具有以下共同特点。

1. 药动学 口服不易吸收,仅用作肠道感染,全身感染需注射给药,肌注吸收迅速而完全。主要分布在细胞外液,肾皮质及内耳淋巴液中,在淋巴液中的浓度高于血药浓度,不易透过血脑屏障,但可透过胎盘屏障,孕妇慎用。约90%以原形经肾排泄。

2. 抗菌作用 对 G^- 杆菌有强大的抗菌作用,铜绿假单胞菌对庆大霉素、阿米卡星、妥布霉素敏感;对 G^- 球菌(淋病奈瑟菌、脑膜炎奈瑟菌等)作用弱;对 G^+ 菌也有一定作用;对厌氧菌无效;结核杆菌对链霉素、阿米卡星敏感。

3. 抗菌机制及耐药性 对细菌蛋白质合成的多个环节有抑制作用,为静止期杀菌剂。具有明显的抗生素后效应。本类药物之间存在交叉耐药性。

4. 不良反应

(1)耳毒性 对前庭神经和耳蜗神经有损伤。前庭神经功能损伤表现为头昏、视力减退、眼球震颤、眩晕、恶心、呕吐和共济失调,发生率依次为新霉素>卡那霉素>链霉素>西索米星>阿米卡星≥庆大霉素≥妥布霉素>奈替米星;耳蜗听神经功能损伤表现为耳鸣、听力减退和永久性耳聋,发生率依次为新霉素>卡那霉素>阿米卡星>西索米星>庆大霉素>妥布霉素>奈替米星>链霉素,妥布霉素和奈替米星相对较低。

(2)肾毒性 连续应用几天以上,约8%的人会发生不同程度可逆性肾毒性,表现为蛋白尿、血尿、肾小球滤过率减少,严重者可致氮质血症及无尿。发生率依次为:新霉素>卡那霉素>庆大霉素>妥布霉素>阿米卡星>奈替米星>链霉素。

(3)神经肌肉麻痹 大剂量静滴或腹腔内给药,可出现心肌抑制、血压下降、四肢无力和呼吸衰竭。一旦出现,可用钙剂和新斯的明抢救。

(4)过敏反应 引起各种皮疹、发热、血管神经性水肿、口周发麻等。链霉素可引起过敏性休克,其发生率仅次于青霉素,死亡率较高。

链霉素(streptomycin)

链霉素是 1944 年从链霉菌培养液中分离并获得的最早用于临床的氨基糖苷类药物,也是第一个用于临床的抗结核药。

【作用及应用】 对结核杆菌作用强大,对铜绿假单胞菌无效,对土拉菌和鼠疫有特效。因其毒性及耐药性问题,临床应用范围已逐渐缩小。主要用于以下几个方面:①治疗兔热病和鼠疫(首选药),后者常与四环素联合应用;②抗结核治疗(一线药物),应与其他抗结核药联合应用;③可与青霉素合用治疗细菌性心内膜炎,但常被庆大霉素替代。

【不良反应】 不良反应多且重,最易引起过敏反应,可致过敏性休克,一旦有过敏性休克症状出现时,除按抢救青霉素过敏性休克处理外,需静注钙剂;耳毒性常见(前庭损害为主);其次为神经肌肉麻痹;肾毒性较其他氨基糖苷类抗生素轻。

庆大霉素(gentamycin)

庆大霉素抗菌谱广,对各种 G^+ 和 G^- 菌均有良好的抗菌作用,特别是对 G^- 杆菌包括铜绿假单胞菌作用强,对金葡菌有效,对结核杆菌无效。临床主要用于以下几个方面:①G^- 杆菌感染所致的肺炎、脑膜炎、骨髓炎、心内膜炎及败血症等;②铜绿假单胞菌所致的感染,与敏感的 β-内酰胺类如羧苄青霉素合用;③泌尿系手术前预防术后感染,口服用于肠道感染及术前肠道消毒;④局部用于皮肤、黏膜及五官的感染等。用量过大或疗程过长可发生耳、肾损害,应予注意。

阿米卡星(amikacin,丁胺卡那霉素)

阿米卡星是抗菌谱最广的氨基糖苷类抗生素,对铜绿假单胞菌等 G^- 杆菌及葡萄球菌抗菌活性强;对结核及其他非典型分枝杆菌感染有效;对多种氨基糖苷类钝化酶稳定。主要用于对庆大霉素或妥布霉素耐药的菌株感染,尤其是用于铜绿假单胞菌感染。不良反应中耳毒性大于庆大霉素,肾毒性小于庆大霉素。

妥布霉素(tobramycin)

妥布霉素对肺炎杆菌、肠杆菌属、变形杆菌属的抑菌或杀菌作用分别较庆大霉素强 2~4 倍,对铜绿假单胞菌的作用是庆大霉素的 2~5 倍,且无交叉耐药性,对其他菌株作用较弱。通常与抗铜绿假单胞菌的半合成青霉素和头孢菌素合用,治疗铜绿假单胞菌所致的严重感染。耐药性与不良反应同庆大霉素,但耳毒性略低。

奈替米星(netilmicin)

奈替米星为新型氨基糖苷类抗生素。抗菌谱广,对铜绿假单胞菌和大肠埃希菌、各型变形杆菌等 G^- 杆菌均具有较强抗菌活性;对多种钝化酶稳定;不易产生耐药性,与其他药物无交叉耐药。主要用于敏感菌所致泌尿道、肠道、呼吸道、创口等部位感染。不良反应轻,耳毒性、肾毒性发生率较低,症状大多轻微、可逆。

大观霉素(spectinomycin,壮观霉素)

大观霉素对淋病奈瑟菌有强大的杀灭作用,且对耐青霉素酶的淋病奈瑟菌仍敏感。只用于淋病治疗,因易产生耐药性,仅限于对青霉素耐药或对青霉素过敏的淋病患者。

(九) 多黏菌素类

多黏菌素 B(polymyxin B)、多黏菌素 E(polymyxin E)

【作用与应用】 两药抗菌作用相似,对 G^- 杆菌有强大的杀灭作用,对铜绿假单胞菌高度敏感;对 G^+ 菌、G^- 球菌无效。抗菌机制主要作用于细菌胞浆膜,增加细胞膜通透性,使细胞内的生命活性物质如核苷酸、磷酸盐等成分外漏而起杀菌作用。因毒性大,临床少用,主要用于其他药物治疗无效的铜绿假单胞菌或其他革兰阴性杆菌感染。

【不良反应】 毒性较大,以肾毒性多见,还可引起神经毒性和肌毒性。用药期间需注意:①应监测尿量,当每日尿量少于 1500 mL 时,及时报告医生;发现蛋白尿相对密度下降或肌酐升高现象时,应立即停药,调整用量;②对非卧床患者需告知其神经毒性反应的症状,防止摔倒,出现不安和呼吸困难时(每分钟呼吸次数少至 8～10 次)应立即停药,一般静注氯化钙可解除呼吸抑制。

（十）四环素类

四环素类分为天然品(四环素、土霉素等)和人工半合成品(多西环素、米诺环素等)。本类药物在酸性环境中性质稳定,抗菌作用好,药用其盐酸盐,水溶液不稳定,临用时配制。

四环素(tetracycline)

【体内过程】 吸收易受食物影响,金属离子 Ca^{2+}、Mg^{2+}、Fe^{2+}、Al^{3+} 等在肠道与其络合,减少其吸收,也不宜与抗酸药、奶制品及铁制剂合用。四环素分布广泛,可进入胎儿血液循环及乳汁,胆汁浓度为血药浓度的 10～20 倍,可沉淀于新形成的牙和骨骼中,不易透过血脑屏障。口服药物时,20%～55% 由肾脏排泄,可用于治疗泌尿道感染,口服和注射给药均可形成肝肠循环,延长作用时间。

【作用与应用】 抗菌谱广,对 G^+ 菌抑制作用强于 G^- 菌,对支原体、衣原体、立克次体、螺旋体、放线菌、阿米巴原虫等也有抑制作用;对铜绿假单胞菌、伤寒杆菌、结核杆菌、真菌、病毒无效。本类药物耐药菌株多,天然品之间存在交叉耐药性。

目前临床上应用明显减少,对常见的细菌性感染已不作为首选药,但仍作为立克次体感染(如斑疹伤寒、恙虫病)的首选药物;对支原体感染(支原体肺炎和泌尿生殖道感染等),首选四环素类或大环内酯类;对衣原体感染(鹦鹉热、沙眼等)以及某些螺旋体感染(回归热等),首选四环素类或青霉素类。

【不良反应】

1. 局部刺激症状 口服可引起恶心、呕吐、腹泻等症状;饭后服用可减轻,但影响吸收。注射剂因刺激性大,不宜作肌注。

2. 二重感染 长期大量应用广谱抗生素使敏感菌被抑制,而不敏感菌和真菌趁机繁殖,导致菌群失调,形成新的感染,又称"二重感染"或"菌群交替症"。常见于幼儿、老年人、抵抗力弱的患者,常见症状有白色念珠菌引起的鹅口疮及难辨梭状芽胞杆菌引起的肠炎(假膜性肠炎),一旦发生,应立即停用抗菌药,采用万古霉素或甲硝唑及抗真菌药治疗。

3. 影响骨骼和牙齿的生长发育 四环素易沉积于形成期的骨骼和牙齿中,可致牙齿黄染和釉质发育不良,并可抑制婴幼儿骨骼生长发育。孕妇、哺乳妇、8 岁以下儿童禁用。

4. 其他 长期大量使用可致肝损害,过敏反应偶见皮疹、药热、血管神经性水肿等,本类药物之间有交叉过敏现象。

【药物相互作用】 ①与抗酸药如碳酸氢钠同用时,吸收减少,活性降低,故服用本品后 1～3 h 内不应服用抗酸药;②含钙、镁、铁等金属离子的药物,可与本品形成不溶性络合物,影响其吸收;③与全身麻醉药甲氧氟烷合用时,可增强其肾毒性;④与强利尿药如呋塞米等合用时可加重肾功能损害;⑤与其他肝毒性药物(如抗肿瘤化疗药物)合用时可加重肝损害;⑥降血脂药考来烯胺或考来替泊可影响本品的吸收,必须间隔数小时分开服用;⑦可降低避孕药效果,增加经期外出血的可能;⑧可抑制血浆凝血酶原的活性,故接受抗凝治疗的患者需调整抗凝药的剂量。

多西环素(doxycycline,强力霉素)、米诺环素(minocycline,二甲胺四环素)

多西环素和米诺环素为人工半合成抗生素,因脂溶性高,口服吸收快而完全,但仍易受金属离子的影响。分布广泛,脑脊液中浓度较高。半衰期约 20 h,一般感染每日口服一次即可。抗菌活性比天然品强,耐药菌株少见,且与天然品之间无明显交叉耐药性。多西环素抗菌谱、适应证同四环素,抗菌活性比四环素强 2～10 倍,是四环素类药物中的首选药。米诺环素抗菌谱类似四环素,抗菌活性在本类药物中最强,用于敏感菌引起泌尿道、呼吸道、胆道、乳腺及皮肤软组织感染,对疟疾也有一定疗效。

多西环素除胃肠道反应外,易引起光敏反应,米诺环素可引起独特的可逆性前庭反应。

(十一)氯霉素

氯霉素(chloramphenicol)

【体内过程】 口服吸收快而完全,可广泛分布至全身各组织和体液中,脑脊液中分布浓度较其他抗生素均高,体内药物的 90% 在肝脏与葡萄糖醛酸结合而失活,代谢产物和 10% 的原形药物由尿中排泄,亦能在泌尿系统达到有效抗菌浓度。

【作用与应用】 抗菌谱广,对 G^- 菌作用强于 G^+ 菌,特别是对流感嗜血杆菌、伤寒沙门菌有较强疗效,对立克次体、沙眼衣眼体、肺炎衣原体等也有效。

临床一般不作为首选药使用,主要用于流感嗜血杆菌所致的脑膜炎及沙门菌所致的伤寒、副伤寒;也可用于严重立克次体感染的 8 岁以下儿童、孕妇或对四环素药物过敏者;与其他抗菌药联合使用,治疗腹腔或盆腔的厌氧菌感染;还可为眼科的局部用药。

【不良反应】

1. 抑制骨髓造血功能 是氯霉素最严重的不良反应,有两种表现形式。①可逆性血细胞减少:与剂量和疗程有关,一旦发生应及时停药,停药后容易恢复。②再生障碍性贫血:与剂量和疗程无关,一般较少见,但死亡率高。

2. 灰婴综合征 新生儿、早产儿的肝代谢及肾排泄功能不完善,导致氯霉素蓄积,引起腹胀、呕吐、呼吸及循环衰竭、发绀等中毒症状。新生儿、早产儿、妊娠末期妇女禁用。

3. 其他 二重感染比四环素少;过敏反应如皮疹、血管性水肿及结膜水肿等;神经系统反应如视神经炎、周围神经炎、失眠、幻视及中毒性精神病等。

【用药注意】 ①用于肝、肾功能不全及 12 岁以下儿童时应严密观察骨髓抑制的先期症状,如发热、咽痛、易疲劳等,条件许可时进行血药浓度监测,使其峰浓度维持在 25 mg/L 以下,谷浓度在 5 mg/L 以下,此浓度可抑制多数敏感细菌的生长,如血药浓度超过此范围,可增加引起骨髓抑制的危险。②用药期间应勤查血象,出现白细胞下降至正常以下时应及时停药。但血象检查不能预测通常在治疗完成后发生的再生障碍性贫血。

第三节　人工合成抗菌药

一、喹诺酮类药物

喹诺酮类是含有 4-喹诺酮母核基本结构的人工合成抗菌药,属广谱杀菌剂。1962 年研制的萘啶酸为第一代产品,现已少用。1973 年合成的吡哌酸为第二代产品,现仅用于尿路感染和肠道感染。20 世纪 80 年代以来开发的第三代氟喹诺酮类,具有高效、广谱、可口服、服药次数少、不良反应小、耐药菌株少等优点,临床应用广泛。常用药物有诺氟沙星、环丙沙星、氧氟沙星、左氧氟沙星、洛美沙星、氟罗沙星、司氟沙星等。有文献将 20 世纪 90 年代后期至今研究的氟喹诺酮类(莫西沙星、吉米沙星)命名为第四代喹诺酮类。

第三代氟喹诺酮类药物的共同特点如下。

1. 药动学　药物吸收迅速而完全,除诺氟沙星外,其余吸收率＞80％;分布广,组织穿透性好,可进入骨、关节、前列腺、脑等组织;多数药物经尿排泄,尿药浓度高,半衰期随不同品种长短有较大差异,药物能分泌于乳汁中。

2. 抗菌作用　抗菌谱广,尤其是对肠杆菌科及铜绿假单胞菌等 G⁻ 杆菌有强大抗菌作用,对金葡菌和产酶金葡菌也有良好抗菌作用。个别品种对淋病奈瑟菌、衣原体、结核分枝杆菌、支原体及厌氧菌等也有一定作用。作用机制为抑制敏感菌 DNA 回旋酶,阻止 DNA 的复制,引起细菌死亡。与其他抗菌药无明显交叉耐药。

3. 临床应用　用于敏感菌感染所致的泌尿生殖道感染(单纯性、复杂性尿路感染,细菌性前列腺炎,淋菌性尿道炎、宫颈炎等)、肠道感染(细菌性肠炎、菌痢、伤寒、副伤寒)、呼吸道感染(肺炎球菌、支原体引起的肺部及支气管感染)以及难治性结核和 G⁻ 杆菌所致的骨和关节感染、皮肤和软组织感染。

4. 不良反应

(1) 胃肠道反应　较常见,表现为厌食、恶心、呕吐、腹部不适。

(2) 中枢神经系统毒性　轻者表现为焦虑、失眠、耳鸣,重者出现精神异常、抽搐、惊厥,偶致幻觉和癫痫发作。

(3) 皮肤反应及光敏反应　表现为皮疹、血管神经性水肿、皮肤瘙痒,光照部位出现红斑、光敏性皮炎。

(4) 软骨损害　可能引起骨关节病,可致关节痛和关节水肿,故儿童、孕妇、乳母应避免使用。

诺氟沙星(norfloxacin,氟哌酸)

诺氟沙星是第一个用于临床的氟喹诺酮类药物,口服生物利用度低(35％～45％),血浓度较低,半衰期为 3～4 h。临床上主要用于敏感菌所致的肠道、泌尿道感染及淋病。

环丙沙星(ciprofloxacin)

【作用及应用】　对铜绿假单胞菌、流感嗜血杆菌、肠球菌、肺炎链球菌、金葡菌、军团菌、淋病奈瑟菌的抗菌活性高于多数氟喹诺酮类药物。但多数厌氧菌对环丙沙星不敏感。主要用于对其他抗菌药耐药的 G¯杆菌所致的呼吸道、泌尿道、消化道、骨与关节和皮肤软组织感染。

孕妇禁用,哺乳期妇女应用本品时应暂停哺乳,也不宜用于 18 岁以下的小儿及青少年。原有中枢神经系统疾病者,例如癫痫及癫痫病史者均应避免应用。

氧氟沙星(ofloxacin,氟嗪酸)

【作用与应用】 抗菌谱与环丙沙星相似,还对结核分枝杆菌、沙眼衣原体和部分厌氧菌有效。临床用于敏感菌所致泌尿道、呼吸道、胆道、皮肤软组织、耳鼻喉、眼科感染等,可作为治疗伤寒及抗结核杆菌第二线药。

【不良反应】 发生率较低,但应注意光敏性皮炎及首次使用时的过敏反应。禁忌证同环丙沙星。

左氧氟沙星(levofloxacin)

【作用及应用】 为氧氟沙星的左旋异构体。口服生物利用度接近 100%,半衰期为 4～6 h,85% 以上的药物以原形由尿液排泄。本品具有广谱抗菌作用,抗菌作用强,其抗菌活性是氧氟沙星的 2 倍,对多数革兰阴性菌有较强的抗菌活性,对金黄色葡萄球菌、肺炎链球菌、化脓性链球菌等革兰阳性菌和肺炎支原体、肺炎衣原体也有抗菌作用,但对厌氧菌和肠球菌的作用较差。用于敏感菌引起的泌尿生殖系统、呼吸道、胃肠道、伤寒、骨和关节、皮肤软组织、败血症等感染。

【不良反应】 发生率低于多数氟喹诺酮类药物。癫痫及癫痫病史者均应避免应用,用药后偶可发生跟腱炎或跟腱断裂,如有上述症状发生,须立即停药,直至症状消失。孕妇、哺乳期妇女、18 岁以下的小儿及青少年禁用本品。

洛美沙星(lomefloxacin)

洛美沙星口服生物利用度接近 98%,半衰期为 7 h,70% 以上的药物以原形由尿液排泄。对革兰阴性菌的抗菌活性与诺氟沙星和氧氟沙星相近,对耐甲氧西林的金黄色葡萄球菌(MRSA)、表皮葡萄球菌、链球菌和肠球菌的抗菌活性与氧氟沙星几乎相同,对多数厌氧菌的抗菌活性低于氧氟沙星。对小鼠皮肤具有光致癌作用,患者在用药期间应避免日光。

氟罗沙星(fleroxacin,多氟沙星)

氟罗沙星口服生物利用度接近 100%。半衰期达 10 h 以上,1 次/日。50%～70% 的药物以原形由尿液排泄,少量药物在肝脏代谢,肝肾功能减退患者应减量。体外抗菌活性与诺氟沙星、环丙沙星和氧氟沙星相近或略逊,但体内抗菌活性远远超过上述三者。临床上主要用于治疗敏感菌所致的呼吸系统、泌尿系统、妇科、外科的感染性疾病或二次感染。

司氟沙星(sparfloxacin,司帕沙星)

司氟沙星口服吸收良好,肝肠循环明显。体内 50% 的药物随粪便排泄,25% 在肝脏代谢失活,半衰期超过16 h,对革兰阳性菌、厌氧菌、结核分枝杆菌、衣原体和支原体的抗菌活性显著优于环丙沙星;对军团菌和革兰阴性菌的抗菌活性与环丙沙星相同;上述抗菌活性优于诺氟沙星和氧氟沙星。临床用于上述细菌所致的呼吸系统、泌尿系统和皮肤软组织感染,也可用于骨髓炎和关节炎等。不良反应为光敏性皮炎,此病在该类药物中发生率高。

莫西沙星(moxifloxacin)、克林沙星(clinafloxacin)

莫西沙星和克林沙星是第四代喹诺酮类,口服生物利用度约90%。半衰期达12～15 h,粪便和尿液中原形药物的排泄量分别是25%和19%。对大多数革兰阳性菌、革兰阴性菌、厌氧菌、结核分枝杆菌、衣原体和支原体具有较强的抗菌活性。对肺炎球菌而言,其抗菌活性是环丙沙星的5～7倍,对金葡菌和厌氧菌是环丙沙星的17倍,对衣原体和支原体是环丙沙星的67～126倍。对肺炎球菌和金葡菌的抗菌活性甚至超过了司氟沙星。临床上用于敏感菌所致的急慢性支气管炎和上呼吸道感染,也可用于泌尿系统和皮肤软组织感染等。莫西沙星不良反应发生率低,至今未见严重过敏反应,几乎没有光敏反应。

二、磺胺类药及甲氧苄啶

（一）磺胺类

磺胺类药物具有氨苯磺酰胺的基本结构,属广谱抑菌药,曾广泛应用于临床。近年来,由于抗生素和喹诺酮类药物的快速发展,细菌对磺胺的耐药性和药物的不良反应成为突出问题,临床上应用受到明显限制。

1. 磺胺类药物的共性

（1）抗菌作用 抗菌广,对不产酶的金葡菌、溶血性链球菌、肺炎链球菌、脑膜炎奈瑟菌、大肠埃希菌、产气杆菌、变形杆菌、奴卡菌属等有良好抗菌活性;对少数真菌、沙眼衣原体、原虫(疟原虫及弓形虫等)也有效。作用机制为与细菌生长繁殖所需的对氨苯甲酸(PABA)竞争二氢叶酸合成酶,从而阻碍核酸合成,抑制细菌的生长繁殖,为慢速抑菌药。

（2）临床应用 耐药性较普遍,仅用于一些敏感菌所致流行性脑脊髓膜炎、泌尿道感染、奴卡菌病、青霉素过敏患者等。

（3）不良反应 ①肾损害:用于全身感染的磺胺类药如磺胺嘧啶(SD)、磺胺甲噁唑(SMZ)及其代谢产物在尿中溶解度低(当尿液偏酸性时尤甚),析出结晶而损伤肾脏,出现结晶尿、管型尿、血尿、少尿、及腰痛等。②过敏反应:较常见,可出现皮疹、药热等,严重者出现剥脱性皮炎、多形红斑等,一旦发生,应立即停药。③血液系统反应:抑制造血功能,引起白细胞减少、血小板减少、再生障碍性贫血等;对葡萄糖-6-磷酸脱氢酶缺乏的患者可致溶血性贫血。④其他:有恶心、呕吐、头晕、头痛、乏力等,新生儿可致胆红素脑病和溶血。

2. 常用药物

（1）全身感染用磺胺药

磺胺嘧啶(sulfadiazine,SD)

磺胺嘧啶口服易吸收,血浆蛋白结合率低(45%),易通过血脑屏障,脑脊液中浓度可达血药浓度70%左右,治疗流行性脑脊髓膜炎的首选药,也是治疗全身感染的常用药。

磺胺甲噁唑(sulfamethoxazole,SMZ)

磺胺甲噁唑口服易吸收,血浆蛋白结合率高(70%),脑脊液中的浓度低于 SD,尿液浓度高,主要用于大肠埃希菌引起的泌尿道感染。

(2)肠道感染用磺胺药

柳氮磺吡啶(sulfasalazine,SASP)

柳氮磺吡啶口服很少吸收,大部分在肠内分解出磺胺吡啶和 5-氨基水杨酸,前者有抗菌、抗炎作用,后者有抗免疫、抗炎作用。临床用于治疗非特异性结肠炎。长期服药产生较多不良反应如恶心、呕吐、皮疹、药热和白细胞减少等,尚可影响精子活力而致不育症。

(3)外用磺胺药

磺胺米隆(sulfamylon,SML)

磺胺米隆抗菌谱广,对铜绿假单胞菌、金葡菌和破伤风杆菌有效,抗菌活性不受脓液和坏死组织中 PABA 的影响。药物迅速渗入创面和焦痂,适用于烧伤或大面积创伤后的创面感染,并能提高植皮的成功率,用药局部有疼痛及烧灼感。

磺胺嘧啶银(sulfadiazine silver,SD-Ag,烧伤宁)

磺胺嘧啶银具有磺胺嘧啶的抗菌作用和银盐的收敛作用,抗菌谱广,对多数革兰阳性和革兰阴性菌有良好的抗菌活性,特别是对铜绿假单胞菌作用显著强于 SML。临床用于烧伤、烫伤的创面感染,并可促进创面干燥、结痂及愈合。

磺胺醋酰钠(sulfacetamide sodium,SA)

磺胺醋酰钠溶液呈中性,刺激性小,穿透力强,作为滴眼剂常用于治疗沙眼、结膜炎和角膜炎等眼科病。

(二)甲氧苄啶

甲氧苄啶(trimethoprim,TMP)

【作用及应用】 甲氧苄啶是细菌二氢叶酸还原酶抑制剂,抗菌谱与磺胺类相似,而抗菌效力略强。抗菌作用机制是抑制细菌二氢叶酸还原酶,阻碍细菌核酸的合成。当与磺胺药合用时有增效作用,其机制是,它们既可抑制二氢叶酸合成酶(磺胺药),又可抑制二氢叶酸还原酶,使细菌的叶酸代谢受到双重阻断,使磺胺药的抗菌效力增加数倍至数十倍,甚至出现杀菌作用。常与中效磺胺(SMZ、SD)组成复方制剂,用于呼吸道、泌尿道及肠道感染的治疗,对伤寒亦有效。

【不良反应】 TMP 抑制二氢叶酸还酶的浓度为抑制敏感菌浓度的 10 万倍以上,故选择性高,一般对人毒性小。当每日剂量超过 0.5 g 或长期使用时,也可影响叶酸而引起可逆的血象变化,致白细胞和血小板减少等。轻症者及时停药,必要时可用四氢叶酸治疗。可致畸,孕妇禁用,老年人、婴幼儿、肝肾功能不良者慎用或禁用。

三、硝基咪唑类及硝基呋喃类

（一）硝基咪唑类

甲硝唑（metronidazole，灭滴灵）

甲硝唑口服吸收好，体内分布广，可进入感染病灶和脑脊液。对脆弱类杆菌较为敏感，还具有抗破伤风杆菌、抗滴虫和抗阿米巴原虫作用，但对需氧菌无效。主要用于治疗厌氧菌引起的口腔、腹腔、女性生殖器、下呼吸道、骨和关节等部位的感染，对幽门螺杆菌感染的消化性溃疡以及四环素耐药难辨梭菌所致的伪膜性肠炎有特殊疗效，与破伤风抗毒素（TAT）合用治疗破伤风。

不良反应轻微，主要有胃肠道反应、过敏反应及外周神经炎等。具有抑制乙醛脱氢酶作用，加强酒精效应，可出现双硫仑（双硫醒）反应，如呕吐、面部潮红、腹部痉挛等，服药期间应禁酒。

同类药物有替硝唑、奥硝唑，疗效优于甲硝唑，不良反应轻。

（二）硝基呋喃类

呋喃妥因（nitrofurantoin，呋喃旦啶）

呋喃妥因抗菌谱广，口服后尿药浓度高。主要用于泌尿道感染，酸化尿液可提高疗效，但复发率高，由于代谢迅速，需 4～6 h 服用一次。常见胃肠道反应，偶见过敏反应，大剂量引起周围神经炎。

呋喃唑酮（furazolidone，痢特灵）

呋喃唑酮口服吸收少（仅 5％吸收），肠内浓度高。用于细菌性痢疾、肠炎等，也可用于治疗伤寒、副伤寒及胃炎、溃疡病。不良反应与呋喃妥因相似，但较轻。

第四节　常用消毒防腐药

消毒药是指能迅速杀灭病原微生物的药物，防腐药是指能抑制微生物生长繁殖的药物。但这两类药物之间并没有严格的界限。消毒药在低浓度时也有抑菌作用，而防腐药在高浓度时也能杀菌。因此，一般总称为消毒防腐药。它们与抗生素不同，没有严格的抗菌谱，在杀灭或抑制病原体的浓度下，往往也能损害人体，通常不作全身用药，主要用于体表（皮肤、黏膜、伤口等）、器械、排泄物和周围环境的消毒，或黏膜、创面、腔道的冲洗，以预防或治疗病原体所致的感染。常用消毒防腐药如下。

一、酚类

酚类消毒防腐药主要使病原体蛋白质变性，也可增加病原体胞浆膜的通透性，使胞内物质外渗而显抗菌作用。常用酚类消毒防腐药的作用与用途见表 25-3。

表 25-3　酚类消毒防腐药的作用与用途

药　物	作用与用途	用药注意
苯酚 (phenolum,石炭酸)	1％以上浓度可杀灭一般细菌,对病毒、芽胞效果差。对皮肤、黏膜随浓度增高呈现止痒和腐蚀作用。1％溶液用于皮肤止痒,3％～5％水溶液用于器械、用具、房屋消毒,1％～2％甘油液滴耳治疗中耳炎	可溶于水,有异臭,有引湿性,水溶液作用强,甘油、醇及油溶液作用弱,刺激性也小
煤酚皂溶液 (来苏儿,lysol)	50％煤酚皂溶液,杀菌力比苯酚强3倍,毒性腐蚀性较小。2％水溶液用于皮肤消毒,3％～5％用于器械消毒,5％～10％用于环境及排泄物的消毒	
间苯二酚 (雷琐辛,resorcinolum)	有杀细菌和真菌作用,作用强度仅为苯酚的1/3,刺激性较小,可用于癣、银屑病、湿疹、脂溢性皮炎等	
鱼石脂 (ichthyoluym,依克度)	具有温和的刺激作用,改善局部循环,起抗炎消肿之功效。同时具有防腐作用。其10％软膏用于治疗疖肿	含硫棕黑色软膏样物质,有异臭

二、醇类

醇类消毒防腐药可使蛋白质变性或沉淀而抑菌或杀菌,对芽胞、病毒、真菌无效。常用醇类消毒防腐药的作用与用途见表25-4。

表 25-4　醇类消毒防腐药的作用与用途

药　物	作用与用途	用药注意
乙醇(酒精,alcohol)	20％～30％用于擦澡降低体温,30％用于皮肤按摩防褥疮,75％用于皮肤器械消毒。因对芽胞无作用,不宜用于外科手术器械消毒	70％的乙醇杀菌力最强,浓度过高可使表层蛋白质迅速凝固,妨碍药物向内渗透,反而影响杀菌作用

三、酸类

分子型或解离后氢离子使菌体蛋白质变性、沉淀而杀菌。常用酸类消毒防腐药的作用与用途见表25-5。

表 25-5　酸类消毒防腐药的作用与用途

药　物	作用与用途	用药注意
苯甲酸 (安息香酸,acidum benzoicum)	毒性很小,常用作食品防腐剂,可与水杨酸配伍治疗真菌感染如癣	酸性环境中作用增强
乙酸 (醋酸,acidum aceticum)	刺激性小,0.5％～2％用于铜绿假胞菌感染的伤口,0.1％～0.5％溶液用于冲洗阴道配合治疗滴虫病,对其他细菌感染疗效差。5％也可用于房间消毒	
水杨酸 (salicylc acid)	有抗真菌作用,浓溶液可松解角质层,3％～6％醇溶液治癣,10％～25％溶液用于鸡眼	易溶于醇,微溶于水

续表

药 物	作用与用途	用药注意
硼酸 （acidum boricum）	抗菌力弱，刺激性小。2%～5%水溶液可冲洗皮肤、黏膜伤口及角膜，或作为含漱液。酒精溶液治外耳道真菌病，硼砂即硼酸钠，作用似硼酸，常制成含漱剂治疗口腔感染	不宜用于乳头擦洗，以免婴儿中毒，大面积创伤用药可产生吸收中毒，严重者可致循环衰竭

四、碱类

水解菌体蛋白和核蛋白，使细胞膜和酶受害而死亡。常用碱类消毒防腐药的作用与用途见表25-6。

表 25-6　碱类消毒防腐药的作用与用途

药 物	作用与用途	用药注意
氢氧化钠 （sodium hydroxide，苛性钠）	对细菌、病毒、芽胞均有杀灭作用。2%溶液消毒厩舍、饲槽、车船等，多用于病毒性感染；5%溶液用于炭疽芽胞污染	腐蚀性强，注意防护和清洗。用后清水冲洗
氧化钙 （calcium oxide，生石灰）	价廉易得，对繁殖性细菌良好，对芽胞和结核杆菌无效。20%的石灰乳涂刷或撒于墙、畜栏、地面、鞋底等	

五、氧化剂

遇有机物放出新生氧，氧化菌体内活性基团而杀菌。常用氧化剂类消毒防腐药的作用与用途见表25-7。

表 25-7　氧化剂类消毒防腐药的作用与用途

药 物	作用与用途	用药注意
高锰酸钾 （kalii permanganas）	杀菌能力强，高浓度亦具有刺激、腐蚀作用。0.01%～0.02%溶液洗胃用于有机药物中毒。0.125%溶液坐浴，阴道冲洗。0.1%溶液水果等消毒。0.1%～0.5%溶液用于创伤冲洗	水溶液性质不稳定，宜新鲜配制。消毒部位着眼着色，可用草酸液洗脱
过氧化氢溶液 （双氧水，liquor hydrogenii peroxidi）	作用时间短，杀菌能力弱，主要利用与组织接触时释放出大量微小气泡机械清除脓块、血痂等。1%用于口腔炎、扁桃体炎等含漱，3%用于冲洗创面、松解伤口痂皮，尤其适用于厌氧菌感染	不稳定，遇光易变质，遇碱易分解，应密闭避光，凉处存放
过氧乙酸 （acidum peroxyaceticum）	能杀灭细菌、病毒、真菌和芽胞等，兼具酸和氧化剂的作用，气体和溶液均有较强杀菌作用。0.5%溶液喷雾消毒厩舍和车船；3%～5%溶液熏蒸消毒空间；0.04%～0.2%溶液浸泡器具消毒；0.02%～0.2%溶液用于黏膜和皮肤消毒	有刺激性，易挥发，溶于水和有机溶剂。溶液可腐蚀金属表面和天然纤维的衣物

六、卤素类

通过卤化或氧化菌体原浆蛋白活化基团，发挥杀菌作用。常用卤素类消毒防腐药的作用与用途见表 25-8。

表 25-8　卤素类消毒防腐药的作用与用途

药　物	作用与用途	用药注意
含氯石灰 （漂白粉，calx chlorinata）	杀菌力强大，迅速、短暂，对某些芽胞和病毒也有效。1%～3%溶液用于环境消毒，0.5%溶液用于食具、饮水消毒。干粉用于排泄物消毒用量为 1∶5。与硼酸组成的优琐溶液，刺激性小，用于冲洗化脓伤口，对气性坏疽更好	含有效氯 25%～30%受潮易分解
二氯异氰尿酸钠 （sodium dichloroisocyanurate， 优氯净）	杀菌谱广，对繁殖型细菌、芽孢、病毒、真菌孢子均有杀灭作用。0.5%～1%溶液杀灭细菌和病毒；5%～10%溶液杀灭芽孢；4 mg/L 用于饮水消毒	含有效氯 60%～64.5%，pH 值越低和加热可加强杀菌力。有机物影响小，但水溶液稳定性差。有腐蚀和漂白作用，有一定毒性，毒性大于无机氯
二氧化氯 （chlorine dioxide，超氯）	最新一代高效、广谱、安全的消毒杀菌剂，是氯制剂最理想的替代品。制剂有效氯含量多为 5%，用于环境消毒，1 L 水加 5%的二氧化氯 5～10 mL，泼洒或喷雾消毒；饮水消毒，100L 水加 5%的二氧化氯 5～10 mL；用具、食槽消毒，1 L 水加二氧化氯 5 mg 搅匀后，浸泡 5～10 min	稳定型二氧化氯使用时须用酸活化，现配现用，不得过期使用；为增强稳定性，二氧化氯溶液在保存时加入碳酸钠、硼酸钠等
84 消毒液 （84 disinfectant）	目前国内广泛使用的一种复方含氯消毒剂，含有效氯 5.5%～6.5%，以及表面活性剂、酸性活化剂等。特点是高效、速效、广谱、无毒，杀菌和去污力强，对各种细菌繁殖体、芽胞、病毒等均有很强的杀灭作用。适用于餐具，食品容器，瓜果蔬菜，非金属器皿、器械、家具、衣物、地面等的消毒	本品高浓度对皮肤、金属器械和带色织物有腐蚀和脱色作用。稀释后有效氯浓度极易降低，原液贮运期间也可发生质量变异，故应常规进行稀释液浓度测定，常规使用有效氯应在 2×10^{-4}～5×10^{-4} 之间
洗消净	由次氯酸钠（含氯量不低于 5%）溶液和 40%十二烷基铜酸钠溶液等量混合配制而成，对细菌、芽孢、病毒均可杀灭。0.015%～0.025%溶液可用于医疗器械及各种用具的消毒。0.1%溶液可用于传染患者的痰、粪及血污物的消毒。0.004%～0.001%可用于蔬菜、水果的消毒	不宜在高温和强光下存放，未经稀释的原液有漂白和腐蚀作用
碘（iodine）	对细菌、芽孢、真菌、病毒和原虫等具有强大杀灭作用，刺激性亦大。碘酊：2%用于皮肤消毒，5%用于手术野皮肤消毒。10%碘甘油刺激性小，涂搽患处用于牙龈感染，咽炎等	碘酊不宜用于黏膜消毒，对碘过敏者禁用，禁与红汞合用，因所产生的碘化高汞刺激性增强

续表

药　物	作用与用途	用药注意
聚维酮碘 (povidone iodine,碘伏)	吡咯烷酮均聚物与碘的复合物,杀菌力比碘强,对病毒、细菌、芽孢、真菌及原虫有效。杀菌力比碘强,有清洁作用,毒性低,刺激小,稳定。1%溶液用于皮肤的消毒治疗可直接涂擦;稀释两倍可用于口腔炎漱口;0.3%～0.5%的碘伏用于外科手术中手和其他部位皮肤的消毒;稀释10倍可用于阴道炎冲洗治疗。2%～3%溶液用于各种玻璃器皿消毒	本品稀释液不稳定,使用时要求每天调换。对碳钢类物品如手术刀片等及铝制品有腐蚀性,其他金属器械不宜长期浸泡消毒。消毒物品应尽量减少有机物含量,以保证消毒效果
碘仿(iodoformum)	具有防腐除臭作用于,4%～6%的碘仿纱布,10%碘仿软膏填充口腔、会阴等易污染的伤口	

七、重金属类

能与菌体蛋白结合,使蛋白质变性、沉淀而产生杀菌作用。常用重金属类消毒防腐药的作用与用途见表25-9。

表 25-9　重金属类消毒防腐药的作用与用途

药　物	作用与用途	用药注意
汞溴红 (mercurochrome solution)	抗菌能力弱,穿透力差,对皮肤黏膜无刺激性。2%水溶液外涂于皮肤伤口;2%～5%酊剂用于术前局部消毒	不能与碘合用以免生成碘化高汞加大毒性
硫柳汞 (thiomersalate)	抗菌作用强,刺激性小,0.1%酊剂用于皮肤消毒,0.1%水溶液用于黏膜消毒	
硝酸银 (silver nitrate)	具有杀菌、收敛和促进创面愈合的作用,主要用于防止烧伤创面的浅Ⅱ度感染	可出现局部红斑、充血、烧灼感等皮肤刺激症状
炉甘石洗剂 (lotio calamine)	有弱的收敛和防腐作用,用于湿疹和其他皮肤病	本品为复方制剂,每 1000 mL 含炉甘石 150 g、氧化锌 50 g、甘油 50 mL

八、表面活性剂

能吸附于脂性细菌膜,改变其通透性,使细菌体内重要成分外逸而杀菌。常用表面活性剂类消毒防腐药的作用与用途见表25-10。

表 25-10　表面活性剂类消毒防腐药的作用与用途

药　物	作用与用途	用药注意
苯扎溴铵 (benzalkonium bromide, 新洁尔灭)	杀菌作用快而强,毒性低,无刺激性,渗透力强,广泛应用于临床。可用于器械消毒(0.1%煮沸腾 15 min);手术前洗手(0.05%～0.1%);皮肤黏膜消毒(0.1%)。不用于排泄物消毒	为季胺类,性质稳定,忌与阴离子清洁剂如肥皂、洗衣粉合用。消毒金属器械应加 0.5%亚硝酸钠以防锈

续表

药　　物	作用与用途	用药注意
醋酸氯己定 （chlorhexidine acetate， 洗必泰）	灭菌作用快而强（超过新洁尔灭），抗菌谱广，（包括铜绿假单胞菌、真菌等），无刺激性。0.02％溶液用于手消毒，漱口；0.05％溶液冲洗伤口；0.1％溶液用于器械消毒；0.5％溶液用于房间家具消毒；0.5％醇溶液用于手术野消毒；0.1％乳膏、气雾剂用于烧伤、烫伤创面	忌与肥皂、碱、碘酊、高锰酸钾、升汞等配伍使用

九、染料类

分子中的阳离子和阴离子分别与菌体蛋白中的羧基和氨基结合，以致影响菌体代谢而抗菌。常用染料类消毒防腐药的作用与用途见表 25-11。

表 25-11　染料类消毒防腐药的作用与用途

药　　物	作用与用途	用药注意
甲紫 （methylrosanilinium chloride）	对革兰阳性菌有强抗菌作用，对白色念珠菌、皮肤病真菌亦有作用，并有收敛作用，无刺激性。1％～2％溶液用于皮肤、黏膜、创伤感染及真菌感染，亦可用于小面积烧烫伤	同类物有龙胆紫、结晶紫
利凡诺 （雷佛奴尔，rivanol）	对革兰阳性菌及少数革兰阴性菌有较强抗菌作用，无刺激性。0.1％～0.5％溶液用于外科创伤感染冲洗及湿敷，也可用于引产	作用较慢，不受脓血、蛋白质影响

十、挥发性溶剂

与菌体蛋白和核酸的氨基、烷基、疏基发生烷基化反应，使蛋白质变性或核酸功能改变，呈现杀菌作用。常用挥发性溶剂类消毒防腐药的作用与用途见表 25-12。

表 25-12　挥发性溶剂类消毒防腐药的作用与用途

药　　物	作用与用途	用药注意
甲醛溶液 （liquor，formaldehydi，福尔马林）	对细菌、芽胞，真菌和病毒均有效。5％～10％溶液浸泡 1～2 h，常用作手术器械、导管等物品消毒。通过加热或氧化法产生甲醛气体，可用于密闭室内及消毒箱内处理怕热、怕湿、易腐蚀物品，用量为 20～30 mL/m³	本品对黏膜刺激性大，不宜用于皮肤、创面及黏膜消毒。另有致过敏、致突变、致癌毒性，对神经系统、肝脏也有较强毒性
戊二醛 （glutaral）	本品为灭菌剂，具有广谱、强效、速效、低毒等特点。能杀灭耐酸菌、芽胞、真菌和病毒等。以 pH 7.5～8.5 的水溶液效力最强，是甲醛的 10～20 倍。消毒效果受有机物影响小，对金属、橡胶、塑料、玻璃等各种质地物品均无腐蚀作用，对皮肤、黏膜刺激性小。用于手术、麻醉、牙科器械以及橡胶、塑料物品的消毒，特别是用于各种内窥镜、精密器械、体内植入物等物品消毒，有不可替代的作用	

小结

（1）万古霉素、氨基糖苷类抗生素应避免与强效利尿剂、对乙酰氨基酚、万古霉素、多黏菌素等具有肾毒性的药物合用，不宜与呋塞米等损坏听神经的药物合用，也不宜与强效中枢抑制药苯海拉明、东莨菪碱、异丙嗪等合用。

（2）应用四环素类药物尤其是米诺环素时应避免光照，否则易引起皮肤发红或及皮炎。

（3）喹诺酮类：服药期间多饮水，每日不少于 2000 mL，同时不应饮用咖啡与浓茶，以防失眠、神经过敏、心动过速。长期应用，应监测：肝肾功能；用药 4 周以上，应注意是否出现关节病样症状，如关节肿胀、中指或双手急性疼痛等；氟喹诺酮类可致光敏反应，用药期间应避免日光直射。

（4）磺胺类：用药期间多饮水，可同服等量碳酸氢钠；服药期间不要进行驾驶或高空作业；可能会出现尿色加深、皮疹反应，一旦出现应及时报告。磺胺类用药超过一周时，必须注意肾功能检测。久用时，尚须定期检查血象。

（5）应用消毒防腐药时关注各类药物的用药注意。

复习思考题

1. 试述青霉素的不良反应及防治方法。
2. 简述第三代头孢菌素抗菌谱的特点。
3. 简述氨基糖苷类抗生素的共同特点。
4. 简述氟喹诺酮类药的共同特点。
5. 简述 SMZ 与 TMP 配伍的用药依据。
6. 消毒药和防腐药有什么区别？在临床应用上要注意哪些问题？

制剂与用法

青霉素 G 钾盐或钠盐　粉针剂：40 万 U；80 万 U。40 万～80 万 U/次，1～2 次/日，肌注。严重感染时可用静滴，但钾盐忌静注，160 万～400 万 U/次，必要时可适当增量。

苯唑西林钠　粉针剂：0.5 g；1 g。1 g/次，4～6 次/日，肌注或静滴。片剂：0.25 g。2～4 片/次，4～6 次/日。

氨苄西林钠　片剂（胶囊剂）：0.25 g；0.5 g。0.25～1 g/次，4 次/日。粉针剂：0.5 g；1 g。0.25 g～1 g/次，4 次日，肌注或静滴时。

阿莫西林　片剂（胶囊剂）：0.125 g；0.25 g。0.5～1 g/次，3～4 次/日。粉针剂（钠盐）：0.5 g（按阿莫西林）。0.5～1 g/次，3～4 次/日，肌注或静滴。

头孢氨苄　胶囊剂：0.125 g；0.25 g。0.25～0.5 g/次，4 次/日，空腹服用。

头孢唑啉钠　粉针剂：0.5 g；1 g。0.5～1 g/次，2～4 次/日，肌注或静滴。

头孢拉定　胶囊剂：0.25 g。0.25～0.5 g/次，4 次/日。粉针剂：0.5 g。2～4 g/d，肌注或静滴。

头孢呋辛钠　粉针剂：0.75 g；1.5 g。0.75～1.5 g/次，3 次/日，肌注或静滴。

头孢克洛　胶囊剂（片剂）：0.25 g。0.25～0.5 g/次，3 次/日。颗粒剂：0.125 g/袋，按

儿童每日每公斤体重 20 mg,3 次/日。

头孢他定钠　粉针剂:0.25 g;0.5 g;2 g。0.5～2 g/次,2～3 次/日,肌注或静滴。

头孢曲松钠　粉针剂:1 g。1～2 g/次,1～2 次/日,肌注或静滴。

头孢哌酮钠　粉针剂:0.5 g。1～2 g/次,2 次/日,肌注或静滴。

头孢匹罗　注射剂:0.5 g;1 g;2 g。1～2 g/次,1～2 次/日,肌注或静滴。

红霉素　肠溶片:0.1 g。0.2～0.5 g/次,4 次/日。粉针剂:0.25 g;0.3 g。0.25～0.5 g/次,2～4 次/日,静滴。

罗红霉素　片剂:0.075 g;0.15 g。0.15 g/次,2 次/日。

阿奇霉素　片剂(胶囊剂):0.125 g,0.25 g,0.5 g。0.5 g/次,1 次/日。注射剂:0.5 g。0.5 g/次,1 次/日,静滴。

克林霉素　胶囊剂:0.075 g;0.15 g。0.6～1.2 g/d,分 3～4 次服。注射剂:0.15 g(1 mL)。0.6～1.2 g/d,分 2～4 次,肌注或静注。

盐酸去甲万古霉素　粉针剂:0.4 g。0.8～1.6 g/d,一次或分次静滴。

硫酸链霉素　粉针剂:0.75 g;1 g;2 g。0.75～1.0 g/d,分 1～2 次,肌注。

硫酸庆大霉素　注射剂:20 mg(1 mL);40 mg(1 mL);80 mg(2 mL)。80 mg/次,2～3 次/日。肌注或静滴。

硫酸阿米卡星　粉针剂:0.2 g。注射剂:0.2 g(2 mL)。0.1～0.2 g/次,2 次/日,肌注或静滴。

硫酸妥布霉素　注射剂:10 mg(1 mL);40 mg(1 mL);80 mg(2 mL)。粉针剂:1.2 g。按 1～1.5 mg/kg 体重,3 次/日,肌注或静滴。

硫酸奈替米星　注射剂:0.15 g(1.5 mL)。每天按 3～4 mg/kg 体重,分两次肌注或静滴。

硫酸大观霉素　粉针剂:2 g。2 g/次,溶于 3.2 mL 的 0.9% 苯甲醇溶液中深部肌内注射,1～2 次/日。

盐酸四环素　片剂:0.125 g;0.25 g。胶囊剂:0.25 g。0.5 g/次,3～4 次/日。粉针剂:0.125 g;0.25 g;0.5 g。1 g/d,分 1～2 次,静注。

盐酸多西环素　片剂:0.05 g;0.1 g。0.1 g/次,1～2 次/日,首剂加倍。

米诺环素　片剂:0.1 g。0.1 g/次,2 次/日,首剂加倍。

诺氟沙星　片剂(胶囊剂):0.1 g;0.2 g,0.4 g。口服,0.1～0.2 g/次,3～4 次/日。注射剂:0.1 g(100 mL);0.2 g(200 mL),含 5% 葡萄糖。静滴,0.2～0.4 g/次,2 次/日,缓慢滴注。

氧氟沙星　片剂(胶囊剂):0.1 g;0.2 g。口服,0.2～0.6 g/d,分 1～2 次服,1 个疗程7～14 日。注射剂:0.4 g(100 mL)。静滴,0.2 g/次,2 次/日。

氟罗沙星　片剂:0.1 g。口服,0.4 g/次,1 次/日。

司帕沙星　片剂:0.1;0.2 g。口服,0.1～0.2 g/次,1 次/日,首剂加倍。疗程5～14 日。

磺胺嘧啶　片剂:0.5 g。一般感染,口服,首剂 2 g,以后 2 g/d,分 2 次服;预防流行性脊髓膜炎,1～2 g/d,分 2 次服,1 个疗程2～3 日;治疗小儿流行性脊髓膜炎,0.2～0.3 g/(kg·d),分 2 次服。注射剂:0.4 g(2 mL);1 g(5 mL)。用于严重感染时,首剂按 50 mg/kg 给药,以后 100 mg/(kg·d),分 3～4 次,缓慢静注或静滴。

复方磺胺甲噁唑片　片剂:0.5 g(含 SMZ 0.4 g 及 TMP 0.08 g)。口服,1～2 片/次,2

次/日,首剂加倍;治疗寄生虫病时,4 次/日。注射剂:含 SMZ 0.4 g 及 TMP 0.08 g。肌注:2 mL/次,2 次/日。

磺胺嘧啶银 霜剂或膏剂:1%～2%。涂敷创面,或用乳膏油纱布包扎创面。

柳氮磺吡啶 片剂:0.25 g。口服,1.0～1.5 g/次,3～4 次/日,症状好转后减为 0.5 g/次。

磺胺醋酰钠 滴眼剂:15%。滴眼,滴入眼睑内,1～2 滴/次,3～5 次/日。

甲氧苄啶 片剂:0.1 g。口服,0.1～0.2 g/次,2 次/日。儿童 5～10 mg/(kg•d),分 2 次服。

甲硝唑 片剂:厌氧菌感染:0.2～0.4 g/次,3 次/日。注射剂:每支 50 mg(10 mL);100 mg(20 mL);500 mg(100 mL)。静滴,抗厌氧菌感染:0.5 g/次,于 20～30 min 滴完,1 次/8 小时,7 日为 1 个疗程。小儿 7.5 mg/(kg•次)。

呋喃妥因 片剂:0.05 g;0.1 g。口服,0.1 g/次,3 次/日,症状消失后再服 2 日。儿童不超过 10 mg/(kg•d)。

呋喃唑酮 片剂:0.25 g;0.1 g。口服,0.1 g/次,3～4 次/日;儿童 5～10 mg/(kg•d),分 4 次服,1 个疗程 5～7 日。

(姚苏宁)

实验、实训篇

美容药物实验须知

一、美容药物实验课的目的

实用美容药物是一门实验性科学,实验课是其重要的组成部分,其目的主要有如下两点。

(1)了解获得科学知识的途径,巩固和加强对理论知识的理解,牢固地掌握基本概念和基本知识。

(2)通过观察学习、比较分析、综合训练有关的基本知识、基本技能和基本方法,为今后从事实际工作和科学研究奠定基础,并且在发现问题、分析问题和解决问题的过程中培养严肃认真的科学态度、缜密细致的科学思维和实事求是的科学作风。

二、美容药物实验课的要求

1. 实验前

(1)应做好预习,仔细阅读实验指导,了解实验目的、要求、方法和操作步骤,领会其设计原理。

(2)结合实验内容预习、复习相关的理论知识,如解剖学、生理学等。对实验中所用的药物,要了解其药理作用,并清楚该药在实验中的用法和意义,初步预测用药后可能出现的情况。

(3)进入实验室统一着装白大衣,带好实验报告单和记录用笔,按实验课分组在固定的座位上坐好,安静等候实验课开始。

2. 实验中

(1)教师指导　首先教师会结合理论知识与实验内容进行讲解,对关键性步骤进行提示和示教,并对实验过程中易错、易混的地方进行强调,避免学生实验中出现忙乱和差错。

(2)检查、分工　仔细检查仪器、药品等实验器材是否与本实验内容相符;进行小组内人员分工,计划好时间调配、操作先后等,尽可能做到人人能动手参与并观察实验现象和结果。

(3)学生操作　小组内团队协同操作,有条不紊,按序进行。实验动物和标本正确称重、编号;实验器材妥善安排,正确装置;药物计算准确、药物称取精确、药物给予方式恰当合理,实验现象观察记录细致、全面、及时,书写用词真实、连贯、文雅。

操作期间注意:爱护实验动物和标本;节约实验材料和药品;避免药物中毒、动物咬伤;实验器材如有损坏应及时报告带教老师;实验过程中遵守实验室规定,保持实验室整洁与安静。

3. 实验后

(1)清洗、整理实验器材,摆放整齐,并且将存活或死亡的动物按老师要求送至指定地点。

(2)及时整理实验结果,分析思考相关现象、数据,结合理论知识写出实验报告。

(3)关灯,关窗,打扫卫生。

第一部分　美容药物实验基本知识

一、实验设计的基本原则

实验设计的三大基本原则：重复、对照、随机。

1. 重复　由于实验动物的个体差异及由实验操作、实验试剂等造成的误差，仅仅根据一次实验现象或一个样本动物结果，很难得出实验结论，且实验结论的可信度低。所以，重复能增加实验的正确性和可靠性，提高可信度，并且可以了解变异情况。

2. 对照　实验设计时必须设立对照组，因为对照是同一药物实验中实验结果比较的基础，有了比较就有了鉴别。对照时不仅要从药物剂型、药物剂量、给药途径等方面考虑，也应考虑到动物的性别、周龄、体重等，只有这样才能具备可比性。

3. 随机　随机可使每个实验动物在实验中有相同的机会接受药物或对照处理，避免操作者有心或无心造成的偏差。

二、实验结果的记录、整理与实验报告的书写

记录、整理实验结果和书写实验报告是对已经完成的实验操作进行的总结工作。通过运用合理、恰当的语言描述，记录书写相关材料，将实验过程中的操作流程、实验现象、讨论过程、结论用有条理的文字表达出来，可以明确已经取得的成绩、尚未解决的问题以及工作中的优缺点。

（一）实验结果的记录、整理

在实验操作过程中要实事求是地针对项目要求观察的数据加以详细记录，实验完毕后综合全实验室的资料将相关原始实验数据、文字加以整理、总结，例如实验前后动物的血压、心率、体温、心电图变化，给药前后动物死亡与存活数、阳性反应或阴性反应数对比，等等。

（二）实验报告的书写

实验报告的内容主要包括实验题目、目的、材料（动物、药品、器材）方法、结果、讨论、结论七部分。

1. 实验题目　可根据实验指导的开展项目进行填写。

2. 实验目的　大多数实验均是验证性实验，所以目的性很明确，结合以往学习过的理论知识即可获知。

3. 实验材料　包括动物、药品和器材。动物应注明动物名称、品系、性别和体重范围；药品应注明名称，如为液体，应标明浓度；器材应注明型号及仪器名称。

4. 实验方法　对实验操作步骤运用适宜简练的文字明确大体过程，其中关键步骤应详细描述，如给药剂量、给药浓度、给药途径，等等。

5. 实验结果 实验报告中重要的部分,要实事求是地以表或图的形式详细地记录实验项目的观察指标和相关数据,如组别,动物的编号、性别、体重、给药量,观察指标等。

6. 实验讨论 要结合实验中的现象和结果,分析产生的原因。讨论的过程是对感性认知的理性描述,既不能离开实验结果空谈理论,也不能只描述现象、不分析其原因。此外,由于大部分实验是验证性实验,所以会对实验结果进行预判,如出现不符合预判结果时,应考虑和分析其可能原因。实验讨论的书写有助于提高综合分析及逻辑思维能力,也可为撰写研究论文打下基础,所以需要文字简练、书写工整、结构完整、措辞合乎逻辑性和科学性。

7. 实验结论 要紧扣实验目的,根据实验结果、实验讨论用简练、明确、严谨的文字归纳、概括、总结出本次实验所能说明的问题、验证的概念、原则或理论。也可提出一些建议和设想。

三、实验动物的选择

药物实验中常用的实验动物有小白鼠、大白鼠、家兔、豚鼠、青蛙、蟾蜍等,甚至需要选用更大体型的哺乳动物如狗、羊等。实验动物的选择应根据实验的需要、实验动物的特点并结合预判实验结果,合理选用健康状况良好的动物,并要考虑动物的价格、是否容易饲养等。

1. 小白鼠 医学实验最常用的动物,主要源于其来源广泛、饲养简单、繁殖容易,价格低廉,特别适合需要大样本数据的实验,如药物半数致死量测定、药物抗炎作用研究、镇痛作用研究等。正常小白鼠性情温顺,但是对外界环境敏感,尤其是粗暴的实验操作会带来应激和异常反应,从而影响实验结果,所以在实验时动作要轻柔、操作要耐心细致。

2. 大白鼠 医学实验较为常用的一种动物。虽然饲养较方便,繁殖力强,但是性情较小白鼠凶,受惊时,对人有攻击性。大白鼠的踝关节对炎症反应敏感,适用于抗炎药物的研究;大白鼠无胆囊,常用其做胆管插管收集胆汁,进行消化药物的研究;大白鼠对血压的反应性比家兔好,可用来直接描记血压,进行降压药物的研究。另外,药物的毒理学研究中慢性毒性试验常用大白鼠进行。

3. 家兔 医学实验较为常用的一种动物,其性情温顺,易于饲养管理,繁殖力强,价格低廉,耳部血管丰富,适合于采血和静脉注射给药。也可用于多种实验如血管收缩药实验、抗凝血药实验、抗传染病药物实验、促排卵药实验等。此外,由于家兔的体温比较稳定(38.5~39.5 ℃),能敏感地产生药物或其他物质针对体温调节产生的反应,因此是药品质控中热源检查的指定动物。

4. 豚鼠 又名天竺鼠、荷兰猪,是医学实验的常用动物之一。豚鼠性情温顺,胆小,繁殖容易,饲养简单。容易感染多种病原微生物,如结核杆菌、白喉杆菌等,而且反应较一致,所以常用于抗菌药实验中。也可用在过敏性疾病、免疫及血管反应等的研究中。

5. 青蛙和蟾蜍 实验室常用的两栖类动物,尤其是常用于生理、药理实验中,如:研究心脏的正常生理功能、观察药物对心肌的影响;研究药物对周围神经、药物对神经肌肉接头的作用;研究药物对动作电位的影响。

四、实验动物的分组、编号与标记方法

在药物实验中为了便于在动物身上观察、记录实验结果,在实验前必须预先对动物进行随机分组和编号标记。

实验室中编号标记的常用方法有挂牌法(适合于比较大的动物如狗、兔等)、皮毛涂色法(适合于大鼠和小鼠等)、剪毛法。实际操作中应根据具体实验动物种类、数量和观察时间等情况选择合适的编号标记方法。

最常用的皮毛涂色法是用毛笔或棉签蘸取3%～5%苦味酸溶液,在动物固定的部位涂染黄色,也可以用其他浓度的药品进行标记,如涂染红色用0.5%的中性红溶液,涂染咖啡色用2%硝酸银溶液等。以小鼠为例,其编号标记操作如下。

标记 1#—涂染头部。

标记 2#—涂染背部正中。

标记 3#—涂染尾基部。

标记 4#—涂染头部、尾基部。

标记 5#—涂染背部正中、尾基部。

标记 6#—涂染头部、背部正中、尾基部。

标记 7#—涂染头部连至背部正中。

标记 8#—涂染背部正中连至尾基部。

标记 9#—涂染头部连至背部正中和尾基部。

动物编号、标记详见实验表1-1和实验图1-1。

实验表 1-1　编号标记图示表

编号	1	2	3	4	5	6	7	8	9	15	24	216
标记	①			①		①	①		①	⑩	①	⑩①
		②			②	②	②	②	②	②	⑳	②200
			③	③	③	③		③	③	③	③	③

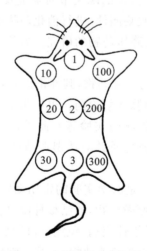

实验图 1-1　小鼠编号与标记位置图

如动物数在10～999只,可采用如下方法标记:即左前肢为10,左腰部为20,左后肢为30;右前肢为100,右腰部为200,右后肢为300;其他十位数及百位数标记方法以及个位数标记方法同上。如527号动物应在右腰部＋右后肢＋左腰部＋头部连至背部正中做标记。

五、实验动物的捉持与常用的给药方法

(一)小白鼠

1. 捉持与固定 首先用右手牢固捉住鼠尾,再将小白鼠提起放置于鼠笼的盖子上或粗糙平面上,然后向后轻轻拉拽鼠尾,使小白鼠身体绷直。下一步很关键,要用左手的拇指和食指紧紧牢固地抓住小白鼠两耳及头颈部皮肤,避免其回头将捉持者咬伤。最后把小白鼠翻转放置于左手掌心,以无名指及小指夹鼠尾压于小鱼际肌即可。小鼠的捉持与固定方法见实验图1-2。

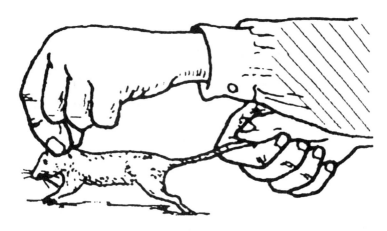

实验图 1-2 小鼠的抓取与固定方法示意图

2. 常用给药方法

(1)灌胃(i.g) 捉持与固定后,使其头部向上且拉直其颈部,但不能抓得太紧以免向后拉的颈部皮肤压迫食管,然后右手持灌胃器依口角、口腔、上腭、食管的顺序步步深入,在小白鼠呼吸等无异常情况出现时即可注入药液,一次给药量为 0.1～0.3 mL/10 g。若出现小白鼠强烈挣扎等异常情况,应怀疑针头进入气管等处,而未进入胃内,此时必须拔出重插。小鼠灌胃方法见实验图 1-3。

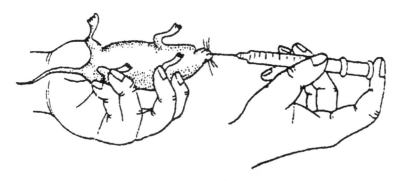

实验图 1-3 小鼠灌胃方法示意图

(2)腹腔注射(i.p) 首先将小白鼠捉持与固定后,右手持注射器自下腹部一侧向头部方向以 45°角刺入皮下后,再刺入腹腔 3～5 mm 即可,随后回抽,如无血液或尿液,则缓慢注入药液。为避免刺伤内脏,可事先将小白鼠头部放低,通过重力作用使内脏移向头部。一次给药量为 0.1～0.3 mL/10 g。小鼠腹腔注射方法见实验图 1-4。

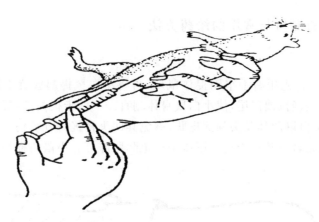

实验图 1-4　小鼠腹腔注射方法示意图

　　(3) 皮下注射(s.c)　操作比较简单。可一人操作,亦可两人合作。常采用背部皮下,即一人将小白鼠捉持与固定后,另一人用左手提起背部皮肤,右手持注射器刺入皮下注入药物。一次给药量为 $0.1 \sim 0.2$ mL/10 g。

　　(4) 肌内注射(i.m)　此法应用较少。操作时两人配合,一人固定小白鼠,另一人将针头迅速垂直刺入肌肉发达的臀部、股部等处,回抽无回血即可注药。一次给药量为 $0.02 \sim 0.05$ mL/10 g。

　　(5) 静脉注射(i.v)　一般采用尾静脉注射。鼠尾静脉有三根,应优先选择左右两侧的。注射时先将小白鼠置于固定筒内,然后用 50 ℃热水浸泡或用 75% 乙醇涂擦露出的鼠尾,以利于扩张血管。左手拉住鼠尾,右手持注射器,从末梢开始进针,回抽有回血即可注药。注射过程中如有阻力和局部发白,应重新穿刺。一次给药量为 $0.1 \sim 0.2$ mL/10 g。小鼠尾静脉注射方法见实验图 1-5。

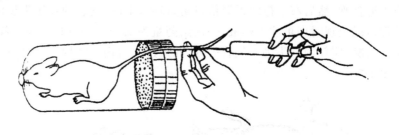

实验图 1-5　小鼠尾静脉方法示意图

　　（二）大白鼠

　　1. 捉持与固定　操作方法基本上同小白鼠,但要特别注意戴上防护手套防止被大白鼠咬伤。

　　2. 常用给药方法　方法与小白鼠基本相似,只是剂量稍大些,一次给药量为灌胃 $1 \sim 2$ mL/100 g,皮下注射 $0.2 \sim 2$ mL/100 g,静脉注射 $0.5 \sim 1$ mL/100 g。

　　（三）家兔

　　1. 捉持与固定　首先用一只手抓住家兔颈背部皮肤,将其提起,然后再用另一只手托住其臀部,切勿强行提拉兔耳,避免损伤耳缘静脉。家兔固定一般采用兔固定器(适用于取血或耳缘静脉注射)或兔手术台(适用于观察血压、呼吸和进行手术操作)。

2. 常用给药方法

（1）灌胃 家兔插胃管用以灌胃时，可以甲乙两人合作进行。甲取坐位，将家兔夹于两腿之间，并用左手握双耳，右手抓住家兔前肢。乙将开口器横放于家兔口中旋转压住兔舌，再将导尿管通过开口器中部小孔从兔舌上方插入食管约 15 cm。为避免误入气管，可将导尿管的外端放入有水的烧杯中，若有气泡从管口冒出，则说明误插入气管，应拔出重插。如无气泡冒出，表明导管在胃内，即可将药液注入，一次给药量为 5～10 mL/kg。灌胃完毕后，先缓慢拔出导管，再取下开口器。家兔灌胃方法见实验图 1-6。

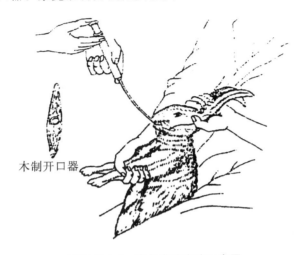

木制开口器

实验图 1-6 家兔灌胃方法示意图

（2）腹腔注射、皮下注射、肌内注射 给药方法基本同小白鼠，一次给药量为腹腔注射 1～5 mL/kg，皮下注射 0.1～1 mL/kg，肌内注射 0.5～1 mL/kg。

（3）静脉注射 一般采用外侧耳缘静脉进行操作。①拔掉耳缘静脉表面覆盖的被毛。②为使血管充分显现，可用生理盐水润湿后手指轻弹或轻柔。③右手持注射器，用左手食指夹持耳缘静脉近心端，无名指、拇指轻轻夹扶耳缘静脉远心端。④右手持注射器斜刺，沿血管方向平行进入 0.5～1 cm。回抽有回血即可注药。如无回血可在血管内进行微调，或选取比上一注射位置更靠近心脏方向的注射点重新注射。⑤注射结束后，以棉球压迫止血或止血夹夹闭。一次给药量为 0.2～2.0 mL/kg。家兔耳缘静脉注射方法见实验图 1-7。

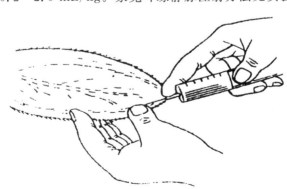

实验图 1-7 家兔耳缘静脉注射方法示意图

（四）豚鼠

1. 捉持与固定 首先用左手手掌迅速扣住鼠背，牢牢抓住肩胛上方，并且用手指环握颈部，右手托其臀部，即可实现固定。

2. 常用给药方法 灌胃法同小白鼠，皮下注射一般注射于后肢内侧，静脉注射适宜采用前肢皮下静脉。

六、麻醉药的选择

1. 氨基甲酸乙酯 又名乌拉坦，是常用的动物实验麻醉药，可静脉注射，亦可腹腔注射。对家兔麻醉作用强，常用于家兔实验。但是此药长期作用于家兔，可能会导致家兔肿瘤的发生。学生在进行实验操作时要认真仔细、谨慎小心地使用此药。家兔麻醉的征象：当家兔被给予麻醉药后可随时观察角膜反射，当家兔角膜反射消失或伴肌张力降低、翻正反射消失时即表示家兔已麻醉。

2. 乙醚 多采用吸入麻醉，用于小鼠、大鼠的短时麻醉。常见的方法是把脱脂棉浸入 5～10 mL 乙醚后，放置在麻醉用的玻璃容器内，再将实验动物置于容器内并加盖，20～30 s 后动物即可进入麻醉状态，一般可维持 30 min 以上。

七、实验动物的处死方法

1. 小白鼠与大白鼠 常用的处死方法是颈椎脱臼法。首先用右手捏住鼠尾，再用左手捉持与固定其头部，然后右手用力向后牵拉，造成颈椎脱臼脊髓断裂，从而将其处死。大鼠也可采用断头处死。

2. 家兔 常用的方法是用注射器抽取 10～20 mL 的空气注入家兔耳缘静脉内，导致空气栓塞，从而处死家兔。

（赵　超）

第二部分　美容药物实验

实验一　普鲁卡因与丁卡因表面麻醉作用的比较

【目的】　比较普鲁卡因与丁卡因的表面麻醉作用。

【原理】　表面麻醉就是将穿透性强的局部麻醉药喷涂于眼、鼻、口腔、咽喉、气管、食管和泌尿生殖道等处的黏膜表面,麻醉黏膜下感觉神经末梢,用于上述部位的小手术。

【材料】　动物:家兔体重 2～4 kg(雌雄均可,眼部正常无病)。药品:1％盐酸普鲁卡因溶液、1％盐酸丁卡因溶液。器材:兔固定器、手术剪、滴管、棉球。

【方法】

1. 给药前　取家兔一只,称重,用兔固定器进行固定;用手术剪分别完全剪去家兔左右两眼的上、下睫毛;并剪取一根软硬适中、长短适宜的兔须;用兔须分别轻触左右两眼角膜,取上、中、下、左、右 5 个,观察并记录有无眨眼反射。5 个位点如都有眨眼反射则记为"5/5",如若 5 个位点均没有眨眼反射则记为"0/5",若次数在此之间则记为"1/5、2/5、3/5、4/5"。

2. 给药　左眼:用拇指和食指将下眼睑拉成袋状,用中指按压同侧鼻泪管,向眼中滴入 2 滴 1％盐酸普鲁卡因溶液,然后轻揉眼睑 1 min 使药液与角膜充分接触,随后松手让药液自然溢出;右眼操作方法同左眼,使用药物为 1％盐酸丁卡因溶液。

3. 给药后　每隔 5 min,用先前剪取的兔须分别测试左、右两眼角膜反射 1 次,直至 30 min 实验结束为止。

【结果】　体重：　kg

兔眼	药物	角膜反应						
		给药前	给药后/min					
			5	10	15	20	25	30
左								
右								

【讨论】

【结论】

(赵　超)

实验二　药物的镇痛作用

一、热板法

【目的】　用热板法观察度冷丁的镇痛作用。

【原理】　镇痛药作用于中枢神经系统，在不影响意识和感觉的情况下，选择性减轻或缓解各种疼痛。临床上使用的镇痛药主要分为阿片生物碱类镇痛药、非甾体解热镇痛抗炎药及其他镇痛药。其中阿片生物碱类镇痛药又称麻醉性镇痛药或成瘾性镇痛药。阿片类镇痛药如吗啡和哌替啶通过激动脑内阿片受体，产生强大的镇痛作用，主要用于急性锐痛和癌痛。非甾体解热镇痛抗炎药如阿司匹林、氨基比林通过抑制中枢致痛物质前列腺素（PG）的合成而用于各种慢性疼痛。

【材料】　动物：小白鼠，(20 ± 2) g，雌性。药品：0.2％哌替啶注射液（度冷丁）；生理盐水。器材：鼠笼、托盘天平、1 mL 注射器、恒温浴槽、金属盒、镊子、秒表或计时器。

【方法】

（1）预先将恒温浴槽的温度调为(55 ± 0.1) ℃。

（2）取小白鼠数只，于实验前预先挑选痛觉反应较为敏感的小白鼠。方法为将金属盒置于恒温水浴中，将小白鼠放入金属盒内，开始计时，观察到小白鼠出现舔后足的时间为止，记录此段时间（痛阈值），挑选 12 只痛阈值在 10～30 s 以内的小鼠用于本实验。

（3）将挑选出来的 12 只小白鼠称重、标记，按方法（2）测定正常痛阈值 2 次，每次间隔 5 min，取平均值作为给药前痛阈值。将小鼠按体重、痛阈值随机分为两组，即对照组和实验组。

（4）实验组腹腔注射 0.2％哌替啶注射液，对照组腹腔注射等量生理盐水。注射剂量均按 0.2 mL/10 g 标准。给药后各小鼠按原给药顺序在 15、30、45、60、90 min 按方法（2）各测定痛阈值一次，如小鼠在热板上 60 s 仍无痛反应，应立即取出，按60s计算痛阈值。

【结果】　将实验结果填入下表，计算痛阈值和痛阈提高百分率，并以给药时间为横坐标，痛阈提高百分率为纵坐标绘图。

$$痛阈提高百分率（\%）=\frac{用药后痛阈值平均值－用药前痛阈值平均值}{用药前痛阈值平均值}\times100\%$$

组别	编号	体重/g	给药量/mL	痛阈值/s							
				给药前			给药后/min				
				1	2	平均	15	30	45	60	90
对照组											
						平均：					
实验组											
						平均：					

【注意事项】

（1）热板法个体差异大，实验应选择痛阈值在 30s 内动物供实验用，过敏、迟钝或跳跃者剔除不用。

（2）小白鼠以雌性为好，雄性动物遇热易出现跳跃，会影响实验结果。体重也一般选择 20 g 左右的为宜。

（3）室温在 13～18 ℃为宜，在此范围内动物的痛阈值波动小。

【讨论】

【结论】

二、扭体法

【目的】 用扭体法观察度冷丁的镇痛作用。

【原理】 给实验动物腹腔注射致炎物质冰醋酸、酒石酸锑钾等，引起大面积疼痛，动物会出现扭体反应，表现为腹部内凹、臀部抬高、身体拉长。完成一次这种动作算一次扭体。如药物有镇痛作用，则扭体次数减少。

【材料】 动物：小白鼠，(20±2) g，雌雄各半。药品：0.2％度冷丁注射液；生理盐水，0.6％冰醋酸溶液。器材：鼠笼、托盘天平、1 mL 注射器、镊子、秒表或计时器。

【方法】 取小白鼠 6 只，称重、标记，随机分为两组。实验组按 0.2 mL/10 g 腹腔注射 0.2％度冷丁注射液，对照组同法注射等体积生理盐水。30 min 后各鼠分别腹腔注射 0.6％冰醋酸溶液 0.1 mL/10 g，计时，观察并记录 30 min 内各组动物出现扭体反应的次数及扭体的动物数。比较两组的异同。

【结果】

组别	编号	性别	体重/g	给药量/mL			扭体反应	
				生理盐水	度冷丁	冰醋酸	动物数/只	次数/次
对照组								
实验组								

【讨论】

【结论】

（姚苏宁）

实验三　糖皮质激素的抗炎作用

一、氢化可的松对小鼠耳肿胀的作用

【目的】　观察氢化可的松的抗炎作用。

【原理】　糖皮质激素具有很强的抗炎作用,它对细菌、病毒等病原微生物无影响,但能抑制感染性炎症和非感染性(如物理性、化学性、机械性、过敏性)炎症。在急性炎症早期,抑制局部血管扩张,降低毛细血管通透性,使血浆渗出减少、白细胞浸润及吞噬作用减弱,改善红、肿、热、痛等症状;对于慢性炎症或急性炎症的后期,能抑制毛细血管和成纤维细胞的增生及肉芽组织的形成,减轻炎症引起的瘢痕和粘连。

【材料】　动物:小白鼠,(20 ± 2)g,雄性。药品:0.5%氢化可的松溶液,生理盐水,二甲苯。器材:鼠笼、托盘天平、1 mL 注射器 2 支、粗剪刀 1 把、打孔器(直径 8 mm)、电子秤 1 架。

【方法】　取小鼠 4 只,称重、标记,随机分为两组,即对照组和实验组。各组动物均用二甲苯 0.05~0.1 mL 涂在动物左耳前后两面,30 min 后,实验组腹腔注射 0.5%氢化可的松溶液 0.1 mL/10 g,对照组腹腔注射等容量生理盐水。2 h 后将动物脱臼处死,在每只鼠的左右两耳相同部位分别用打孔器取一耳片进行称重,每只鼠的左耳片重量减去右耳片重量即为肿胀程度。将全班对照组与实验组动物的肿胀程度进行统计学处理。

【结果】

组别	编号	体重/g	给药量/mL	耳重/g		肿胀度
				左耳	右耳	
对照组						
实验组						

注:鼠耳廓炎症模型亦可用含2%巴豆油的70%乙醇溶液代替。涂在炎症的部位应与取下的耳片相吻合。

【讨论】

【结论】

二、糖皮质激素对毛细血管通透性的影响

【目的】　观察糖皮质激素对血管通透性的影响。

【原理】　糖皮质激素可引起血管收缩,减少嗜碱性粒细胞对组胺的释放,降低毛细血管

的通透性;还可提高血管对儿茶酚胺的敏感性,收缩血管;也能抑制透明质酸酶的活性,使毛细血管通透性降低,炎症减轻。

【材料】 动物:小白鼠,(20±2)g,雌雄兼用。药品:5%氢化可的松注射液、生理盐水、1%伊文蓝(或亚甲蓝)溶液、二甲苯。器材:鼠笼、托盘天平、注射器、镊子。

【方法】 取小鼠4只,称重、标记,分两组。实验组在鼠背部皮下注射0.5%氢化可的松溶液0.1 mL/10 g,对照组背部皮下注射0.9%氯化钠溶液0.1 mL/10 g。10 min后,分别给两鼠腹腔注射1%伊文蓝溶液0.15 mL/10 g,10 min后分别在各鼠的耳朵上滴2滴二甲苯,观察两组动物耳廓颜色有何变化。

【结果】

| 组别 | 编号 | 性别 | 体重/g | 给药量/mL | | | 耳廓颜色 |
				生理盐水	氢化可的松	伊文思蓝	
对照组							
实验组							

【讨论】

【结论】

(高明春)

实验四　嫩肤水的制备

【目的】 学习嫩肤水的制备,制备出合格的嫩肤水。

【原理】 溶液剂一般为药物的澄明溶液。溶剂通常为水、乙醇、油或二甲基亚砜等。溶液剂的制备方法有溶解法、稀释法和化学反应法三种。溶解法是制备溶液剂的主要方法,适于固体药物的制备。其操作步骤为称量、溶解、滤过、检查与包装等。稀释法是当原料是浓溶液或易溶性药物的浓贮备液时,需用稀释法制备。制备方法是,取一定量的浓溶液加规定溶剂,稀释至所需浓度即可。化学反应法适用于原料药物缺乏等情况。采用此法应考虑其他产物对药剂的影响。

【材料】

(1) 处方组成:

Ⅰ相:1,3-丁二醇　　　　　　　　　4 g

　　　吡咯烷酮羧酸钠　　　　　　　5 g

　　　蒸馏水　　　　　　　　　　加至总量100 g

丙二醇	4 g
羟苯甲酯	0.1 g
Ⅱ相:0.5%透明质酸溶液	10 g
CO-40	0.2 g
杰马BP	0.3 g
香精	0.05 g

(2) 器材:托盘天平1台;扭力天平1台;恒温水浴锅1台;30 mL玻璃滴瓶7个;烧杯(10 mL 4个;250 mL 1个;500 mL 1个);100 mL量筒1个;粗、细玻璃棒各1根;称量纸4张;药勺2把;100 ℃温度计1支。

【方法】

(1) 取蒸馏水加热至90 ℃消毒灭菌20 min,等温度降至50 ℃左右时缓缓加入透明质酸溶液搅拌溶解备用。

(2) 另取Ⅰ相组分混合搅拌加热至80 ℃,持续20 min。

(3) 再取香精与CO-40搅拌混匀后,加入透明质酸溶液、杰马BP,混合均匀,等Ⅰ相组分搅拌降温至45 ℃左右时加入,搅拌均匀降至室温,即得。

【结果】

【讨论】

【结论】

【注意事项】

(1) Ⅰ相和Ⅱ相原料在混合前一定要完全溶解。

(2) Ⅰ相和Ⅱ相混合前温度一定要相同或相近,但相差不能超过10 ℃。

(3) 活性成分及热敏物质一般在后配料、低温时期才能加入。

(4) 羟苯甲酯为固体,用称量纸称。CO-40、杰马BP和香精因是液体且量少,用称量纸称。其余成分为液体,用小烧杯称取。

(牛　琳)

实验五　保湿凝胶的制备

【目的】　学习凝胶剂的制备方法,制备出合格的保湿凝胶。

【原理】　凝胶剂是指药物与能形成凝胶的辅料制成的均一、混悬或乳剂型的乳胶稠厚液体或半固体制剂。凝胶色泽鲜艳,外观为透明或半透明的胶冻状物。凝胶剂能较长时间与作用部位紧密黏附,有较好的生物黏附性,制法简单,使用感觉清爽,无油腻感,受消费者欢迎。

制备凝胶剂化妆品的主要原料有胶凝剂(包括天然胶质和水溶性高分子化合物如芦荟胶等)及中和剂(如三乙醇胺)。凝胶剂的基质包括水溶性基质和油性基质。水溶性基质如丙二醇、丙三醇、卡波姆、果胶、明胶等。油性基质由液状石蜡与聚氧乙烯(或脂肪油胶体硅或铅皂、锌皂)构成。

【材料】

(1) 处方组成:

Ⅰ相:卡波姆 2020	0.8 g
1,3-丁二醇	4 g
1,2-丙二醇	4 g
羟苯甲酯	0.1 g
蒸馏水	加至总量 100 g
NMF	2 g
Ⅱ相:20%三乙醇胺	3 g
Ⅲ相:芦荟胶 GC	5 g
水溶香精	0.1 g
杰马 BP	0.3 g

(2) 器材:托盘天平 1 台;扭力天平 1 台;恒温水浴 1 台;30 mL 玻璃滴瓶 9 个;烧杯(10 mL 3 个;250 mL 1 个);100 mL 量筒 1 个;粗、细玻璃棒各 1 个;称量纸 3 张;药勺 3 把;100 ℃ 温度计 1 支;pH 5～6 试纸。

【方法】

(1) 取蒸馏水、1,3-丁二醇、丙二醇置 250 mL 烧杯中,搅拌均匀。

(2) 取卡波姆 2020,在慢速搅拌下少量、分次撒入,搅拌均匀后加热至 80 ℃,并提高搅拌速度。

(3) 加入羟苯甲酯、NMF-50,持续搅拌均匀并待降温至 50 ℃ 时,逐次分滴加入适量三乙醇胺,调节 pH 值至 5～6。

(4) 加入Ⅲ相组分,搅拌至 36 ℃ 即得。

【结果】

【讨论】

【结论】

【注意事项】

(1) 固体药品用称量纸称重,液体药品用小烧杯称重。

(2) 要求制得的保湿凝胶应透明、均匀、细腻、无块粒。具有润肤、保湿、抗皱作用,用于皮肤护理。

(张 何)

实验六 维生素 E 乳的制备

【目的】 学习维生素 E 乳的制备方法,制备出合格的维生素 E 乳。

【原理】 维生素 E 是脂溶性有机化合物,具有抗氧化功能,在细胞脂质过氧化反应过程中消除反应生成的游离基,从而保护人体易氧化的脂质,并有加强组织对氧的吸收能力,恢复血液循环及血管渗透作用。本品能防止紫外线照射,避免皮肤损伤及色素沉着。乳膏剂可保持皮肤水分,保持皮肤的弹性,防治皮肤皲裂。

从制剂工艺来看,加入凡士林可克服本品有干燥感的缺点,减少基质中水分的丢失,不影响药物释放。甘油主要作为保湿剂,并能增加乳膏黏稠度和稳定性。有机锗具有清除自由基,维生素 E 与其合用,有双重清除自由基功能,具有协同作用。氮酮是一种无色无味的液体,皮肤接触有滑腻感,无刺激、无毒,可使乳膏柔软,易于涂展,也能显著加强药物通过皮肤角质层的速度,增大药物在皮肤中的浓度,从而更好地发挥其治疗作用,是一种很好的促渗剂。

【材料】

处方组成:	
维生素 E	1.0 g
有机锗	0.5 g
十八醇	10 g
液状石蜡	10 g
甘油	10 g
单硬脂酸甘油酯	5 g
白凡士林	5 g
氮酮	0.3 g
聚山梨酯-80	适量
司盘-80	适量
羟苯乙酯	0.15 g
10%氢氧化钠	适量
纯化水	加至 100 g

【方法】

取有机锗(Ge-132)加入约 10 mL 纯化水中溶解,滴加 10%氢氧化钠使 pH 值为 6.0,备用。取羟苯乙酯、甘油、氮酮、聚山梨酯-80、司盘-80、纯化水及上述备用的有机锗溶液,加热并控制温度在 80~85 ℃(水相)。另取十八醇、液状石蜡、单硬脂酸甘油酯、白凡士林加热熔化,待温度升至 80~85 ℃时(油相),将油相缓缓加入水相中,依同一方向搅拌至乳化完全,待温度降至 50~60 ℃时,缓缓加入维生素 E,继续搅拌至冷凝,即得。

【结果】

【讨论】

【结论】

注:本品为乳白色乳膏,pH 6~7。取本品 2 g,加无水乙醇 10 mL,振摇使溶解,加硝酸 2 mL,摇匀,在 75 ℃加热约 15 min,溶液显橙红色。

(张戟风)

实验七 痱子粉的制备

【目的】 学习散剂的制备方法,制备出合格的散剂。

【原理】 散剂是一种粉末状制剂。根据散剂的用途不同,其粒径要求有所不同,外用散剂能通过 7 号筛(120 目)的细粉含量不少于 95%。

【材料】

(1) 处方组成:

樟脑	0.6 g
薄荷脑	0.6 g
薄荷油	0.6 mL
氧化锌	6.0 g
硼酸	8.5 g
升华硫	4.0 g
麝香草酚	0.6 g
水杨酸	1.1 g
淀粉	10.0
滑石粉	适量
共制	100 g

(2) 器材:称量纸、电子天平、量筒、药勺、研钵;药筛。

【方法】

(1) 先将樟脑、薄荷脑、麝香草酚研磨至全部液化,再与薄荷油混合研匀。

(2) 另将升华硫、水杨酸、氧化锌、硼酸、淀粉、滑石粉分别过 100~120 目筛,再研磨混合均匀。

(3) 将两部分混匀,至液体全部被吸收,过筛即得。

【结果】

【讨论】

【结论】

【注意事项】　要求制得的痱子粉在光亮处观察,应呈现均匀色泽,无花纹、色斑。本品具有吸汗、吸湿、止痒、消炎及收敛作用,用于治疗痱子。使用时须避开口鼻与外阴。

(戚丹菊)

实验八　剥离型润肤面膜的制备

【目的】　学习剥离型润肤面膜的制备方法,制备出合格的面膜。

【原理】　能够形成皮膜的主要原料多采用聚乙烯醇、聚乙烯吡咯烷酮、羧甲基纤维素、聚乙烯醋酸酯、海藻酸钠及其他一些胶质物等。其中聚乙烯醇的效果最佳,能迅速形成皮膜,但涂到皮肤上后黏着力太强,难以去除。将聚乙烯醇控制在 $10\% \sim 15\%$,并加入一定量的羧甲基纤维素和海藻酸钠加以克服。在聚乙烯醇面膜中加入保湿剂,可防止其干缩,且能滋养皮肤。保湿剂多用丙二醇、甘油、聚乙二醇、硅乳等。

【材料】

(1)处方组成:

聚乙烯醇	15%
海藻酸钠	1%
羧甲基纤维素	4%
丙二醇	1%
甘油	3%
硅乳	1%
乙醇	10%
苯甲酸钠	适量
无离子水	65%
香精	适量

(2)器材:天平、量筒、烧杯、恒温水浴。

【方法】

(1)将聚乙烯醇用乙醇润湿。

(2)加到有苯甲酸钠、海藻酸钠和羧甲基纤维素的水中,加热恒温到 70 ℃,并不断地进行搅拌,使之混合均匀,静置过夜。

(3)次日加入丙二醇、甘油、硅乳及香精,充分搅匀即可。

【结果】

【讨论】

【结论】

【注意事项】

（1）固体药品用称量纸称重，液体药品用小烧杯称重。

（2）要求制得的剥离型润肤面膜在皮肤上能成膜，可使皮肤具有适宜的张力并可改善血液循环，将剥离型面膜从皮肤上剥离时，该面膜会除去皮肤上的灰尘和角化废物。

（许代福）

主要参考文献

[1] 张景云.实用美容药物学[M].北京:中国中医药出版社,2006.

[2] 秦红兵.美容药物学[M].北京:人民卫生出版社,2014.

[3] 李俊.美容药物学[M].北京:科学出版社,2006.

[4] 杨彤,田燕.美容药物的配制和应用[M].北京:人民军医出版社,2005.

[5] 国家药典委员会.中华人民共和国药典(二部)[M].北京:中国医药科技出版社,2015.

[6] 国家药典委员会.中华人民共和国药典临床用药须知(化学药和生物制品卷)[M].北京:中国医药科技出版社,2015.

[7] 高宏,高荣哲,刘爱原.美容药剂学[M].北京:人民军医出版社,2001.

[8] 陆彬.药物新剂型与新技术[M].北京:中国医药科技出版社,1998.

[9] 梁文权.生物药剂学与药物动力学[M].北京:人民卫生出版社,2000.

[10] 谭安雄.药理学[M].北京:人民卫生出版社,2004.

[11] 陈树君,李华.药理学[M].北京:人民军医出版社,2012.

[12] 朱文元,陈力.美容皮肤医学新进展(2009)[M].北京:化学工业出版社,2009.

[13] 虞瑞尧.应用阿尔法羟酸(甘醇酸)化学换肤术的体会[J].临床应用,2010,(2):12-16.

[14] 孟慧敏,李钊.果酸的作用机制及临床应用[J].皮肤病与性病,2014,36(3):12-16.

[15] 国家食品药品监督管理总局执业药师资格认证中心.国家执业药师考试指南药学专业知识(二)[M].北京:中国医药科技出版社,2016.